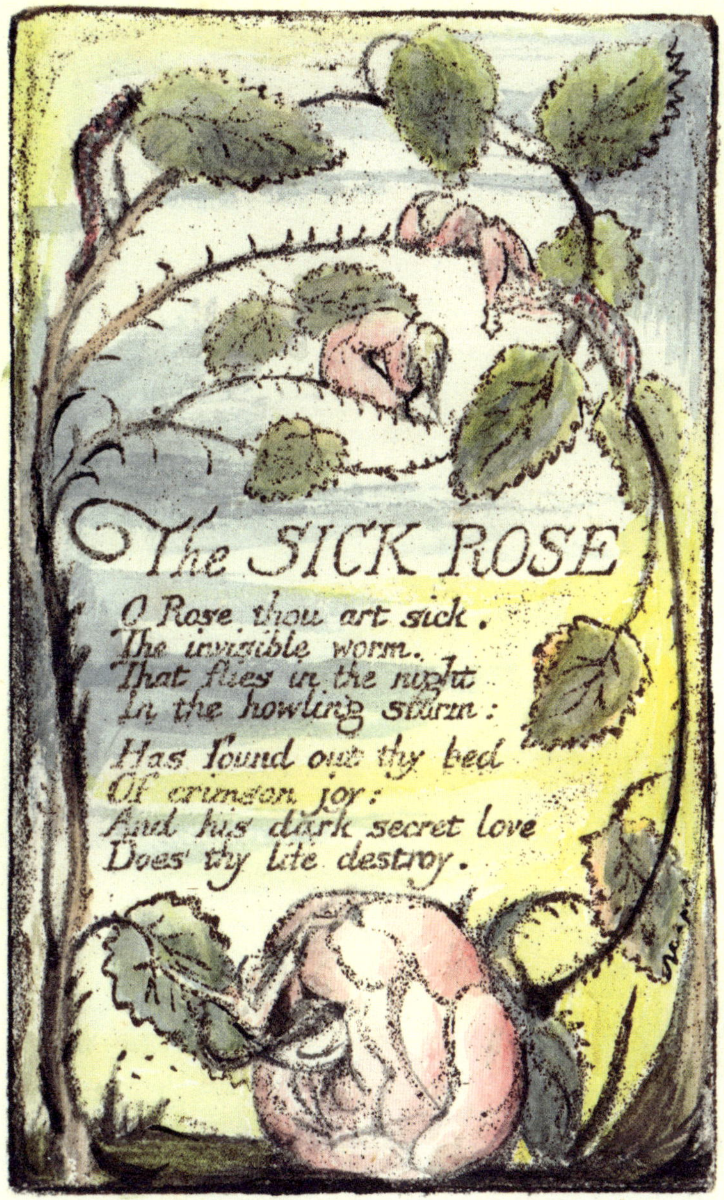
The SICK ROSE
O Rose thou art sick.
The invisible worm.
That flies in the night
In the howling storm:
Has found out thy bed
Of crimson joy:
And his dark secret love
Does thy life destroy.

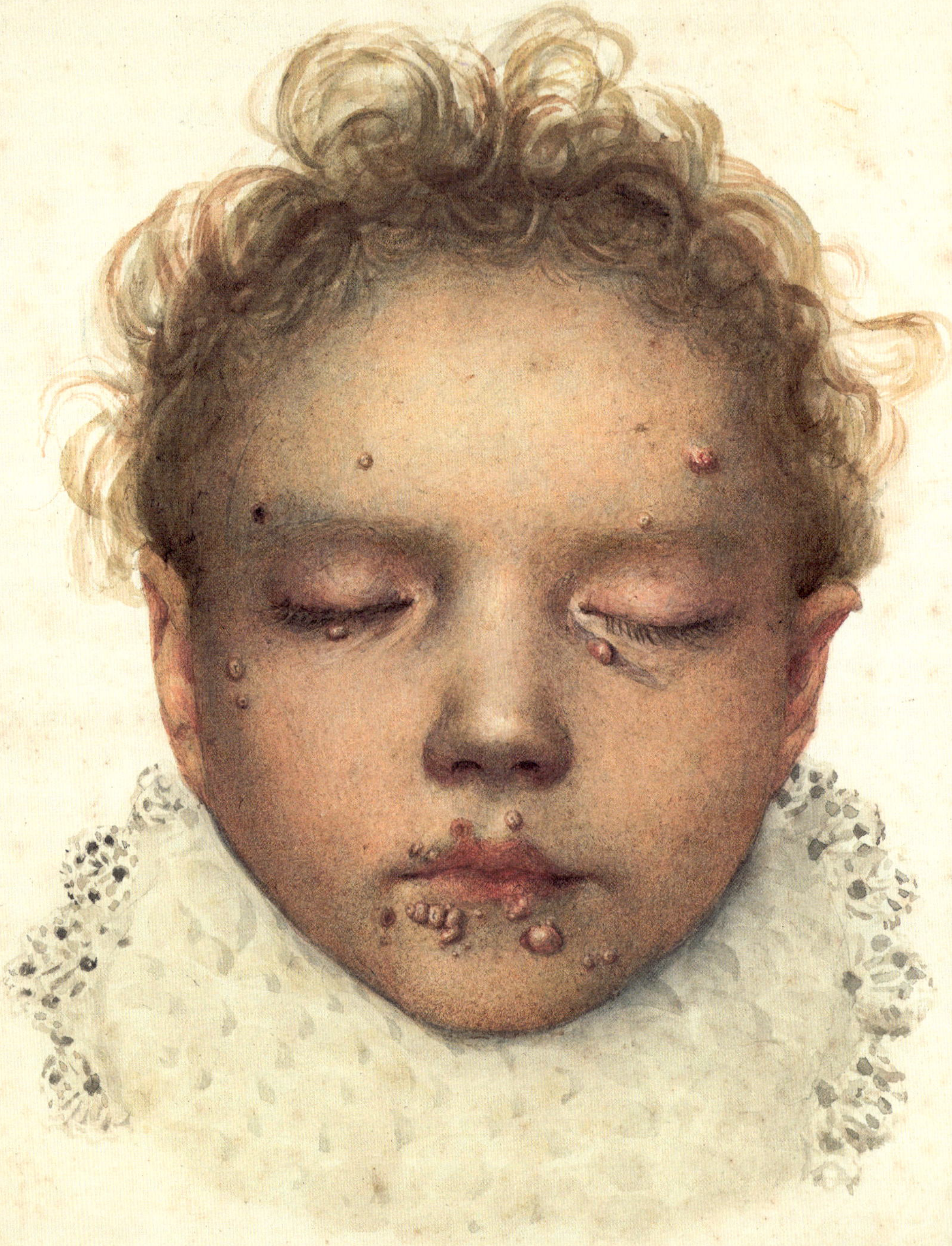

THE SICK ROSE

病玫瑰

疾病与医学插画的艺术

DISEASE AND THE ART OF
MEDICAL ILLUSTRATION

[英] 理查德 · 巴奈特 著 郭腾杰 译

上海三联书店

献给 Alex Barnett

封面 | 1831 年欧洲首次暴发流行性霍乱，图为在染病末期的一位维也纳女子。| **封底** | 一名男性患者脸部侧面图，脸上的明显小脓疱乃是二期梅毒的特征。| **第 1 页** | 英国诗人威廉 · 布莱克（William Blake）的《病玫瑰》（*The Sick Rose*），取自《天真与经验之歌》（*Songs of Innocence and of Experience*）诗画集图 48，出版时间在 1789—1794 年之间。| **第 2 页** | 一名孩童的头部，长了水泡与其他皮肤病变。| **对页** | 患有各种皮肤疾病的病人，有些症状轻微，有些则严重到形同毁容。取自阿利贝尔（Jean-Louis-Marc Alibert）1806 年在法国巴黎出版的皮肤病图谱《圣路易医院皮肤病观察描述》（*Description des maladies de la peau observées àl' Hôpital Saint-Louis*）。| **第 6—7 页** | 躯干在肚脐以下部位皮肤病变的两张示意图。| **第 8—9 页** | 两位病人的头部：左图的女人鼻子、脸颊和下巴染患了严重的脓疱疮（impetigo），右图的男人则罹患须疮（sycosis，一种毛囊发炎症）。| **第 10—11 页** | 罹患甲沟炎（paronychia，伴随第三期梅毒出现的指甲感染）的手。| **第 12—13 页** | 喉咙、舌头、肝脏和肺脏的解剖图。| **第 14—15 页** | 一只患有严重湿疹的左脚。| **第 16—17 页** | 罹患先天性梅毒的病人的背部、躯干和大腿，症状是患部呈现严重的蛎壳疮（rupia）和梅毒性牛皮癣（syphilitic psoriasis）。

作者 | 理查德 · 巴奈特（Richard Barnett）
医学史博士暨大学教授，著有《医学伦敦史》（*Medical London*）和《代达罗斯金酒手册》（*Dedalus Book of Gin*）。

翻译 | 郭腾杰
荷兰莱顿大学英文系硕士毕业，专职荷兰文与英文翻译。译有《从丛林到文明：人类身体的演化和疾病的产生》。

审订 |
孙家栋，病理学博士，医学院法医研究所所长。
刘雁鸣，浙江大学附属第二医院主任医师，口腔医学院副院长。
黄维佳，浙江大学医学院附属第二医院主治医师。

威康博物馆（Wellcome Collection）
www.wellcomecollection.org
威康博物馆隶属威康基金会（Wellcome Trust）。威康基金会是一家全球慈善基金会，致力在人类和动物健康领域中追求卓越成就。除另有注明，书中所有图像皆转载自威康图书馆。详细信息，请见第 248—251 页。

好奇即本能，探索即欲望

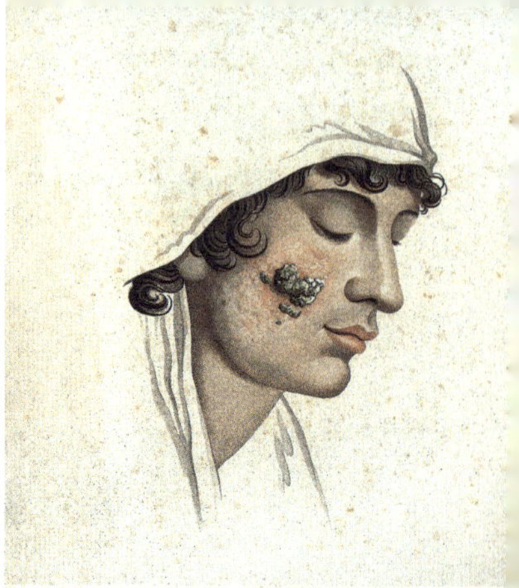

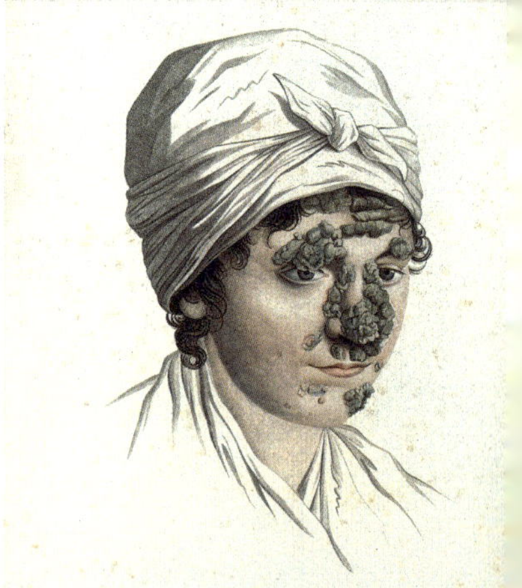

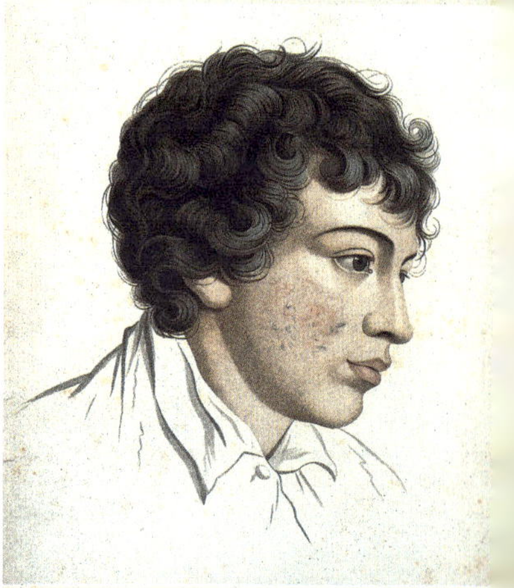

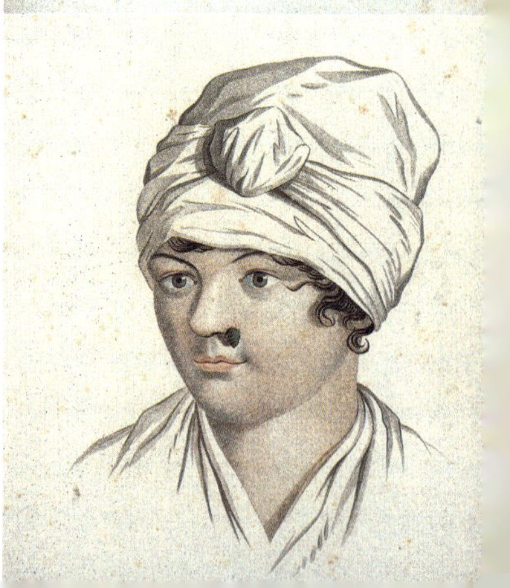

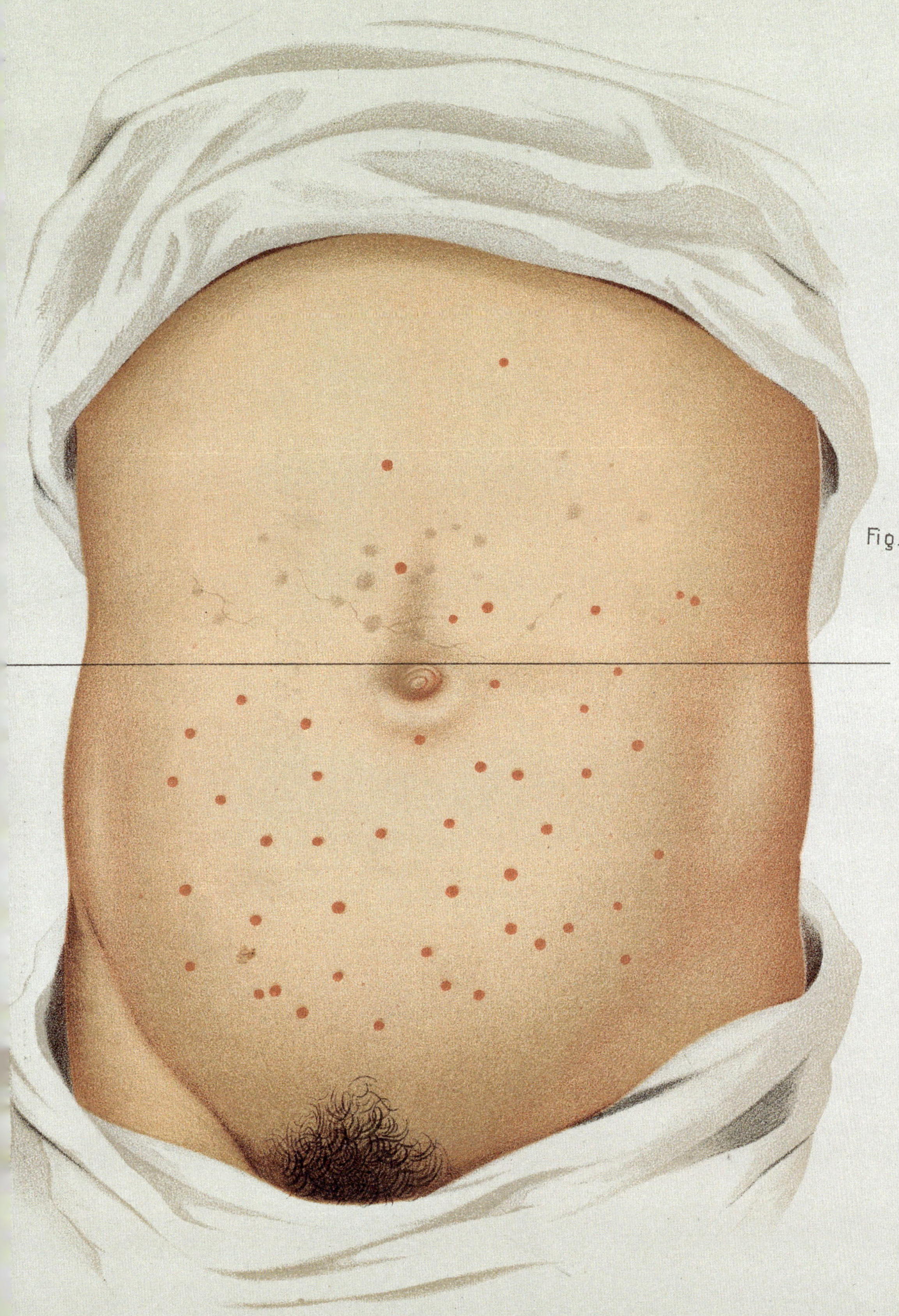

Fig. 4.

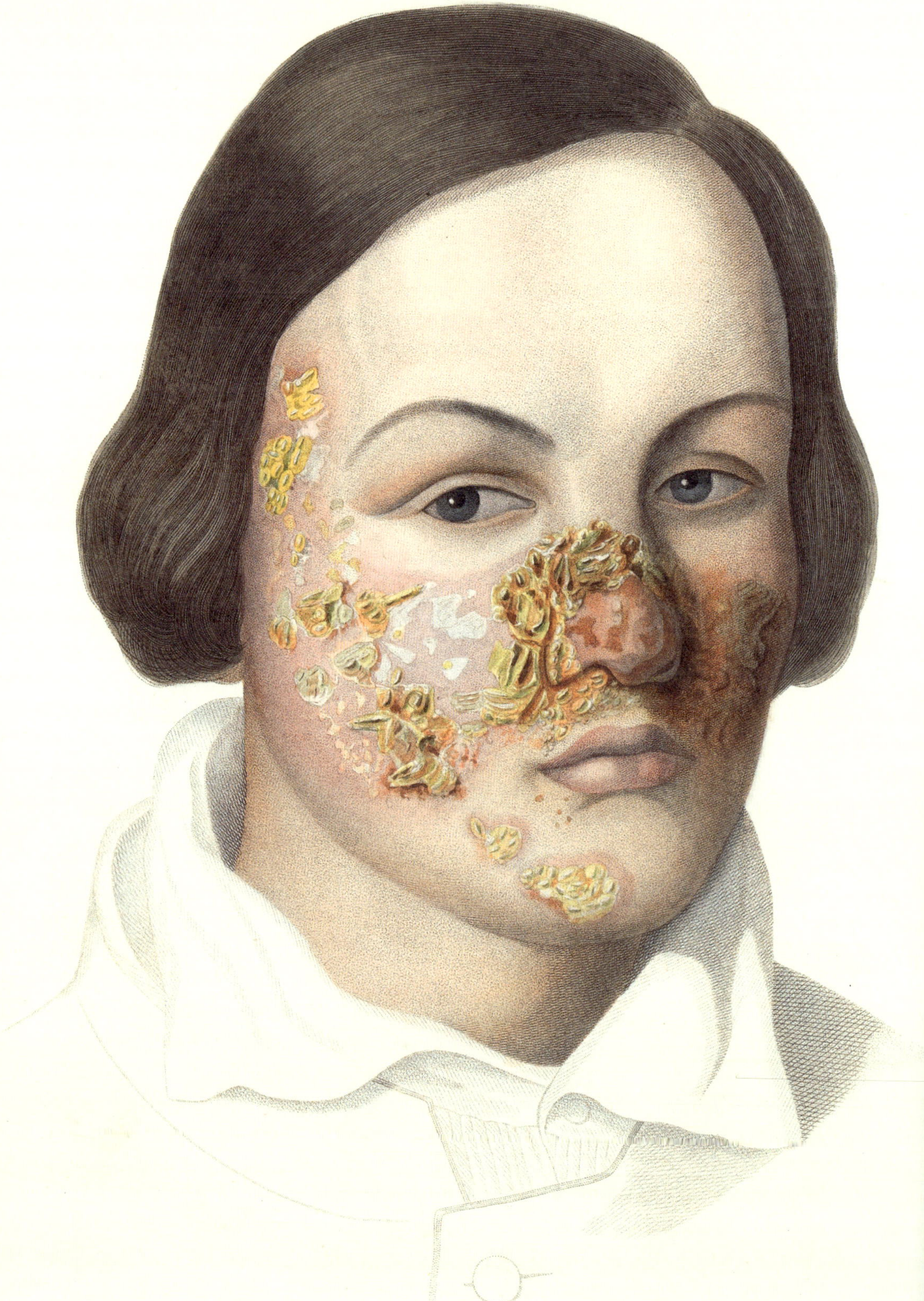

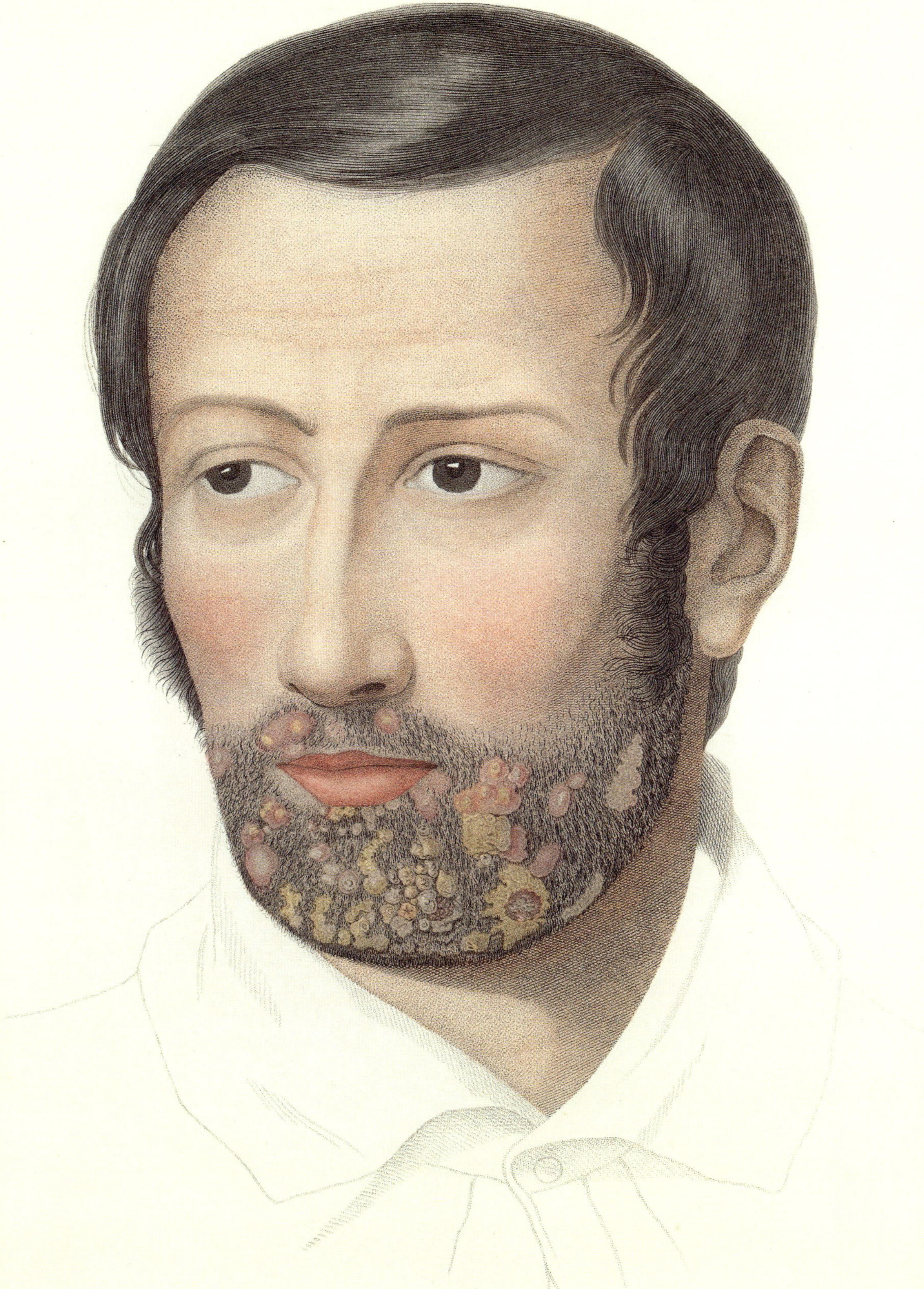

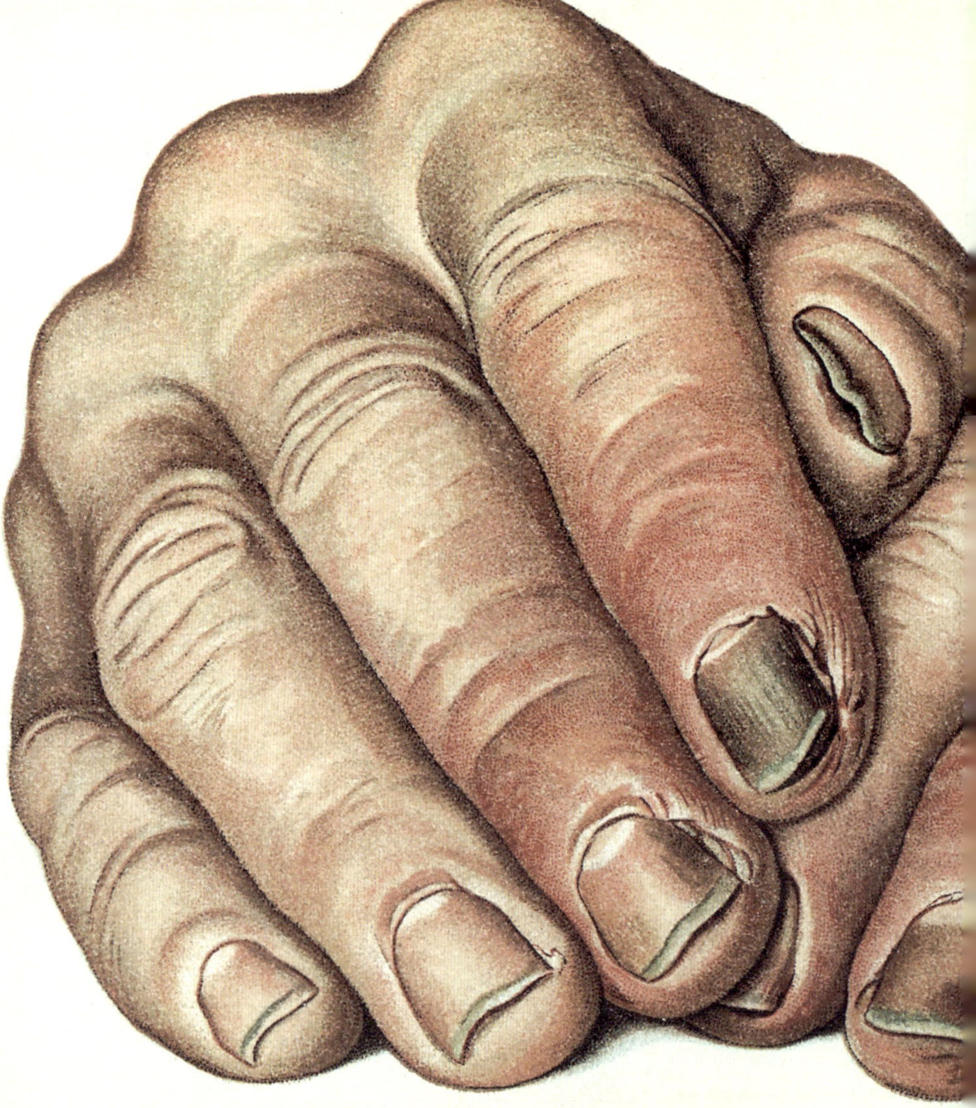

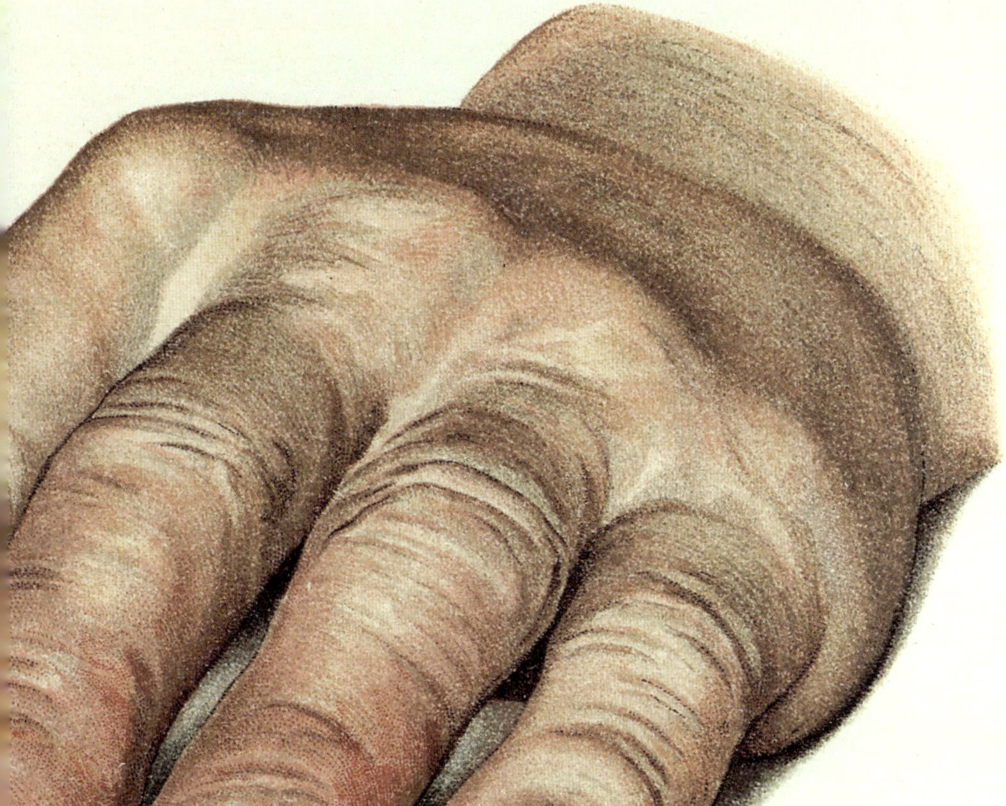

43.

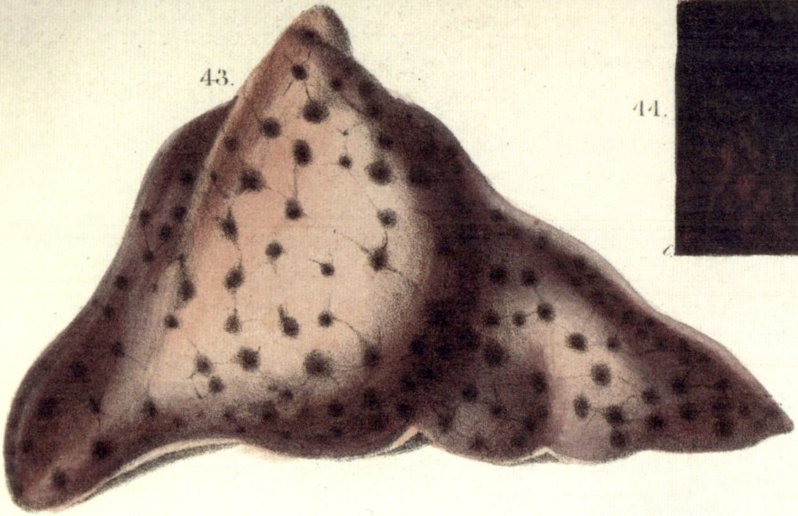

44.

45.

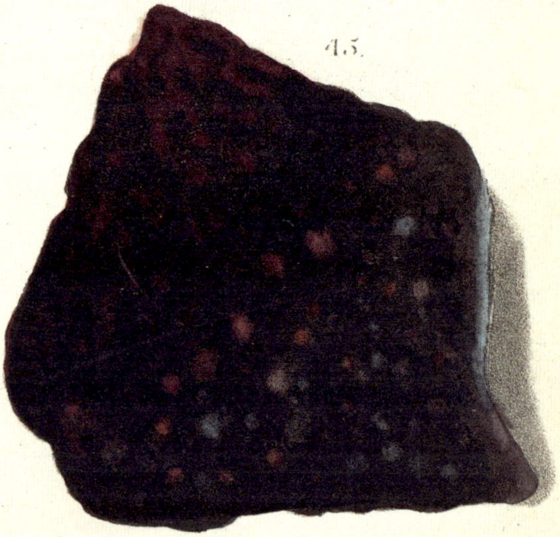

46.

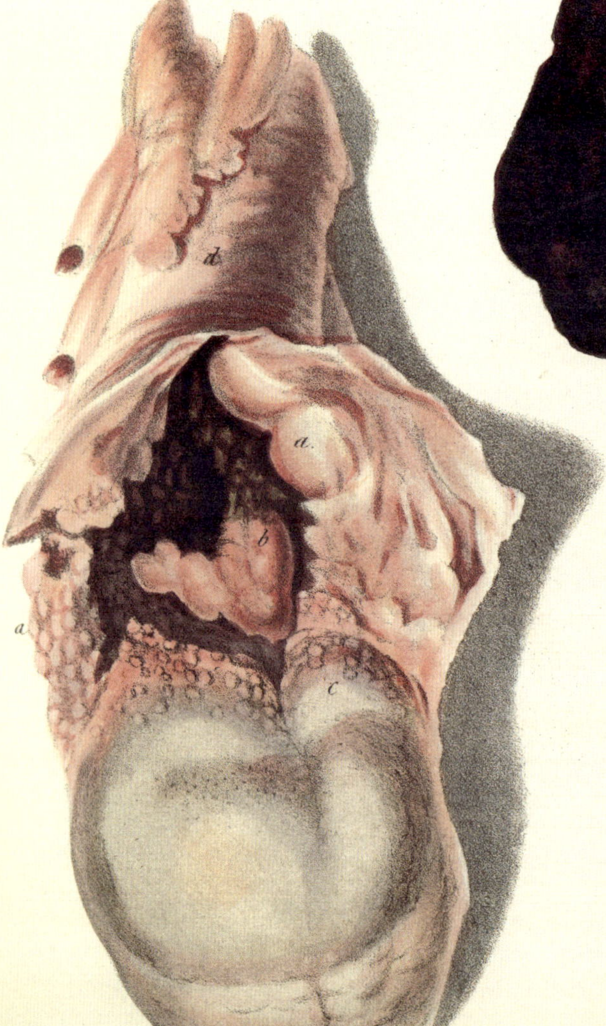

47.

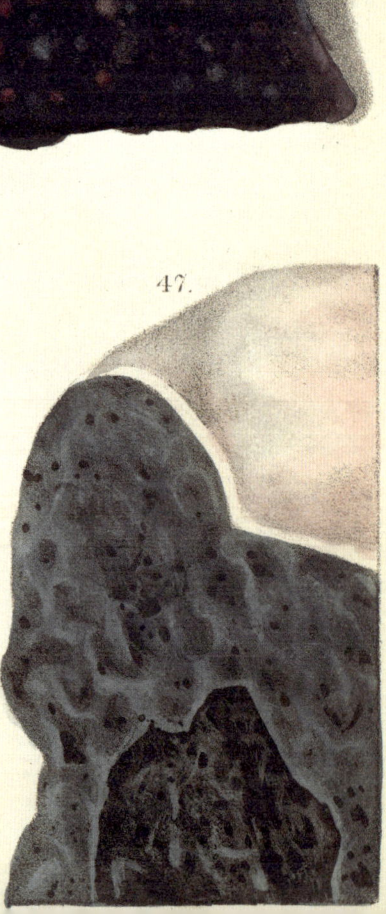

From nature & revised on stone by Dr Hope.

7.

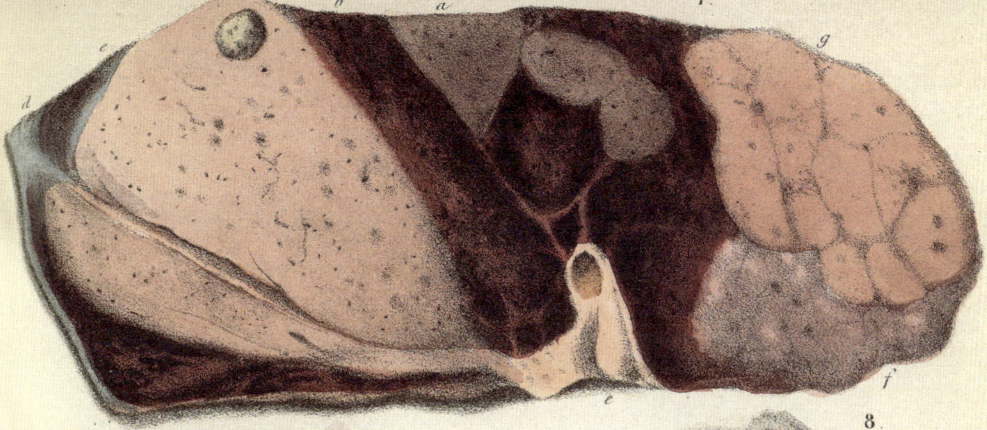

9.

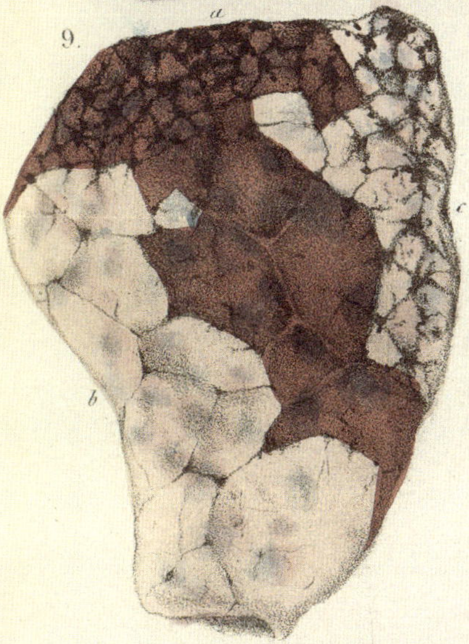

8.

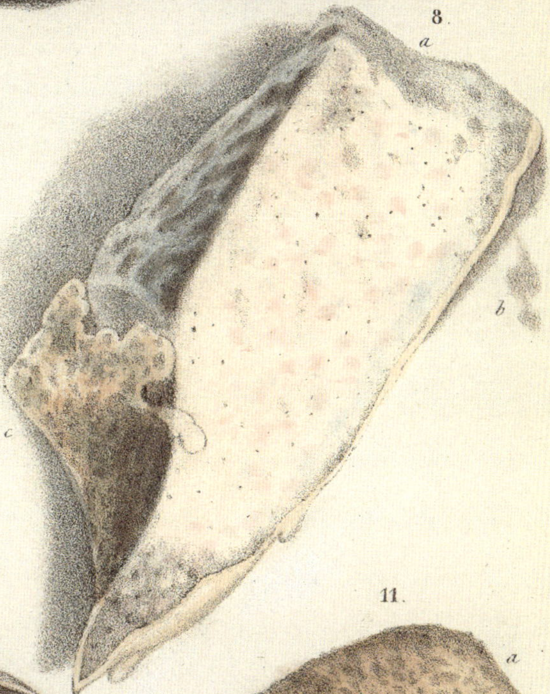

10.

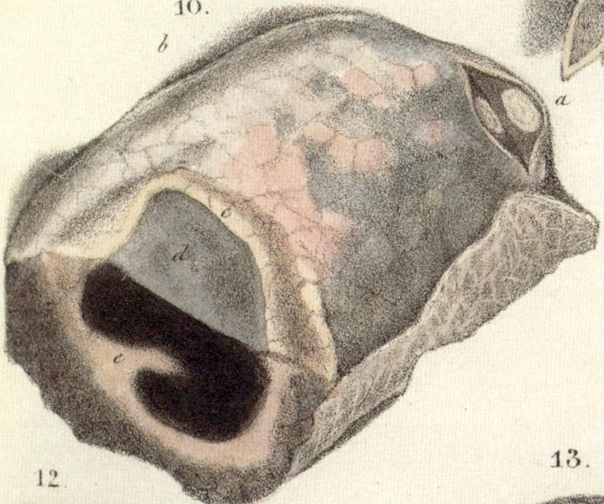

11.

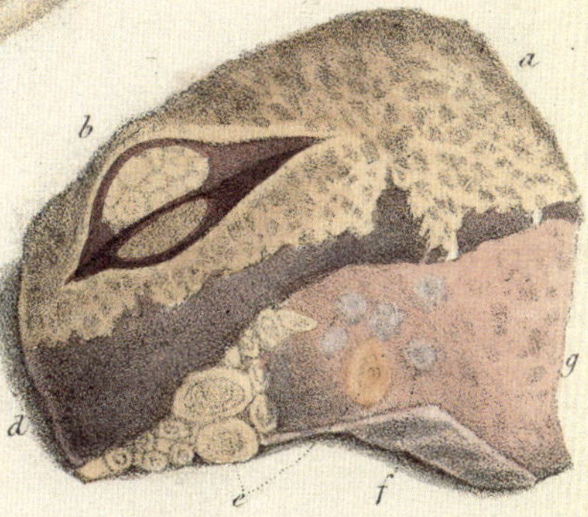

12.

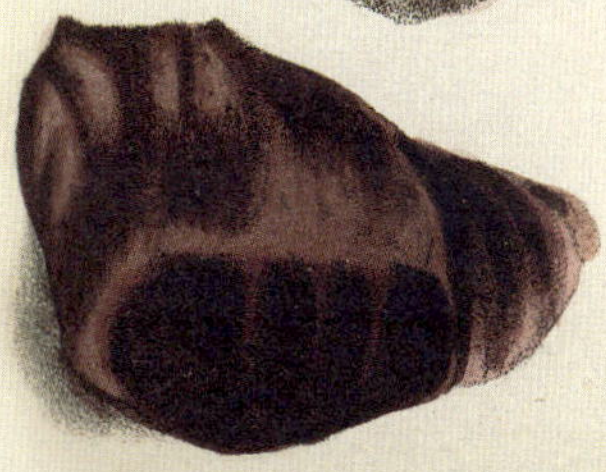

13.

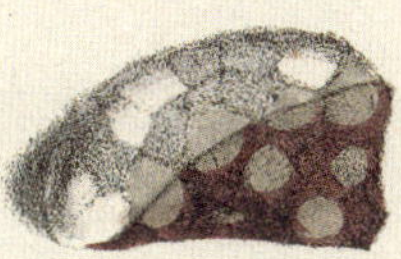

14.

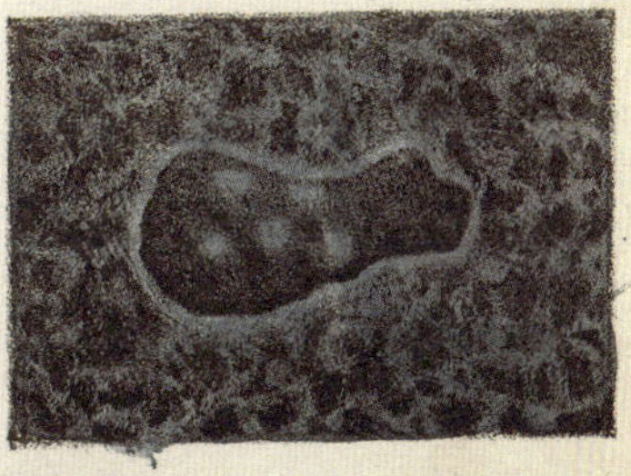

From nature & revised on stone by Dr. Hope.

A. Ducote's Lithogr. 70 St. Martins Lane.

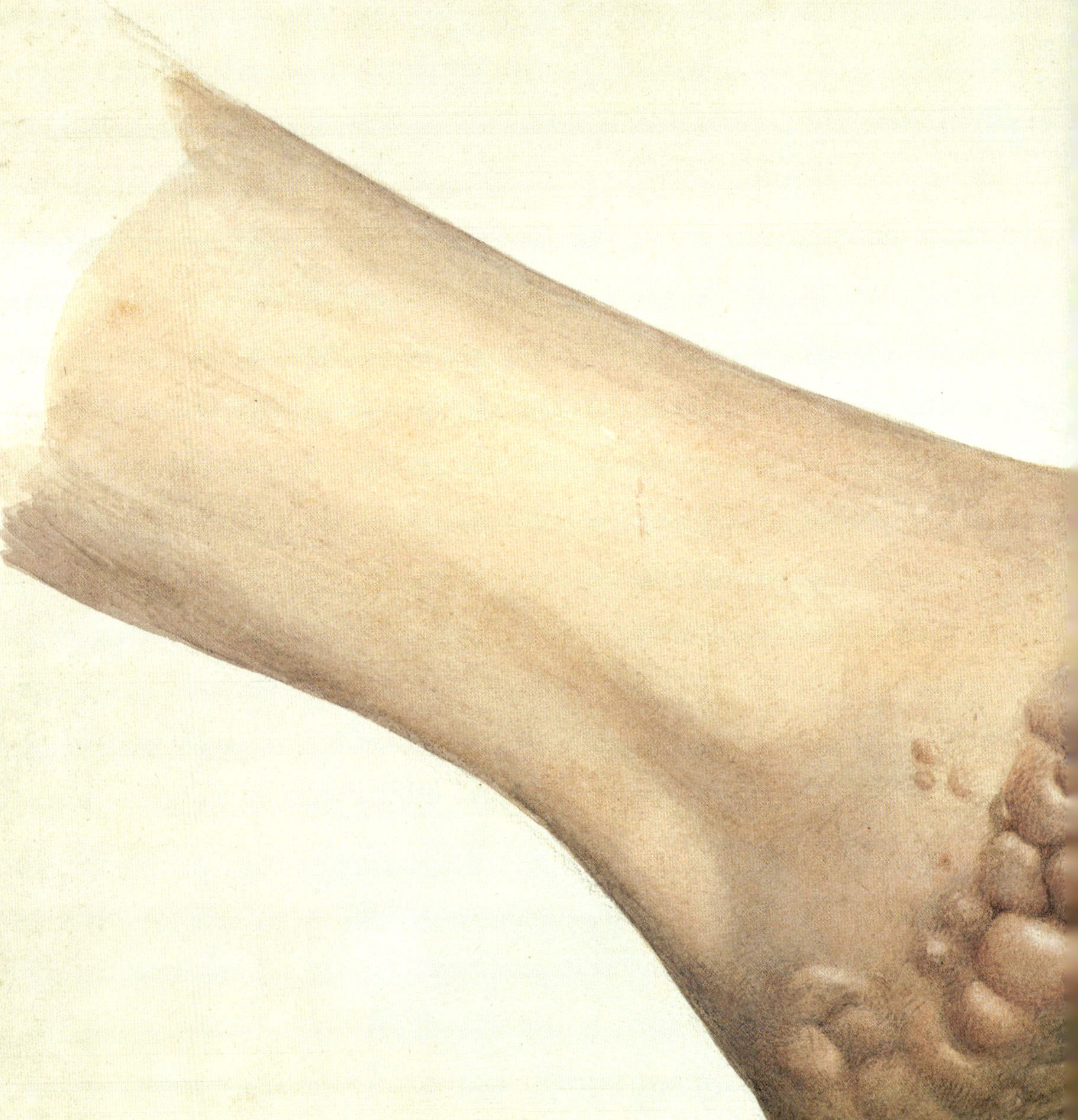

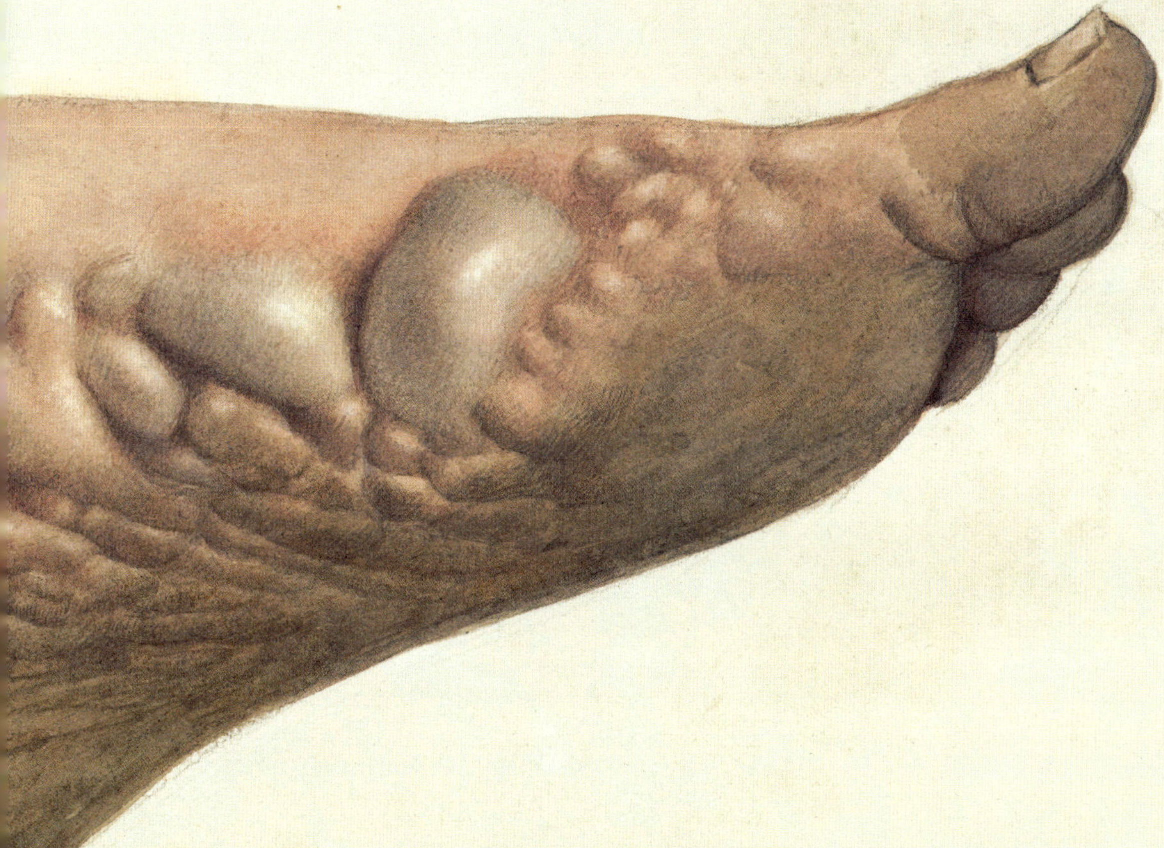

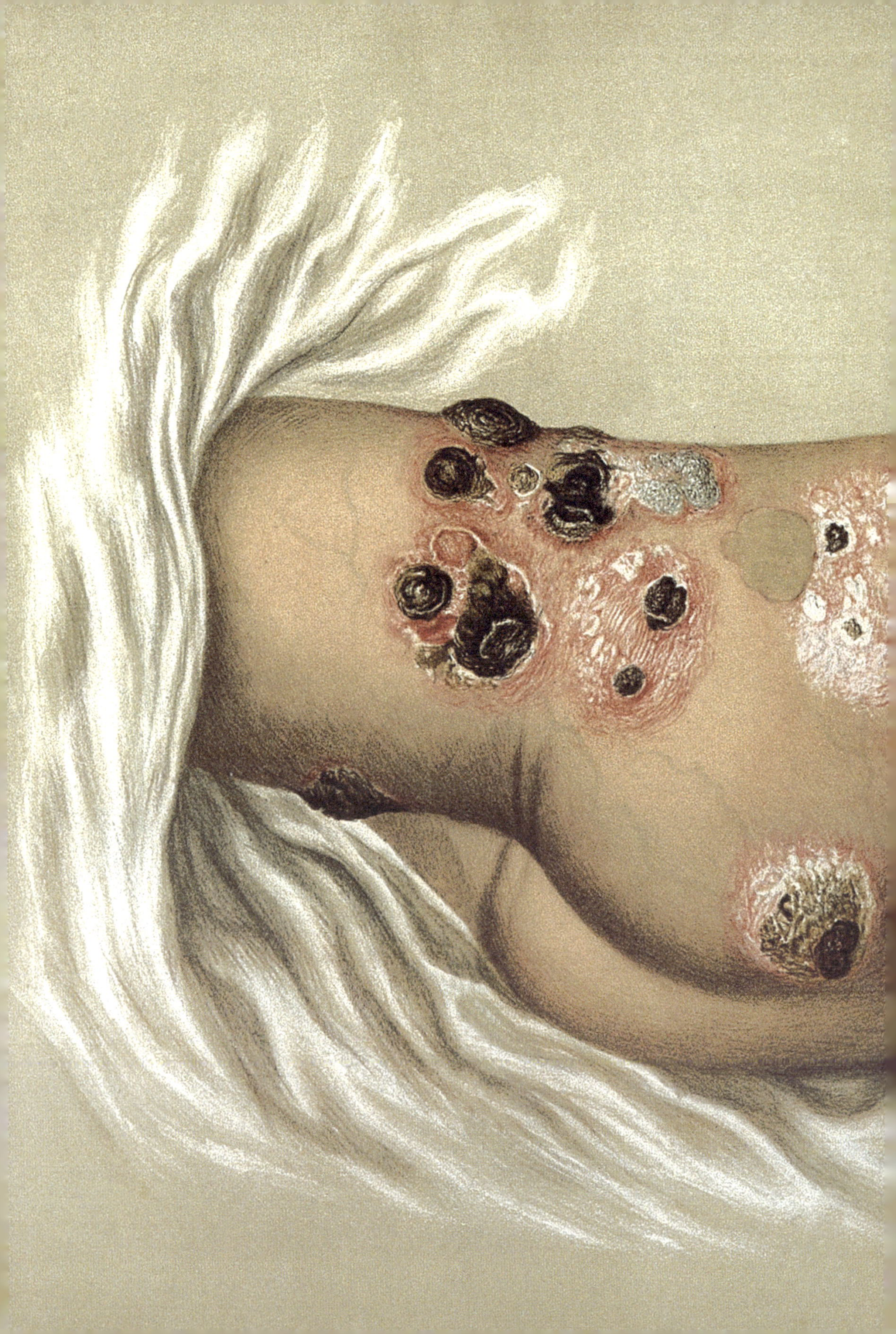

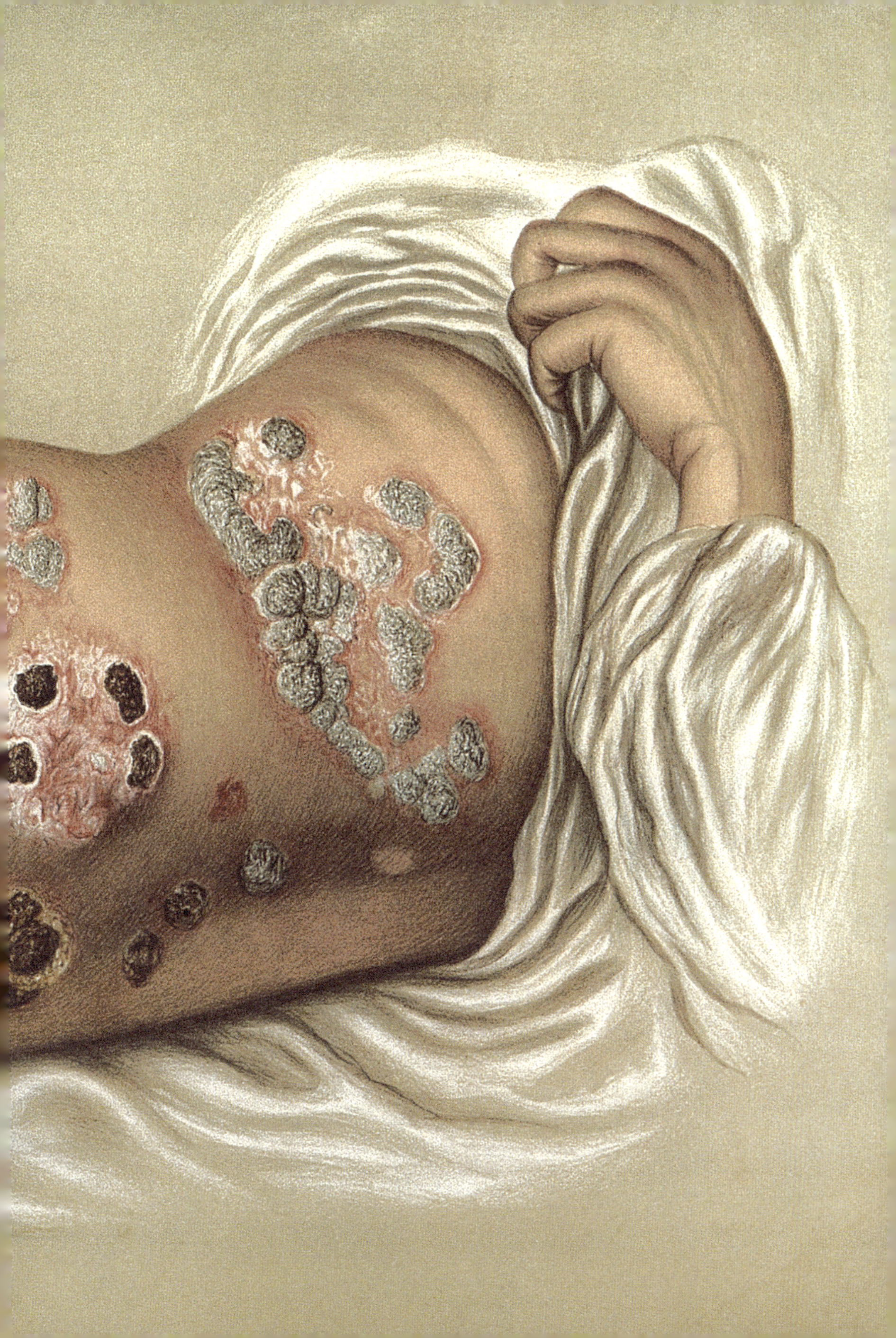

Plate 1.

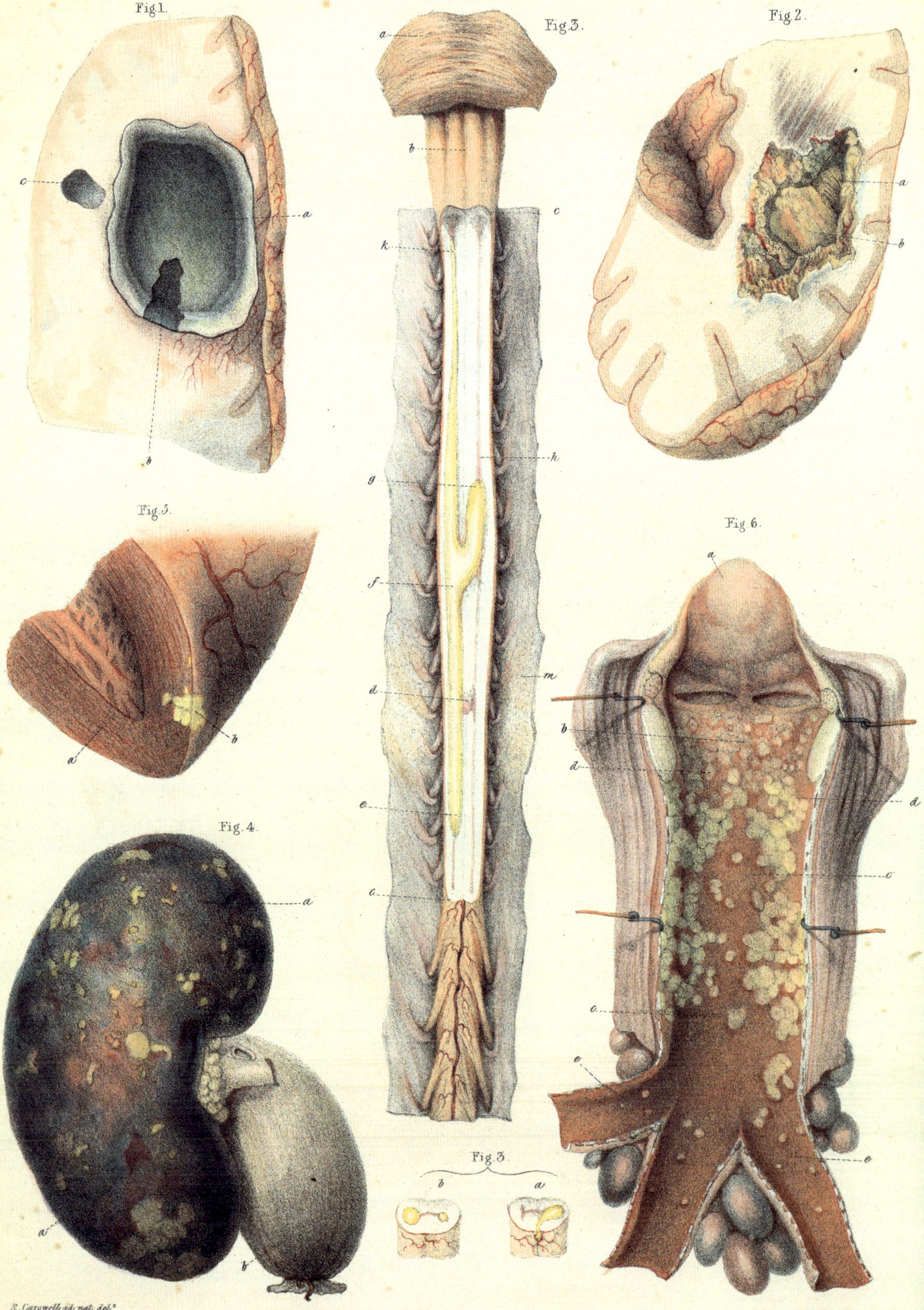

R. Carswell ad nat. delᵗ.

Day & Haghe Lithʳˢ to the King

目录

左页 | 导致脓液累积或释放的各种病理变化和感染。

导言 肉体的祛魅

医学和艺术革新的时代

DISENCHANTED FLESH

Medicine and Art in an Age of Revolution

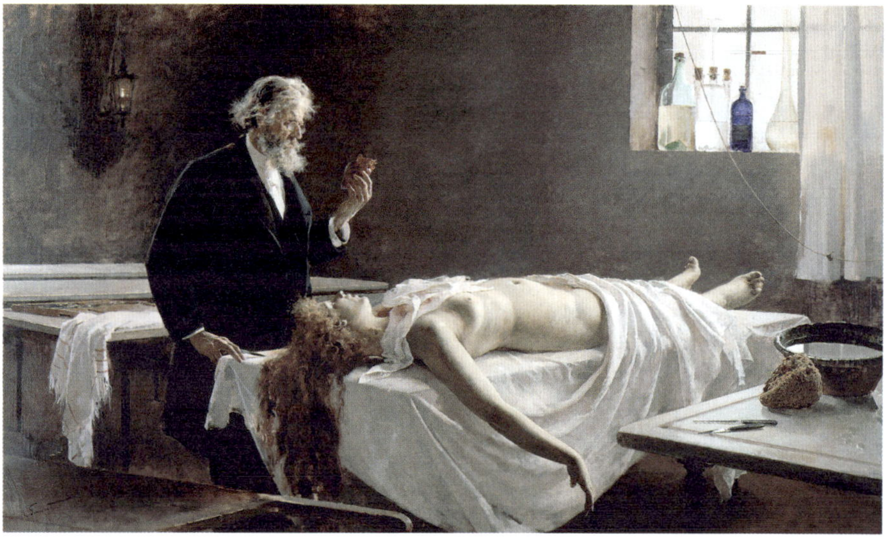

Ⓐ

1830 年，英国散文家威廉·哈兹里特（William Hazlitt）在贫困中去世，当时欧洲的内科医师才刚刚开始接触消色差显微镜，距离法国发明家尼埃普斯（Nicéphore Nièpce）成功以日光刻蚀法拍摄出第一张永久性的照片也仅过去了几年。哈兹里特的作品文笔绝妙，是英文散文代表作家之一，年轻时曾接受过绘画训练。在他的著作中，一次又一次地反省并回顾"再现真实"的问题：艺术家的作品该如何描绘肉体与灵魂，又该唤起什么样的想法与感受？ 1817 年，他在《考察者》（*The Examiner*）杂志上发表《论模仿》（*On Imitation*）一文，犀利的笔触将焦点放在解剖插图的主题上：

“解剖学家喜欢套色版画，因为它可以清楚传达某些病变的准确样貌，或在解剖人体器官时呈现其具体的外观。研究天花的教授，看到不同时期疫苗接种状态图的反应，就像花商看到郁金香、拍卖商看到印度洋宝螺一样，眉飞色舞……博学的解剖爱好者，会被胃壁暴露之美惊叹到翻江倒海，或是在大脑横切面图像前绞尽脑汁……然后，克服痛苦与厌恶之交杂。将开膛破肚的尸体放在一般人面前，这是唯一的感受。无论在科学或艺术领域，都一样。”

然而，我们该如何理解“胃壁黏膜层之美”和“肚破肠流的尸体”之间极大的反差？我们应该解决它、甚至“克服”它，还是效仿哈兹里特的崇拜者济慈（John Keats，英国诗人，曾习医）所谓的“对知识的无为”——有能力无视“未知、神秘和疑团，并停止追求知识和理性”？

针对这个问题，本书里的图像体现了一种解答方式：这本书着重于西方行医者看待人体方式的全面革新，以及对疾病的全新了解，书里的图像均绘制于18世纪90年代到20世纪10年代这100多年间。这段期间西方医学开始以各种形式和当代对话：科学、科技、工业社会、都市生活、机械化战事，以及帝国主义深长的阴影。而在对话进行的同时，过往形成的共识（关于人体结构的认知和疾病的意义）也被舍弃了。

B

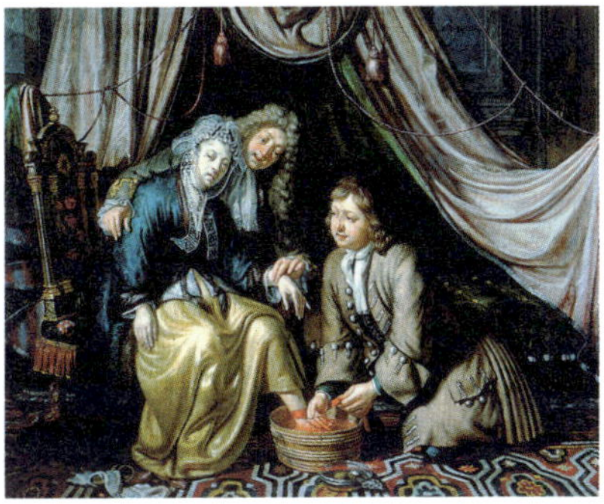

古典时期、文艺复兴或启蒙运动中的医学精英，都相信健康和四种体液的均衡脱不了关系：它们分别是血液、黑胆汁、黄胆汁和黏液。这四种体液一旦过量或缺乏，就会酿成病源。内科医师通常是专业知识与人文素养兼备，能在言谈中切中肉体的所有病根，好与身份尊贵的病人会商疗程。外科医师则像身体的木匠，随时准备进行混乱又痛苦的物理介入，可能会放血、清胆汁，或建议改善饮食习惯，甚至仅鼓励多呼吸新鲜空气。但最重要的原则是，医师和病人都会观望和等待，因为中断疾病的自然病程、试图加速人体自身的自愈力等行为，皆可能致命。

100多年后，也就是第一次世界大战前夕，对大多数行医者（虽非全数）来说，医学已不再是一项专精的技艺了，内外科医师只能心不甘情不愿地和新的生理学和细菌学打交道。在学习实验室和显微镜等物品使用原理的过程中，他们接触到一个既陌生又迷人的新世界。在这个世界里，疾病和细菌会攻击身体某一处由细胞组成的组织。借用社会学家马克斯·韦伯（Max Weber）的用词，这样的新世界是建立在“祛魅”（disenchanted）后的身体观念之上。没有永恒的奥秘，只有暂时的无知；也没有生命力和灵魂这回事，只有酵酶和底物（substrate，受酶改变的物质）在体内孜孜不倦地起舞。在这个耽溺于进步可能性的世纪，信奉科学的行医者挺身而出，当起向完美未来挺进的先锋部队。

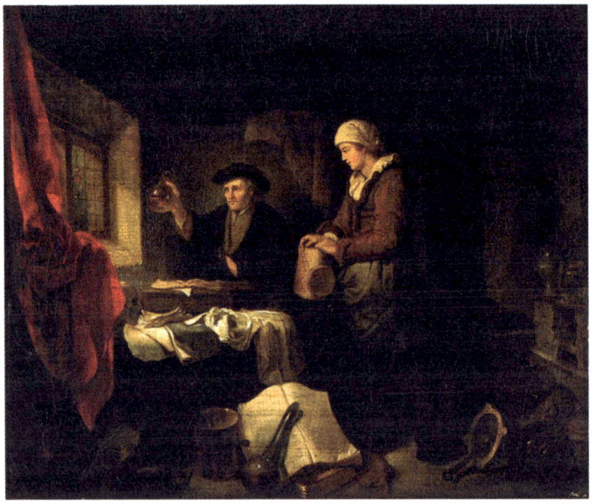

©

本书着重的患病人体图绘，也是西方医学传统的一支，却也同时和现代产生摩擦。19 世纪的内外科医师和解剖学家踏上前辈的路，与艺术家、工匠及出版商建立密切的合作关系；在这些人同心协力之下出现的图像是美丽而病态，崇高而奇诡的。它们象征着一种临床客观性，但这种客观性的光环掩盖了无数有意无意的人为介入结果。这些图像让我们一窥“内在的外在”：它们聚焦的客体都是看得到的外在，但这些外表下却看不到生命和健康。

这些图像似乎可以概括整个世纪的启蒙风潮，但它们还带来一股停尸间难以抹灭的气味、国家对乞丐和罪犯滥权的斑斑证迹，还有无数尸体被侵犯和裸露的悲惨。它们既来自解剖实作，也来自死者（被盗来或处死）的遗体，四处依附寄生。它们清楚呈现尸体的离奇情状，不仅巨细靡遗，也使尸体（用不完全属于自己的声音）开口说话。最重要的是，这些图像用实例体现了一个革命性临床权威的概念，这种权威来自死亡病患及其尸体，而非存活病患的话音。

解剖剧场

The Theatre of Anatomy

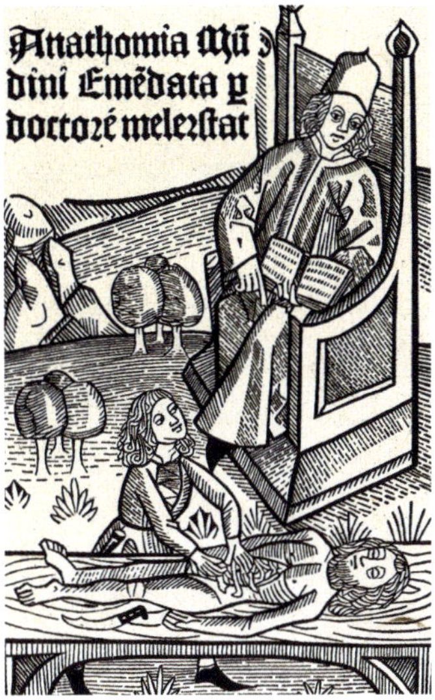

D

现场观看解剖过程，滥觞于 13 世纪末或 14 世纪初的博洛尼亚大学。博洛尼亚大学艺术暨医学院开放让学者亲临现场，观赏解剖学家剖开人类尸体。而他们进行解剖的方式可以比喻为一手持解剖刀，一手持参考文献。这类系统性解剖的兴起，其实和翻译古罗马文、内外科兼修的医师盖伦（Claudius Galen）留下的解剖文献齐头并进。文艺复兴时期的解剖领域杂糅了古典哲学和天主教神学思潮，并从三句格言汲取灵感，其中两句源于异教思想，一句则来自基督教思想。《圣经·创世记》中提到“神依照自己的形象造人”；而异教思想则有希腊哲学家普罗泰戈拉（Protagoras）的名言“人是万物的尺度”，以及另一个古老谚语，呼吁人要“认识自己”。盖伦对希波克拉底的“体液学说”进行了许多回顾与缮修，这些论点广为后世文献采纳，包含 1316 年博洛尼亚的解剖学家蒙迪诺（Mondino de Luzzi）所著的《人体解剖》（*Anathomia corporis humani*），扮演了接下来四个世纪西方医学思想的理论骨干。

但在蒙迪诺之后登场的解剖学家，纷纷对前辈盖伦提出挑战与质疑，特别值得一提的是布鲁塞尔出生、游历四方的维萨里（Andreas Vesalius）。盖伦曾订下一条戒律，就是“所有解剖学家都应有自己的论述”，而维萨里就本着这一点挑战了前辈盖伦的人体解剖论述（后经证实，盖伦的论述可能是解剖猿猴和猪得来的）。维萨里在 1543 年的作品《人体的构造》（*De Humani Corporis Fabrica*）中，交代了自己解剖帕多瓦和博洛尼亚两地死囚的经过。他认为文中详尽的描述大幅修正了盖伦的解剖形态学，甚至可谓更臻完善。到了 17 世纪，又有一些解剖学家推翻了更多盖伦的观念教条，如意大利的法布里修斯（Hieronymus Fabricius）和他的英国学徒哈维（William Harvey）；其中最知名的莫过于哈维写于 1628 年的《心血运动论》（*De Motu Cordis*）。哈维在书中证明，血液并非在肝脏内制造，而是由心脏压送至全身。

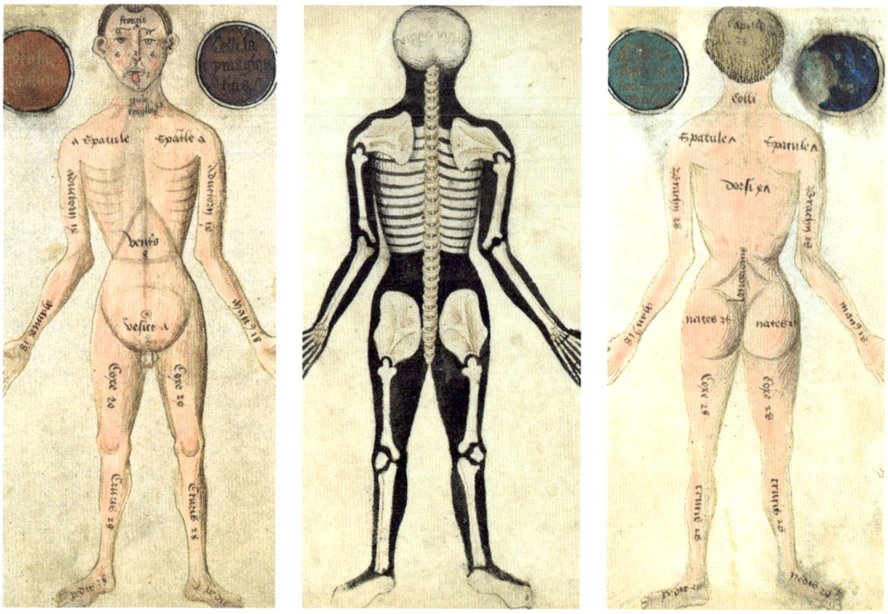

Ⓔ

时光辗转来到 17 世纪，尽管希波克拉底的体液学说（humoralism）仍主导医疗思想，当时的自然哲学家却已开始解构古典文献所描述的人体深层构造，及其在万物中的秩序法则。其中，笛卡尔、霍布斯和牛顿各自以独特的方式重新解读宇宙，并且根据普遍定律将宇宙形容为物质移动和彼此交错的空间。生命的基本成分可能是分子，不是液体。而身体从物质上可视为一台机器，或一个以管路、水泵与杠杆组成的系统。而在机械论宇宙观中，内外科医师的任务是修补损坏的关节，好似钟表师傅或工匠更换破旧的齿轮一样。

这种医学的唯物主义，呼应了当时西方文化中许多影响更为深远的思潮，这些思潮通常被归类在启蒙思想之下。从洛克（John Locke）、休谟（David Hume）和孔多塞侯爵（Marquis de Condorcet）等人留下的著作中，我们可以了解启蒙思想体系主要细分为三项：第一，它是理性的，并试图为学术、社会和政府建立一个理性且坚固的基础；第二，它不仅推导与建立理论，而且也依赖经验法则和感官体验，由此创造并检测知识的真伪；第三，它还象征文雅，意图使教育和对话成为社会运转的手段，而非镇压和暴力。最重要的是，它催生了群众和文化进步的可能性，并提供人类享受更多自由、活得更健康也更长寿等美好愿景。要理解这种激励人心的论述，必须先考虑到 18 世纪的文化与政治情势并不理想，尤其欧洲仍延续着蓄奴劣习，整体环境相当严峻。但解剖、手术和医药却在无形中与政治、哲学合而为一，建构出全新的“科学人”概念，作为启蒙社会的基础。

医学受到这些影响，开始偏离希波克拉底的体液整体论，并将疾病视为物理

Ⓕ

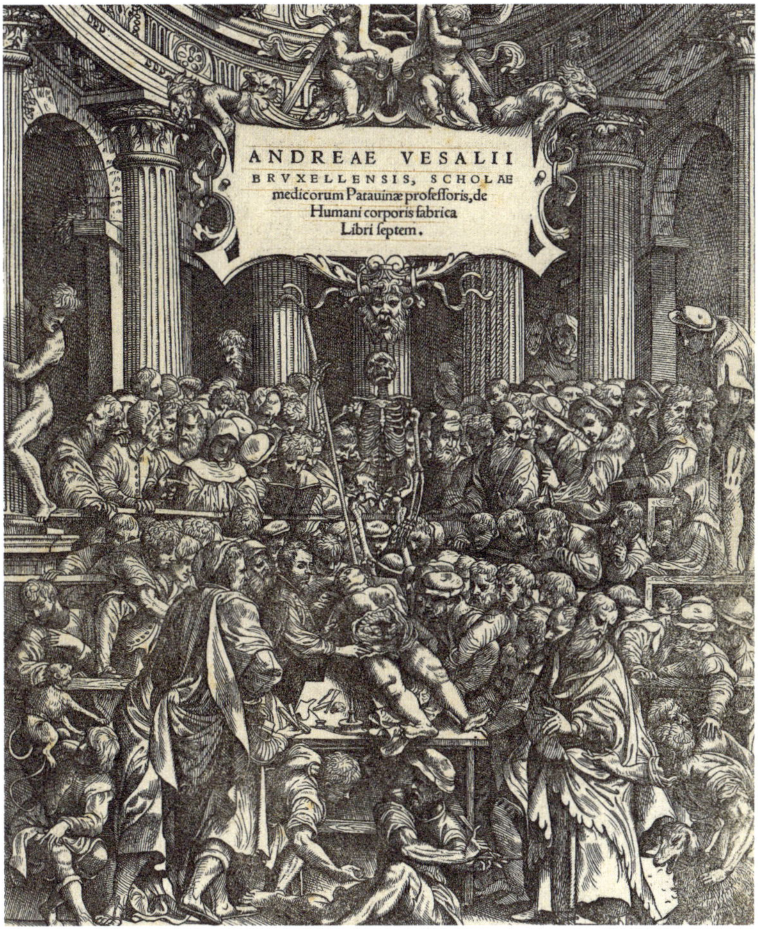

Ⓖ

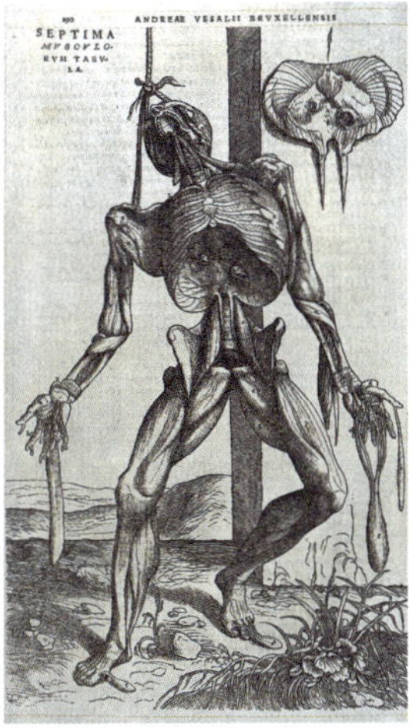

损耗的一种形式。比如说，莫尔加尼（Giovanni Morgagni）在1761年所著的《疾病的位置与病因》（*De Sedibus et Causis Morborum*）和贝利（Matthew Baillie）著于1793年的《人体重要部位的病理解剖》（*The Morbid Anatomy of Some of the MostImportant Parts of the Body*），都采用了观察解剖学的传统，并将身体不同组织特征性的病理加以分型。病理解剖学让死者开口说话，而死者发出最洪亮嗓音之处莫过于革命时期巴黎市内的医院和太平间。

死亡的亮度

The Brightness of Death

你可以从早到晚、日以继夜地随侍在病人床边，并勤做笔记，如此持续 20 年不间断……最后却发现所有症状毫无关联，剩下的只是一团迷雾，里头包含各种毫无章法的现象，似一列火车开进你脑海。这种混沌不明让你感到混乱、茫然。多剖开几具身体吧，迷雾很快会烟消云散——这是仅靠观察绝对无法得到的效果。

上面这段话出自巴黎解剖学家比沙（Marie-Francois-Xavier Bichat）在 1801 年的著作《普通解剖学在生理学与医学的应用》（*Anatomie générale appliquée à la physiologie à la medicine*）。在后世历史学家所定义的“巴黎医学”中，这句话已成为一种追溯性的宣言。经过法国大革命的洗礼，巴黎城市医院纷纷以世俗化的样貌出现，

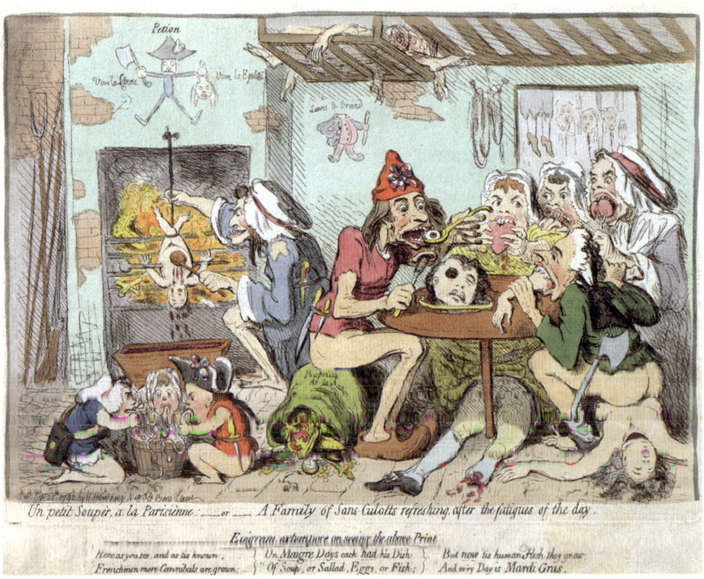

Ⅰ

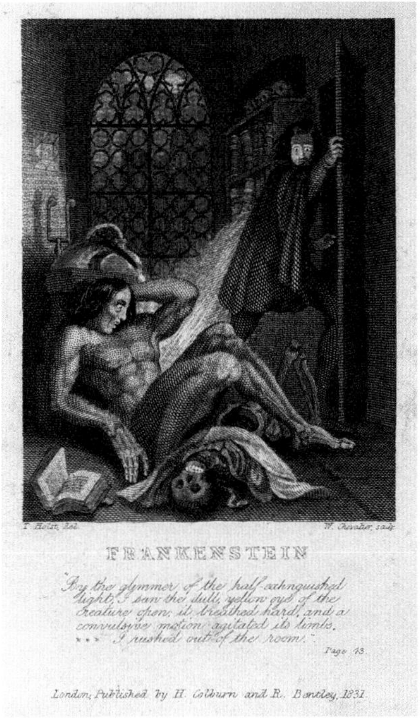

巴黎医学也因而在病理解剖领域获得了医学思想、教育和实践的立基。这些城市医院内，仅具一般公民身份的内外科“医师”一同废寝忘食地做着研究，和户外满街的无套裤汉（sans-culottes，法国大革命时期对下层群众的称呼）一样充满自觉与激进的精神。这样的画面不禁让人联想到英国讽刺画家吉尔雷（James Gillray）讽刺法国大革命人士的作品，只是题材稍有不同——另一帮披着医师袍的激进分子，也在政“体”上精雕细琢。

从文艺复兴到启蒙运动，精英医师看病的对象大多是有钱的患者，诊断的方式自然要根据他们的需求和抱怨调整。有钱人可不想让地位比自己低下的医师，透过体检擅自侵犯自己的隐私。这些医学奴仆只能坐在富裕的患者身旁，耐心听他们絮叨、倾诉病况，因而招致了比沙的嘲讽。在大型城市医院里，挤满了哀哀无告的穷苦病人，比沙的学生能在此以接近工业化的规模诊断并进行解剖，将生死疾患融会贯通。原则上，局部病变大多适合以外科手术处理，不似全身体液失衡如此棘手。巴黎医学的临床视角重振了外科医师的声誉，他们透过新工具（如听诊器）和新方法（如体温波动记录表、标准化病例统计），让疾病更加具体，医师不再只能倾听患者的发言。纵观 19 世纪，巴黎医学的概念就像盘古开天一样神圣，而且适用许多不同情境。比如说，美国内科医师在独立战争后援引巴黎医学的部分精神，为了与英国医学做出区隔。而欧洲、美国及各处殖民地的执业者，纵然各有门派，却也大多认同这样的精神。套句民族主义学家本尼迪克特·安德森（Benedict Anderson）的话，这个精神让医学专家凝聚为一个“想象的共同体”，一同秉持全新、科学的唯物主义医学思维 [1]。

实际上，作为主体性思想和技术，巴黎医学正是影响 19 世纪西方医学传统最有力的单一思潮，同时也是现代的象征。在这种思潮影响下，内外科医师不再认为身体是统一的整体，而是由各种组织拼凑起来的。根据图卢兹大学英文教授塔莱拉什-别尔玛斯（Laurence Talairach-Vielmas）的观点，1818 年玛丽·雪莱（Mary Shelley）的作品《弗兰肯斯坦》（*Frankenstein*）中的怪物可被视为一具活体解剖标本，尤其是他被描绘得活灵活现，同时又令人感到忧

Ⓙ

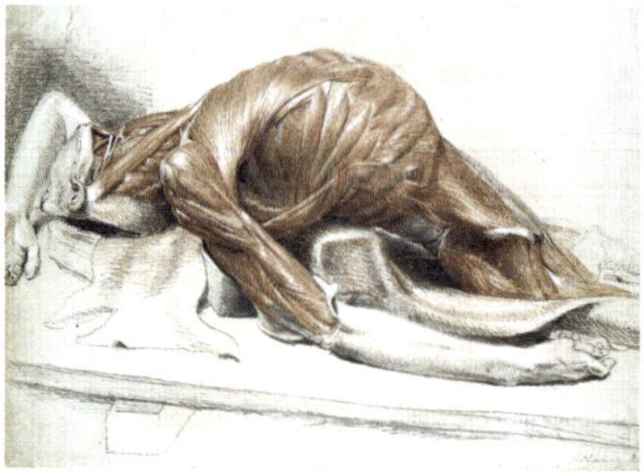

伤 [2]。而当时的医学就像《弗兰肯斯坦》中的怪杰医师弗兰肯斯坦一样，想要学会拆解身体、颠覆人体完整性，甚至重新思考生与死的意义。

对健康和疾病的描绘通常是在解剖室里制成并使用的，这并非巧合，因为解剖室空间象征临床医疗权威不断增加。但若仅是将人体开膛剖肚，那和观赏庖丁工作就想领会解牛的意义一样，离临床专业还有段不小的差距。除了彻底的实证主义，比沙也倡行整体性的观察规训。解剖病理学图鉴是集体实证主义的重心，洛兰·达斯顿（Lorraine Daston）和彼得·盖里森（Peter Galison）两位学者在 18 世纪与 19 世纪的欧洲科学与医学著作中发现，实证主义正慢慢抬头。

这些研究著作都能用来解释福柯的“规训性凝视”，在这种凝视下，“科学实践的把握”和“某种自我的刻苦修炼”联结在一起 [3]。对 19 世纪医学界的领袖来说，解剖既是入行仪式，也是道德和情感教育，更是临床教学的工具：他们认为，从尸体获得的经验是医疗和手术性格的重要养成。一个好的医师要审慎分析、思虑周到、深刻反省，更要在情感抽离之余，意识到这个职业肩负的庞大责任（而不至于被压垮）与优势。反过来说，如果专家慌张了、吓傻了，拿不稳手术刀或下手不知轻重，那么最细微独到的解剖知识也将无用武之地。解剖者的身体因而产生变化，如眼清目明、手指灵活、头脑变灵敏、神经变大条，还有最重要的——不那么容易

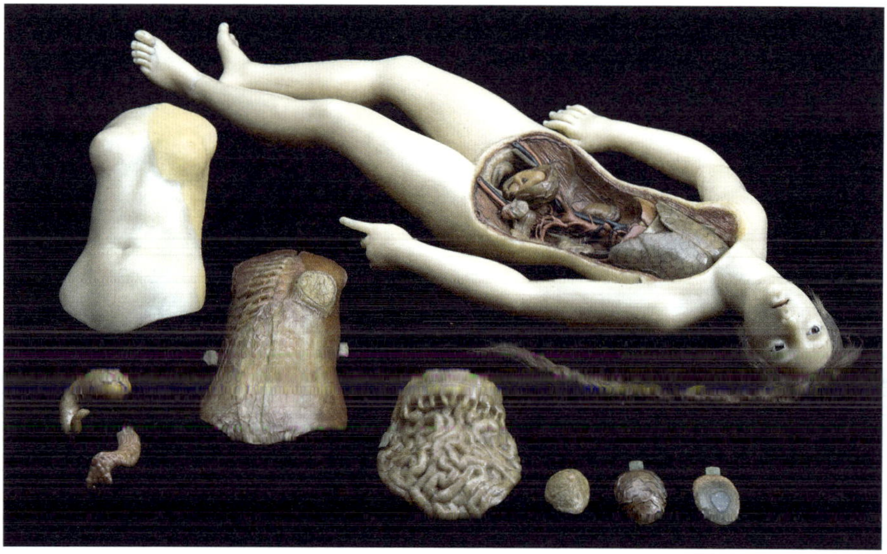

Ⓚ

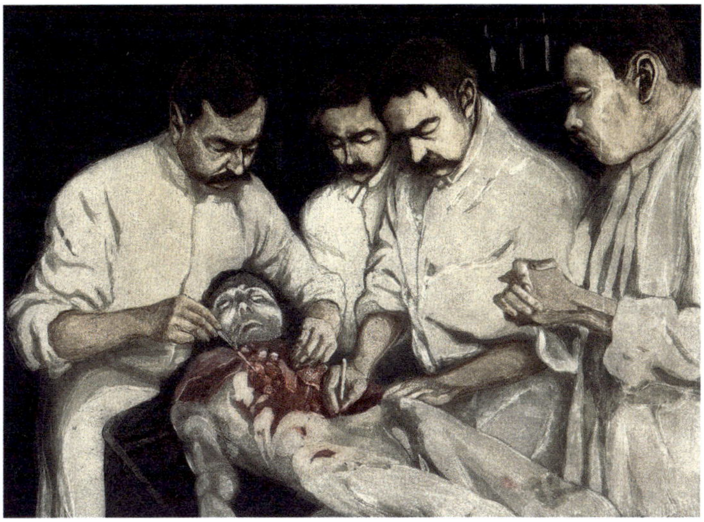

L

恶心反胃。人类健康和患病时的身体图像（或在教学和实习时使用这些图像）建立了一种共同体和共通的技术、原则与价值，让同行能用一致的方式观察病患身体。

而附有这类图片的书籍也不时在改变。18 世纪的解剖作品通常都煞有介事：采用高级纸张印刷，装订精美而且体积庞大，一版仅印几百本，且多半只给订户。但随着 19 世纪初医学教育的普及，出版社开始大量印制便宜实惠的教科书，供手头拮据的医学生使用。在停尸间里，实习学生可能需要参考书上的解剖或病理学资料，而用手提袋将书包着、架在太平间里某具尸体上。尽管如此，书页上仍沾满血迹和潦草的笔记，页缘被翻得破烂不堪。这些教科书并非医学生服装的配件，反倒像是野外求生包里的工具，好比一份值得信赖的地图，靠它才能完成手边血腥的肢解任务。

这些书和书中的插画，可谓达斯顿和盖里森两位学者研究的集体实证概念的缩影，也是解剖学家、雕刻家与画家、出版商、教授、老师和学生齐力合作的硕果，那就是不要忘记死者的身体。像哈兹里特这类细心的读者，对医疗知识的本质提出了有趣的问题：人体插画是如何表现（也许还决定了）学生或解剖学家实际在手术台上或停尸间里可能看到的东西？这些图像承载了什么样的审美和文化价值观，绘者又是哪些人？当然，还包括了西方艺术中的传统命题：一帧图片如何才能比一具真正的人体看起来更写实、更具说服力？

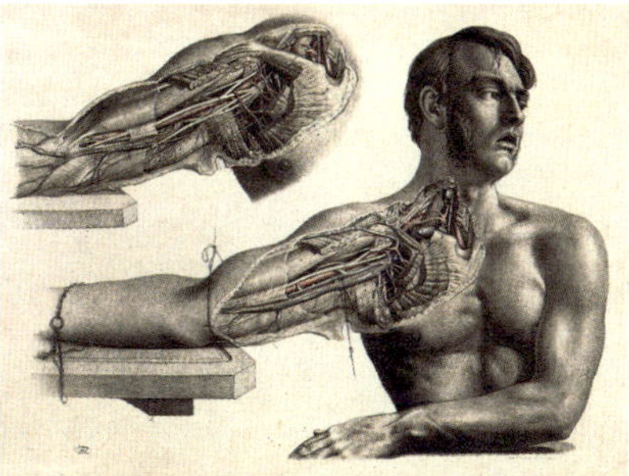

M

头、手、眼并用

Heads, Hands and Eyes

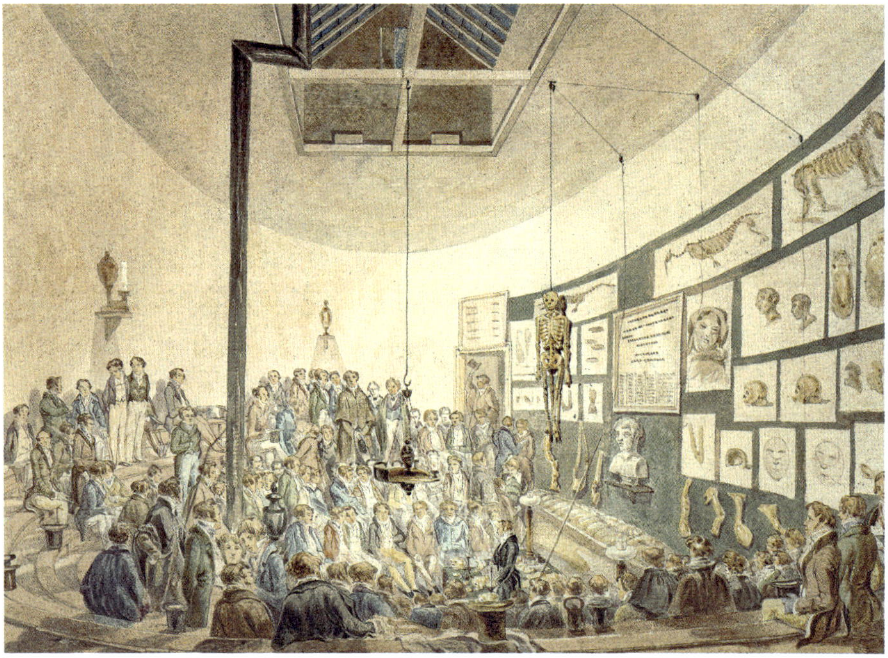

用肉眼、镜头、手术刀或一支笔来追求解剖的真实性并不简单。把一个人变成一件物品，像是解剖台上的尸体、罐子里的标本、教科书内的插图，都需要相当的劳力，而不仅仅是切割、固定、保存和雕刻等技术而已。它需要智力型与文化型的劳力，前者意在将混沌和缺陷升华为可理解的秩序，后者则能衔接生与死、人格与客体、话语与沉默之间的争议边界。这些转换的对象和图像总以混合形态出现——实际上它们也真的结合了骨骼和金属、组织和纸页、血液和墨水。但混合形态也抽象地融合了工艺、文字、理论、艺术和解剖学，表现在只沽一次的身体上。

从 18 世纪到 20 世纪中叶，许多欧洲艺术学院都有延聘解剖学教授担任教职员的风气。譬如，亨特（William Hunter）从 1768 年到 1783 年去世为止，曾在名画家乔舒亚·雷

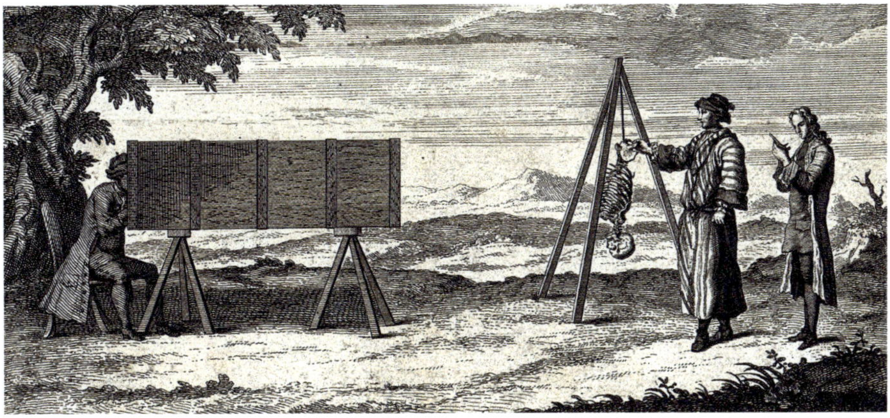

诺兹（Joshua Reynolds）一手建立的伦敦皇家艺术研究院任教。比较普通的学校则可能会直接用绳子吊起一具骨架进行教学，虽然骨架摇晃不定，但大致和肌骨部位雕像（écorché）并排陈列。肌骨部位雕像是呈现人体皮下构造的铸型，通常制成石膏或青铜像，并以一个特别的姿势固定。画家绘制解剖画传统最早可上溯至达·芬奇和米开朗琪罗，而乔治·斯塔布斯（George Stubbs）绘于 1766 年的名画《马的构造》（*The Anatomy of the Horse*）就是一个例子。这些画家和亨特一样积极地追求比较解剖学的知识。解剖学家和艺术家对人体抱持共同的关注，就是它的形式、动作，以及如何忠实地描绘、呈现出来。

在那个年代，制作医学图像需要各类学科的专才合作。医师或解剖学家会决定想要呈现哪方面的构造或病灶，并提供身体或身体部位，同时确保有一个私人空间进行解剖，并制作绘图用的标本；绘图师则详细地绘图，注意表现颜色和纹理；雕刻师则削锯木雕版或铜雕版，以供插画做最后对照；排版师负责文字和图像的版面，印刷师和装订师负责将书印出并装订成册，出版商则承销产品，也就是最终的成书。

这些人的合作关系其实相当暧昧；他们或许不像夏平（Steven Shapin）近代早期自然哲学史研究中那些所谓“无形的技师”，但在大多数情况下，他们和解剖学家肯定不是平起平坐，更遑论获得认可 [4]。所以，当解剖学家宣称自己是这些文字的作者、在内含许多其他艺术家和工匠贡献的扉页题上自己的名字时，他们究竟想宣称什么？是自己精湛的解剖技术吗？这是当然的，但更重要的可能是将透过实作获得的解剖或病理知识结集成书。且为了让这样的主张更具说服力，他们还控管书籍的出版过程，并默认这个领域的难度。如果整个过程中需要那么多人力，而且容易出错，又怎么能维持客观的临床视角呢？

要解决这个难题，其中一招是让艺术家拥有自己的临床医疗视角。哥廷根解剖学家哈勒（Albrecht von Haller）在他 1752 年的《解剖学图像》（*Icones Anatomicae*）一书中，制作了超过 50 份人体不同部位解剖图，以让绘图师了解哪些是人体的典型特征、哪

Ⓟ

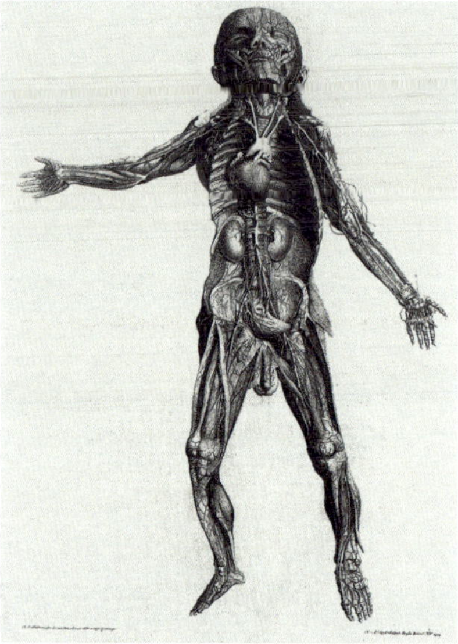

些又是非典型特征。哈勒借鉴的启蒙思想经典，在瑞典博物学家林奈（Carl Linnaeus）的生物分类图鉴中表现得最淋漓尽致——为了揭示器官、树叶或岩石的基本理想形式，个体承载的偶然特征被绘图师省略了。其他人则就机械风格的客观性进行尝试，如荷兰艺术家范德古特（van der Gucht）和辛福特（Shinevoet）借由相机的暗箱，制图给英国解剖学家切索登（William Cheselden）使用，成就了后者 1733 年的作品《骨骼志》（*Osteographia*）。不过，切索登不相信暗箱捕捉到的解剖构造真实性；他仔细修正图像的每一笔画，以期成图能更接近自己的预期。

其他多数解剖学家的解决方式则较为平淡：选择最优秀的艺术家，与他们密切合作，然后在每一个阶段仔细验收成果。荷兰绘图师林斯代克（Jan van Riemsdyck）在 1750 年来到伦敦后，就为许多杰出的解剖学家作画，其中最有名的就是亨特。亨特著于 1774 年的第一本杰作《人类妊娠子宫解剖图集》（*Anatomy of the Human Gravid Uterus Exhibited in Figures*），足以说明整个图书制作过程是多么耗时：亨特负责解剖，并为每幅图像撰写文字；林斯代克共绘制了 61 张图，其他三位绘图师则一人画一两具标本，一切都要经过亨特一丝不苟的监督。苏格兰艺术家、亨特的好友斯特兰奇爵士（Sir Robert Strange）则负责监督 16 个雕刻师切割雕版；最后再交给大胆创新的印刷师与字体设计师、位于伯明翰的巴斯克维尔（John Baskerville）印刷，方才大功告成。当然，亨特也借鉴了不同模式的客观性；虽然雕刻师一共制作了 34 块雕版，每块都代表某一特定个体而非普遍的理想形式，但亨特煞费苦心地在某些部位填注蜡坨后，看到了更真实的形状，便指示雕刻师柔化解剖后仍嫌锋利的边缘肉块。

也有些解剖学家为了快刀斩乱麻，便亲手包办文字插图的描绘和雕刻工作。苏格兰医师兼艺术家贝尔（Charles

Ⓠ

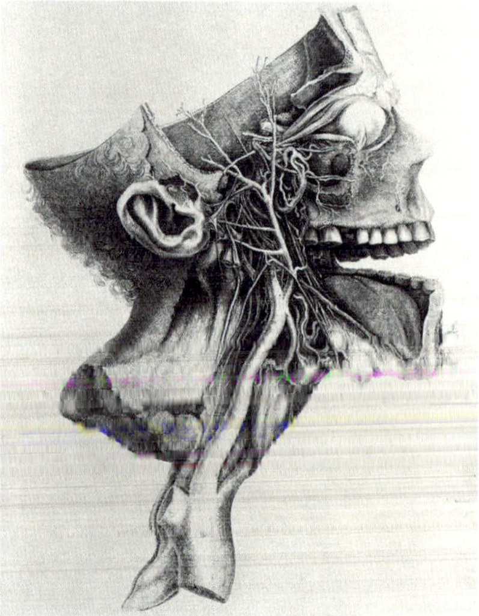

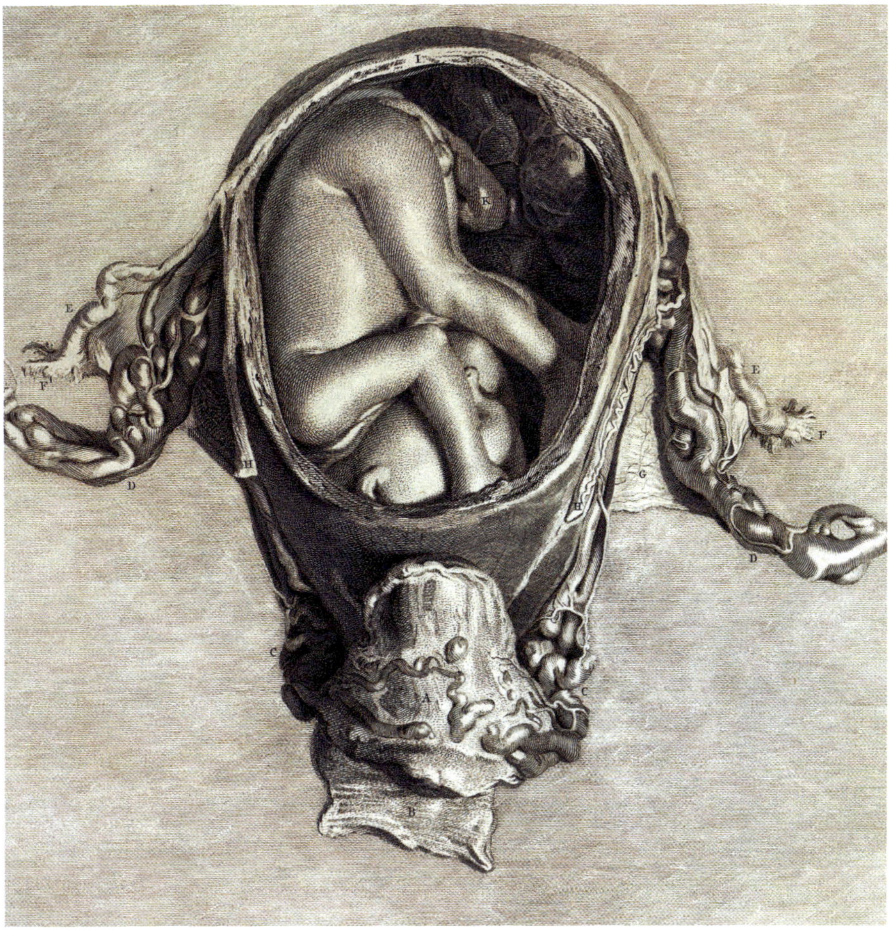

Bell）就是这样的学者。当画家兰西尔（Edwin Landseer）不在他身旁学习解剖时，贝尔便自行制作翔实的素描和水彩画，收录于 1802 年的《大脑解剖构造》（*The Anatomy of the Brain*）一书中；但贝尔不识雕刻，所以他出版的图像上附有英国工匠梅德兰（Thomas Medland）的（小）签名。而集版画家、医师和艺术家才华于一身的卡斯韦尔（Robert Carswell），在 1838 年的《病理解剖》（*Pathological Anatomy*）一书中不假他人之手，直接用自制的草图设计彩色版画。

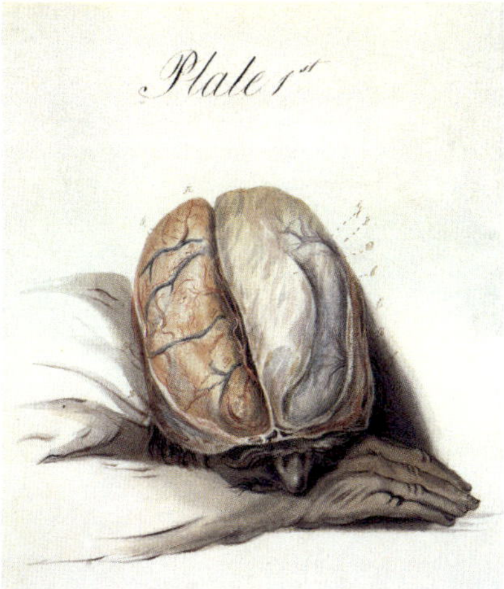

机械之眼

Mechanical Eyes

彩色版画是 18 世纪末德国开发的一项技术，大约 20 年后在巴黎医学出版界盛行开来。卡斯韦尔采用彩色版画，体现了医学图像制作在技术和艺术上的转变，同时影响范围也更广。世上第一本全彩解剖图鉴是 18 世纪 40 年代出版的《肌肉学》（*Myologie*），作者是法国解剖学家达戈第（Jacques Fabien Gautier d'Agoty）。这本书的每种颜色都用一块个别的铜版雕刻，但插图风格相当晦涩，难以解读。然而，版画的重量更轻、画面也更清晰，甚至更容易量产，于是在 19 世纪上半叶的伦敦遍地开花，营造出“解剖书出版之春”[5] 的气象。

但是就在 1885 年，艺术家暨解剖学讲师威廉·安德森（William Anderson）在伦敦圣托马斯医院（St Thomas's Hospital）的医学与物理协会演讲时，宣告解剖书出版之春已经画下句点，解剖学家和医师不能再靠会犯错的艺术家来发表他们的成果。科学和医学图像制作应该要像 19 世纪的诸多事物一样，用自动化来避免偏见和人类技艺的不精确。安德森呼吁大众应该将相机客观、机械的眼睛当作通往客观真实的路径。

虽然安德森登高一呼，但他其实已落伍了。摄影技术发明后，也就是 19 世纪三四十年代，一些欧洲医师已开始将摄影用于临床诊疗，通常用来记录医院和收容所中骨折患者的个人病历。到了 19 世纪 80 年代后期，平版照相技术使照片得以量产，图书和期刊纷纷出现大量的照片；事实上，19 世纪 90 年代就曾有一位美国医师抱怨他的同事全都一头栽进“照片热”里了。但这并非长江后浪推前浪，摄影作为一个科学媒介绝非完美，而安德森却认为摄影是中立客观的媒介，他的看法也有些缺漏。

摄影技术发展的最初几年，并不是每张照片都忠诚地反映现实，这是毋庸置疑的——灵异照片，和许多其他特效、恶作剧都已经证明，相机聪明的程度足以撒谎。不过反过来说，观察者的眼睛也需要引导，若没有一定程度的人工介入，这是不可能完成的。艺术家在雕刻或版画中都可运用阴影着色与纹理琢磨，凸显出作品最重要的部分，但一张未经

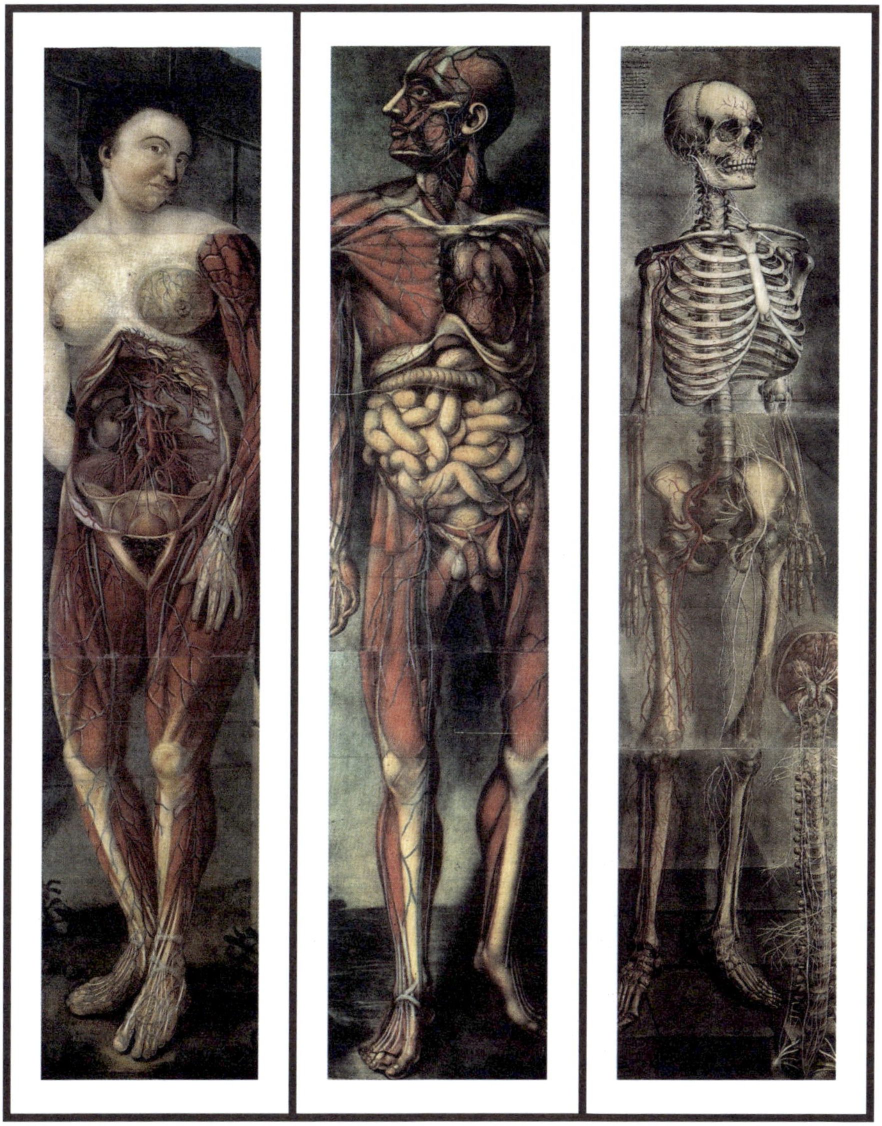

修饰的照片，画面中出现的所有对象几乎都一样重要。在这革命性的世纪末，摄影技术获得采纳，确实反映了科学与医学现状的变化，体现出达斯顿和盖里森称之为“自我淘汰”的技术科学伦理 [6]。摄影提供一个看似客观的方式，以捕捉稍纵即逝、可能从人类视线下溜走的事物，以及灯火阑珊处那些若有似无的事物。但摄影留下的影像看似恒久，却也不免让人联想到陨灭；空虚的鬼魂，还有以欺诈之术伪造出幽幻假象的证据，始终萦绕着相机的黑色波纹。

19 世纪 30 年代起，医师和科学家已将客观性的概念推导至另一个方向：使用显

ⓒ

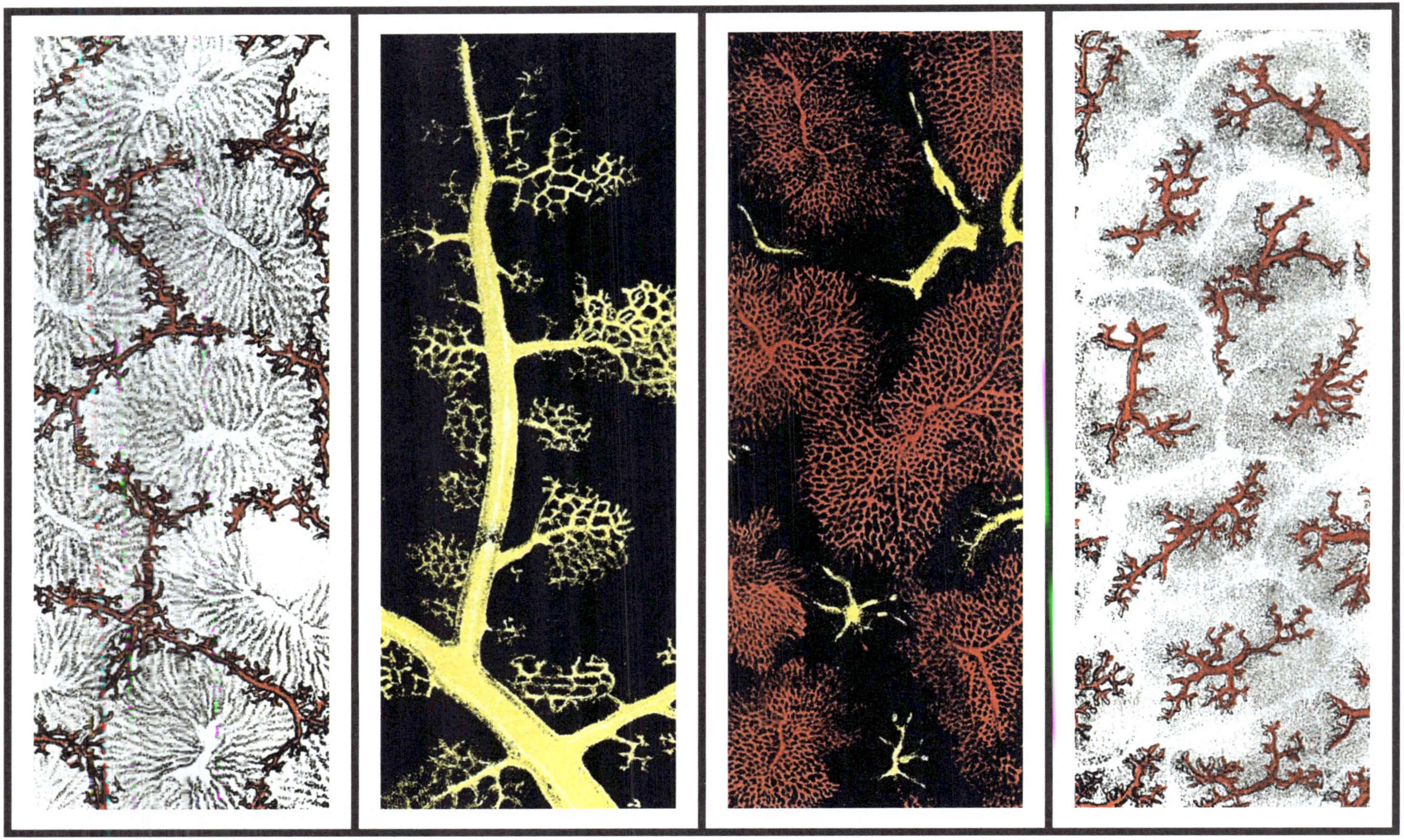

微镜，将巴黎医学的临床视角范围扩展到肉眼的极限之外。显微镜作为临床工具的可信度，随着生命体的细胞学说与传染病的菌源说被广为接受而有所提高。这些学说引发的争论，呼应了百年来在解剖标本和图像真实性上的种种揣测。怎么可以相信在显微镜载玻片上的蜡和其留下的污渍，不会改变观察物的自然结构或产生诳人的假象？而一个人独自凝视着仪器镜筒内的成像，就足以建立国际学术圈内的普遍规则吗？即使是最顶尖的国际会议，都免不了受这些争论的影响。因对大脑的精细研究而共享 1906 年诺贝尔生理学或医学奖的两位学者——意大利人卡米洛・高尔基（Camillo Golgi）和西班牙人拉蒙 - 卡哈尔（Santiago Ramón y Cajal），皆在获奖感言中驳斥了他人对自己在显微镜下的发现所做的揣测。在此背景下，不难想象一本对 19 世纪人体解剖至关重要的医学书籍中，会以图像作为媒介（前辈维萨里应该很清楚）。

1858 年，英国皇家学会会员格雷（Henry Gray）的《格雷解剖学：描述与外科》（*Gray's Anatomy: Anatomy, Descriptive and Surgical*），为什么可以在摄影刚抬头之时，一举成为医学图像的代表作？它朴素、无色的木刻版画图像，恰如艺术史学家里夫金（Benjamin Rifkin）所言，“带有权威色彩，完全去除个性与主见”，不只是静物描绘，还散发出近似工程蓝图的精神 [7]。研究科学史的专家鲁思・理查德森（Ruth Richardson）对格雷做了研究，她认为，木刻版画让维多利亚时期的读者嗅到一股新中世纪主义（neo-medievalism）拉斐尔前派的前卫感；这些版画似乎更进一步唤起了机械的客观性，这样的客观性在 19 世纪末逐渐和科学摄影相提并论。这类图像历久不衰的真正原因可能就在这里：它们扮演承先启后的角色，精确地传达了那个年代的氛围。

格雷是个早熟的年轻解剖学家和外科医师，他在 19 世纪 40 年代后期，于伦敦圣乔治医院（St George's Hospital）附属医学院遇见了他未来的合作伙伴卡特（Henry Vandyke Carter）。卡特是插画家、艺术家，更兼具医师与药剂师的身份。两人合力为格雷某篇研究脾脏的获奖论文制图，并于 1854 年由伦敦的帕克出版公司（JW Parker & Sons）出版。帕克的经历丰富，曾在剑桥大学担任印刷所负责人，并在 1837 年出版的解剖入门基础书《我住的房子》（*The House I Live In*）中，以《圣经》的语言将身体解释为慈爱基督教上帝的造物。1855 年，帕克委任格雷和卡特出版一本解剖教科书，为了确保此书日后得以畅销，格雷甚至借用自己在圣乔治医学院教授的一门课名充当书名。

两人在圣乔治医学院解剖室特制的桶形玻璃屋顶下，成天孜孜不倦地研究各种标本。卡特的画作由巴特沃斯与希斯（Butterworth & Heath）刻板，那是一间英国西岸的公司，专营纸币产制和艺术杂志所用的木刻板，印刷则由医学院一两英里外、芬斯伯里广场（Finsbury Circus）的韦特莫（John Wertheimer）先生负责。卡特的能力让帕克印象深刻，于是力邀卡特一同署名作者。但是第一版发行时，书背上只印了格雷的名字。不出三年，格雷死于天花，因此除了这本已出版的巨著，他没有留下太多作品。理查德森还指出：《格雷解剖学》的中心思想其实遁入了另一种寂寥境界——那些无声无息、被解剖的死者之中。

素　材
Raw Material

巴黎医学虽让尸体发出比活人更洪亮的声音，但也将尸体转化为一种资源，一种为民族国家提供的服务。在医学教育开始因解剖而茁壮成长之际，国家也开始重新建构公民的权利和责任。公民到公立医院看病是免费的，无分贵贱；但医院希望公民可以提供自己的身体，无论是活体还是尸体，作为回馈国家和医学界的义务。别的不说，这种想法主要是为了取代可称为“死者的启蒙式混合资源配置”的利益共同体（源自于 1752 年，英国法院判定谋杀罪的刑罚包括公开解剖，但尸体来源有严格管制）。这共同体中间夹带了一群无形的技师，包括法官、刽子手、葬仪人员、盗尸者和怪诞的强盗杀人帮派，如爱丁堡的布克和海尔（Burke and Hare）与伦敦的比绍普和威廉斯

ⓥ

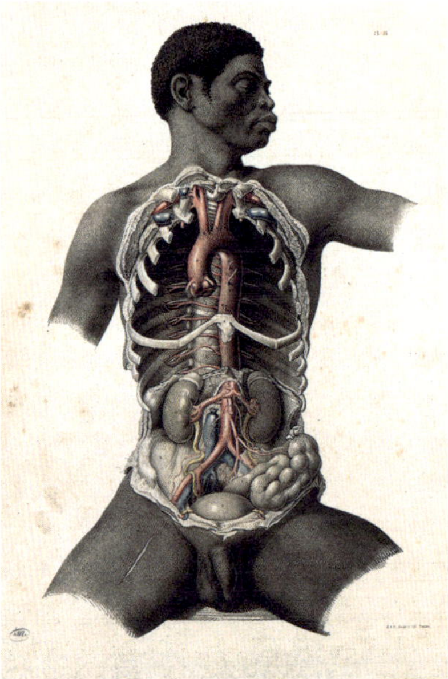

（Bishop and Williams）。亨特的《人类妊娠子宫解剖图集》中，一幅子宫与胎儿的图片就是一例。我们几乎可确定这副子宫与胎儿是盗尸者的杰作，因为这名孕妇（理论上）并没有被吊死。

到了 1832 年，英格兰的《解剖法》（*Anatomy Act*）废除了解剖已处死犯人的条规，但允许任何在医院或济贫院去世、且无人认领的死者送进政府立案的解剖学校接受解剖。葬仪保险协会在 1832 年后显著增加，反映出英国都市贫困人口益发绝望地为自己保留死后的一点尊严而奋斗不懈。《解剖法》令解剖业饱受冲击，同时也把一个“杀人者应受的强制性死后处分”转嫁到穷人身上 [8]。

但这些争议性的问题，显然不适合在画满无名尸体解剖图的教科书里讨论。理查德森估计，《格雷解剖学》用上了四或五名男子及一或两名女子的身体，其中至少还有一名孩童。此外，还有各种从手术台或太平间尸体取得的身体部位。对于这些尸身的来源，格雷在书中完全保持沉默，客观性抹杀了身份，死者不过是取得临床经验的原料，和技术精湛的无形技师刀俎下的鱼肉。在其他国家，种族更是除了贫穷外另一个决定尸身来源的因素。埃德蒙森（James

M. Edmonson）和约翰·哈雷·华纳（John Harley Warner）的研究表明，美国医学院校往往从较贫穷街区的美国黑人公墓取得尸体[9]。这些院校的解剖部门多的是富裕的白人学生，他们解剖当地贫穷黑人的尸体，而且竟不以为意，即使在 19 世纪末引入捐赠和指认尸体的法律措施后仍是如此。

谈到解剖，许多作家采用克里斯蒂娃（Julia Kristeva）对于“卑污感”（the abject）的概念：这种感觉存在我们心中，是可怕的禁忌，必须破除才能保护我们生活（表面上）的完整性[10]；由此不难看出，在边缘化、被解剖的沉默穷人尸体上所出现的“鄙薄”（abjection）现象，也不难想象解剖室中高耸的白色墙壁和作为鄙薄的犀利手段与无情工具。但是，在解剖图像的场景中，这些“素材”呈现的写照并不是贱斥，而是“非人”（abhuman）。“非人”一词源自小说家霍奇森（W.H. Hodgson）的作品，他的小说充满爱德华时代的怪异特色。近年来，这个词由研究哥特时代的学者赫利（Kelly Hurley）和潘特（David Punter）发扬光大[11]。一具“非人”的尸体无法保持原本属于自己的完整性；相反地，它正在崩解，同时揭露了本应被藏匿的秘密，恐怖骇人也是理所当然的。

“非人”也是学术性、象征性和实用性三种权力的交集。当欧洲民族国家在世界各地靠武力占领并建立全球帝国时，地理图集和解剖图鉴其实也相互呼应。这两种图谱本质虽大不相同，但同样都是对被占有的客体投以超然中立、上帝般的目光。解剖的视角就是帝国主义的视角，目光所及之处就是为了理解，然后进行命令、支配和控制。虽然权力并未在这些图像中赤裸地展示出来，但约定俗成的审美观多少反映出一些迹象：近代早期的解剖图绘，多采文艺复兴和巴洛克艺术的虔诚画风，如肌骨部位画像衬以田园风景，或骷髅跪地祈祷。这当中最著名的，首推伦勃朗（Rembrandt）对解剖课的一系列作品；它们除了具有上述特征，还呈现资产阶级肖像的轮廓。经过整个 18 世纪，直到 19 世纪初，这些传统规约才被大规模解剖的种种规则取代，画艺的光芒虽略为暗淡，但精心挑选描绘的客体同样能诱发预期效果：个别的身体部位取代了整体连贯的全尸，而衣布的折叠隐蔽了描摹物的切边，如此就能柔化肖像或塑像的边缘；至于脸部，如果出现在画中，通常会被描绘成睡眠或死亡状态。寥寥几种颜色区分出不同的组织和身体

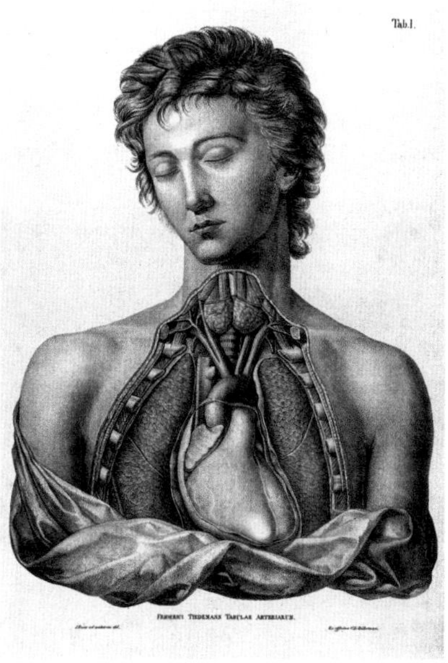

部位：红色代表动脉，蓝色代表静脉，黄色代表神经纤维，生牛肉片般的深红色则代表肌肉。

这些插图中表现的规约，其客观性完全不逊于其他类型的人体展现方式。它们是审美观和科学传统不断变化下的产物，也是艺术家和解剖学家在更广泛的真理与单一尸体间寻求关联的硕果，也是医学不断坚持的理想。作为一种指导原则，19 世纪的解剖和病理图像对自然神学的关注微乎其微，只管大胆地对依仁慈上帝形象所造的人类身体进行描绘，但在显而易见的医学内容之外，那更深层的意义却依旧慑人。科学医学的野心和前进方向直指一条全新的虚幻之路，尽头是无可避免的死亡；尽管医师和科学家可以在停尸间和实验室质询死亡、将永恒末世转化成生物事实、用宇宙的无限取代宗教的永恒，但他们制作的图像依旧道尽了肉体的脆弱与短暂，凭吊逝去的一切事物。

ⓧ

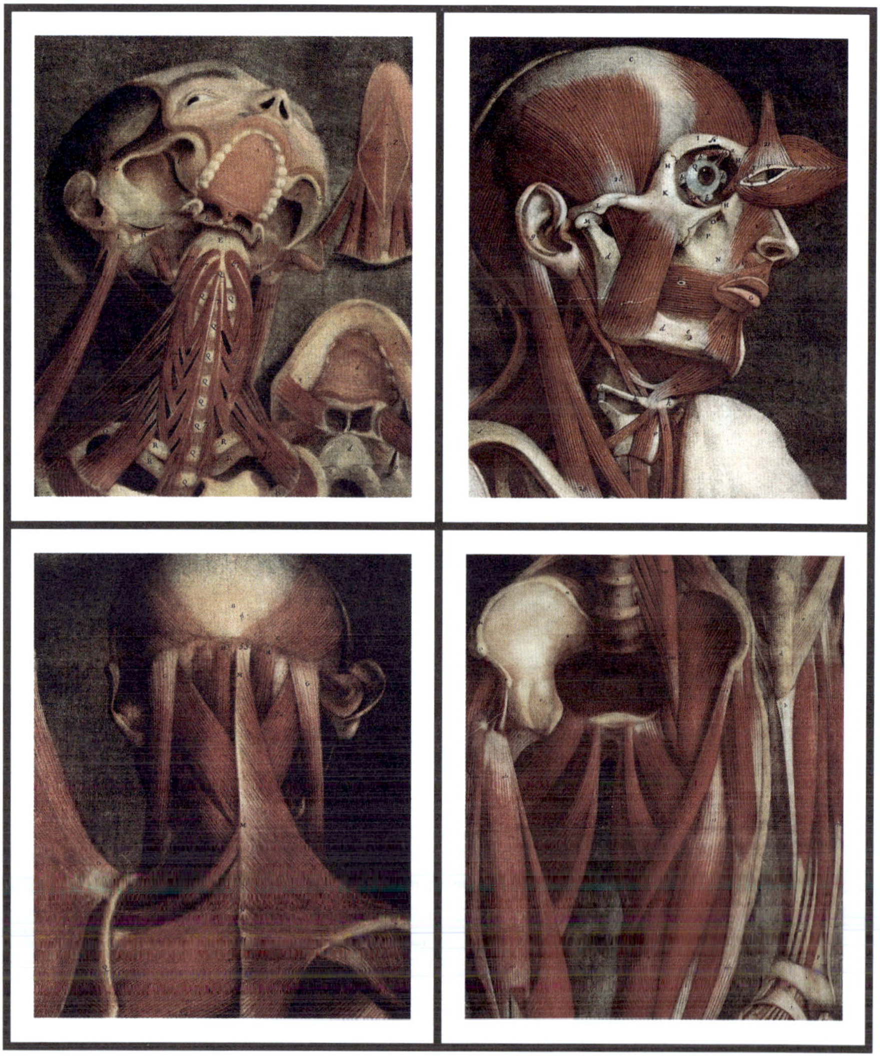

[1] Benedict Anderson, *Imagined Communities* (revised ed.), Verso, 1991. [2] Laurence Talairach-Vielmas, 'Collecting the Materials: Anatomical Practice and the Material Body in Frankenstein', in Claire Bazin (ed.) *Frankenstein Galvanised,* Red Rattle Books, 2013. [3] Lorraine Daston & Peter Galison, *Objectivity*, Zone Books, 2007, p. 40. [4] Steven Shapin, 'The Invisible Technician', *American Scientist* 77, 1989, pp. 554–63. [5] John L. Thornton & Carole Reeves, *Medical Book Illustration: A Short History*, Oleander Press, 1983. [6] Daston & Galison, 2007, p. 301. [7] Benjamin Rifkin, Michael J. Ackerman & Judy Folkenberg, *Human Anatomy: Depicting the Body from the Renaissance to Today*, Thames & Hudson, 2006. [8] Ruth Richardson, *Death, Dissection and the Destitute: The Politics of the Corpse in Pre-Victorian Britain*, Routledge & Kegan Paul, 1987, p. 183. [9] John Harley Warner & James M. Edmonson, *Dissection: Photographs of a Rite of Passage in American Medicine: 1880–1930*, Blast Books, 2010. [10] Julia Kristeva, *Powers of Horror: An Essay on Abjection*, Columbia University Press, 1982. [11] Hodgson seems to have coined 'abhuman' in *The Night Land*, Eveleigh Nash, 1912. For more recent scholarly usage, see David Punter, *The Literature of Terror*, 2 vols, Longman, 1996, and Kelly Hurley, *The Gothic Body: Sexuality, Materialism, and Degeneration at the Fin de Siecle*, Cambridge University Press, 2004.

Ⓐ 这幅油画是 1890 年由隆巴多（Enrique Simonet Lombardo）所绘，图中解剖学家对着从女子身上取出的心脏沉思。

Ⓑ 这幅油画介于 17 世纪晚期与 18 世纪初期之间，由纳弗（Matthijs Naiveu）所绘，图中两位医师伺候一名荷兰女子：一位替她把量脉搏，另一位为她的脚放血。

Ⓒ 这幅油画描绘医师检查尿瓶的情况。绘于 19 世纪，原图则是 17 世纪由亨德里克・赫斯霍普（Hendrik Heerschop）所绘。

Ⓓ 一名中世纪内科医师一边读着解剖学教科书，一边指导外科医师解剖尸体。

Ⓔ 中世纪晚期的三幅人体图。取自 15 世纪中叶的伪盖伦派医学著作《解剖学》（*Anathomia*）。

Ⓕ 维萨里《人体的构造》（*De Humani Corporis Fabrica*）的书名页。原书出版于 1543 年。

Ⓖ 维萨里《人体的构造》书中一幅悬挂在绞索上的局部人体解剖图。图中右上角是横膈膜解剖图。

Ⓗ 吉尔雷的《巴黎式的小晚餐》（*Petit souper, a la Parisienne*），又名《无套裤汉家庭劳碌整天后的小憩》（*A family of sans-culottes refreshing, after the fatigues of the day*）。绘于 1792 年。

Ⓘ 1831 年版《科学怪人》中的一幅雕版画。绘者为夏瓦利尔（William Chevalier），原绘者为冯霍斯特（Theodor von Holst）。

Ⓙ 兰西尔绘于 1815 年的粉笔画。本图在解剖室里绘成，显示剥皮后的尸体躯干侧面图。

Ⓚ 蜡制模型，器官皆设计为可移动拆卸。这副模型在 18 世纪晚期由意大利著名解剖学腊工苏西尼（Clemente Susini）制于佛罗伦萨。

Ⓛ 裴瑞特（R. Perrette）于 1904 年绘制的凹版画，内容是一群学生在解剖尸体的腹部。人体的透视很大程度上要归功于 17 世纪伦勃朗的解剖画。

Ⓜ 肩部肌肉和血管的彩色版画，绘于 19 世纪中叶。

Ⓝ 伦敦亨特解剖学院的解剖课素描。由施内贝利（Robert Blemmer Schnebbelie）绘于 1830 年。

Ⓞ 1733 年切索登《骨骼志》的书名页。图为切索登用暗箱制作脊椎、肋骨和头骨的素描。胸腔和头骨虽呈倒吊姿态，但镜头成像反而倒转成立姿。

Ⓟ 1752 年哈勒的《解剖学图像》中的雕版。图为男性胎儿的局部解剖图。

Ⓠ 哈勒《解剖学图像》中的另一块雕版画。图为颈部和头部动脉。

Ⓡ 六个月大的人类妊娠子宫，为深入了解胎儿，故仅做局部解剖。取自 1774 年亨特的《人类妊娠子宫解剖图集》。

Ⓢ 头骨解剖图，局部移除脑膜以了解大脑构造。取自 1802 年贝尔的《大脑解剖构造》一书。

Ⓣ 取自第一本全彩解剖图谱——达戈第《肌肉学》（完成于 1746—1748 年间）的三张雕版画。图画 1：女性局部解剖图。皮肤已自腿上、手臂和胸口移除，肠子也被移除以凸显子宫样貌。图画 2：男性局部解剖图。已移除左胸口以凸显心脏的样貌。图画 3：骨架。图中显示某些神经、四肢和颈部动脉，以及大脑和脊髓。

Ⓤ 1852 年哈塞尔（Arthur Hill Hassall）《健康与染病的人体显微解剖》（*The Microscopic Anatomy of the Human Body, in Health and Disease*）一书中的四幅雕版画。

Ⓥ 1851 年的版画，内容为一名呈坐姿的黑人男子大动脉与腹部主动脉解剖。在西方解剖传统中，非白人的尸体解剖图实为罕见。

Ⓦ 男性胸腔的局部解剖图，动脉以红色标示。取自 1822 年蒂德曼（Friedrich Tiedemann）的《人类动脉图解》（*Tabulae Arterium Corporis Humani*）。

Ⓧ 达戈第《肌肉学》中的雕版画，图中所示为颈部、脸部和大腿肌肉。

PLATE XXIII.

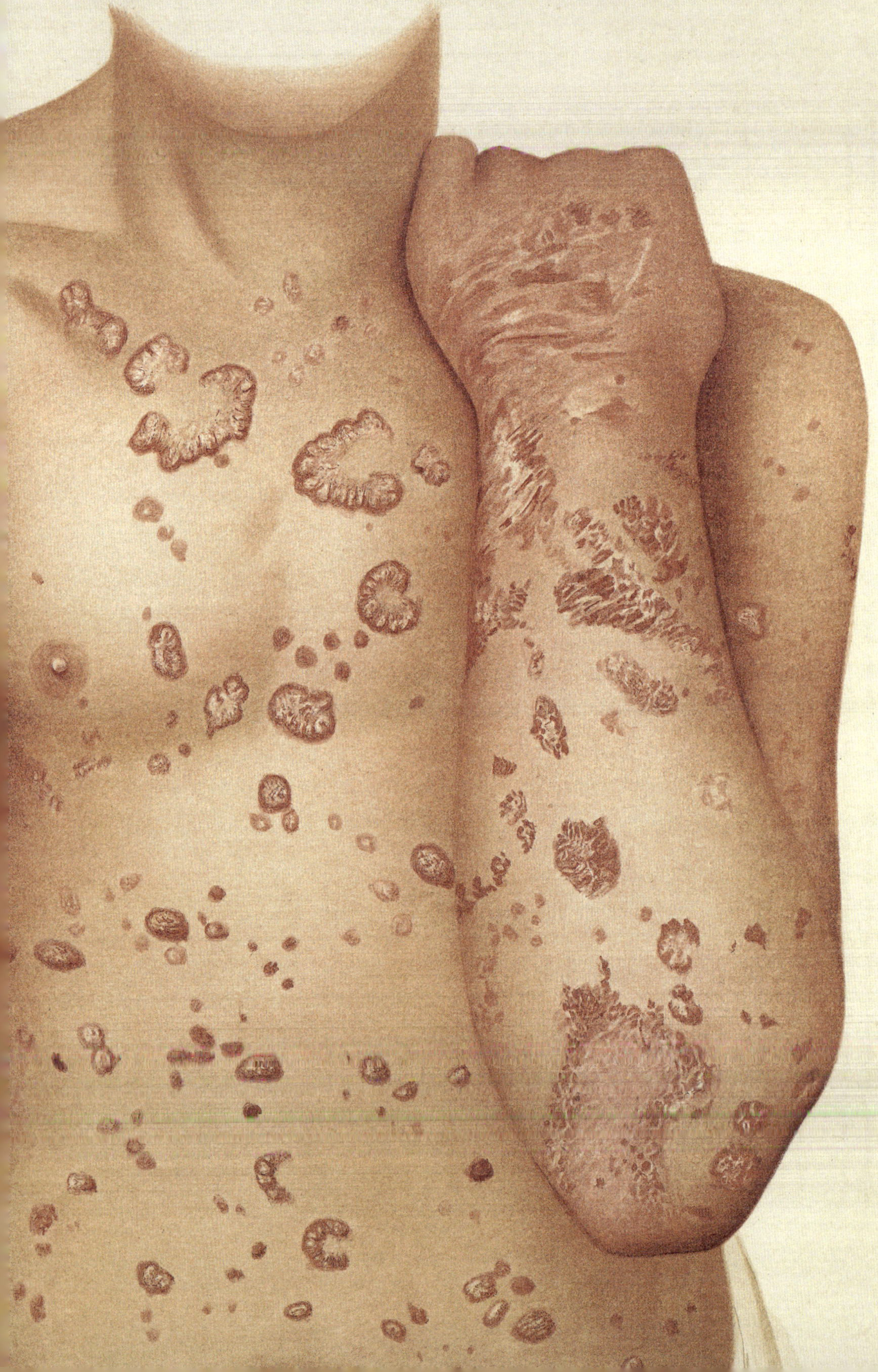

I

皮肤疾病

SKIN DISEASES

身体的边界

THE BOUNDARY OF THE BODY

皮肤缺陷其实是人类历史上横亘多时的共同烦恼。最恶名昭彰的莫过于天花和麻风（本书有个别章节讨论），但许多其他病症却也在受害者身上以各种形式留下具体或比喻性的印记。欧洲的文艺复兴巨匠和近代早期的内科医师并不太担心自己染上皮肤病，除非是皮肤反映出潜在疾病的征兆。这个人体最大的器官，传统上只是外科医师兼理发师的管区，在这种观念下，皮肤不过就是一个装满内脏的保护袋。

16 世纪开始，这种观念因观察皮肤毛孔而出现改变：皮肤上这些微小的开口，似乎具有吸收和排泄等功能，而 18 世纪的医师处方上渐渐出现软膏和油膏，涂药成为直接将药物送进皮肤下方肉体的一种方式（图 Ⓐ）。1801 年，欧洲第一所皮肤科学校在巴黎成立，反映出对皮肤疾病与病患的全新关注。

1795 年，苏格兰妇产科医师戈登（Alexander Gordon）将产褥热（puerperal fever，许多刚生完孩子的妇女易死于此病）与丹毒（erysipelas，皮肤剧烈疼痛发炎）

做了比较。这两种疾病的发病率高低常互有关联，他在 1795 年的论文《阿伯丁流行性产褥热之研究》(*Epidemic Puerperal Fever of Aberdeen*) 中提到：

“丹毒在这个地方流行时，所有入院的伤员住院没多久，伤口附近几乎都会染上丹毒……产褥热也是如此，怀孕期的女人始终不会染上此病，直到生产后，感染性物质才得以透过伤口进入体内。”

戈登在文中呼吁医师和助产士应熏烤或烧毁病人的衣服被褥，同时在治疗患者后彻底洗净自己，以便摧毁“感染性物质”。该论文后来被美国医师暨作家霍姆斯 (Oliver Wendell Holmes) 采纳，而匈牙利妇产科医师塞麦维斯 (Ignaz Semmelweis) 则以另一种稍微不同的方式解读本文。

19 世纪 40 年代后期，塞麦维斯在维也纳的“综合医院”工作，他发现两个产科诊间的产褥热发病率有显著的不同。在第一诊间，产妇的死亡率大概是 10%，同时医学生也会在此进行解剖；在第二诊间，产妇死亡率只有 4%，出现在此的工作人员只有助产士，且这些助产士从没进过解剖室。塞麦维斯用统计数据指出，自从 1823 年引入巴黎医学的大规模解剖教学以来，产褥热的死亡率几乎增加了一倍；而 1847 年 5 月起，他要求医学生在进入第一诊间前用含氯溶液洗净双手，产褥热的死亡率就急剧下降了。在他看来，腐烂中的“尸体微粒”才是诱发产褥热的元凶，而非任何特定的传染性病原体。这些研究引发欧洲医师之间的激烈论战，直到潦倒的塞麦维斯在 1865 年去世于疯人院后仍没有停歇。20 年后，德国显微镜学家费莱生 (Friedrich Fehleisen) 才指出，产褥热和丹毒都是由相同的微生物——化脓性链球菌 (Streptococcus pyogenes) 所引发的。

在 19 世纪的皮肤病研究中，插图发挥了极为重要的作用，特别是彩色插图。在那个年代，许多内科医师面临的最大挑战，是区分不同疾病的发病状况，但皮肤病种类繁多，各种病变的外观组织与颜色又五花八门，无论诉诸文献记载或单色版画都难辨其详。英国医师威兰 (Robert Willan) 在 1808 年写的《论皮肤病》(*On Cutaneous Diseases*)，内含许多彩色金属版画分析各种皮肤疾病，包括脓疱疮、牛皮癣 (银屑病)、硬皮病和天疱疮 (图 Ⓑ)，是最早尝试将皮肤疾病分类的著作之一。到了 19 世纪下半叶，伦敦皇家自由医院的艺术家达奥顿 (Christopher D'Alton) 用生动的笔触描绘了各种皮肤病患者，其中有些相当敏感。这些图画有部分经过命名，表示图中的皮肤病已经确诊，无名的图画则表示病变未经确诊 (图 Ⓒ)。

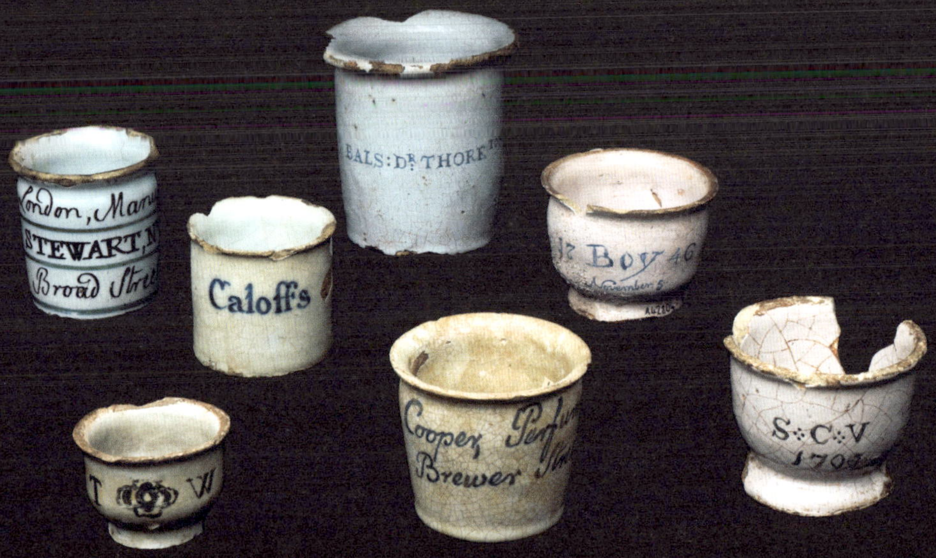
BALS: Dr THORE
STEWART, N
Broad Stree
Caloff's
Cooper Perfum
Brewer Str
S·C·V

Ⓐ

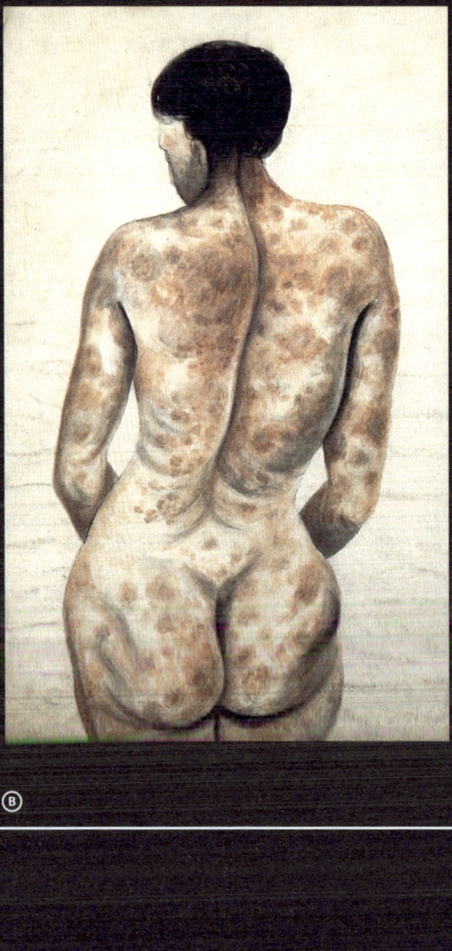

Ⓑ

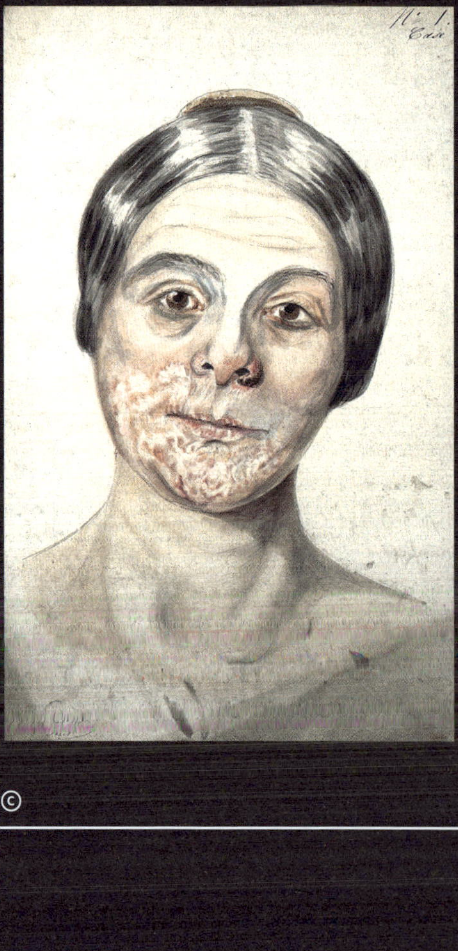

Ⓒ

EIGHT ORDERS
of
Cutaneous Diseases.

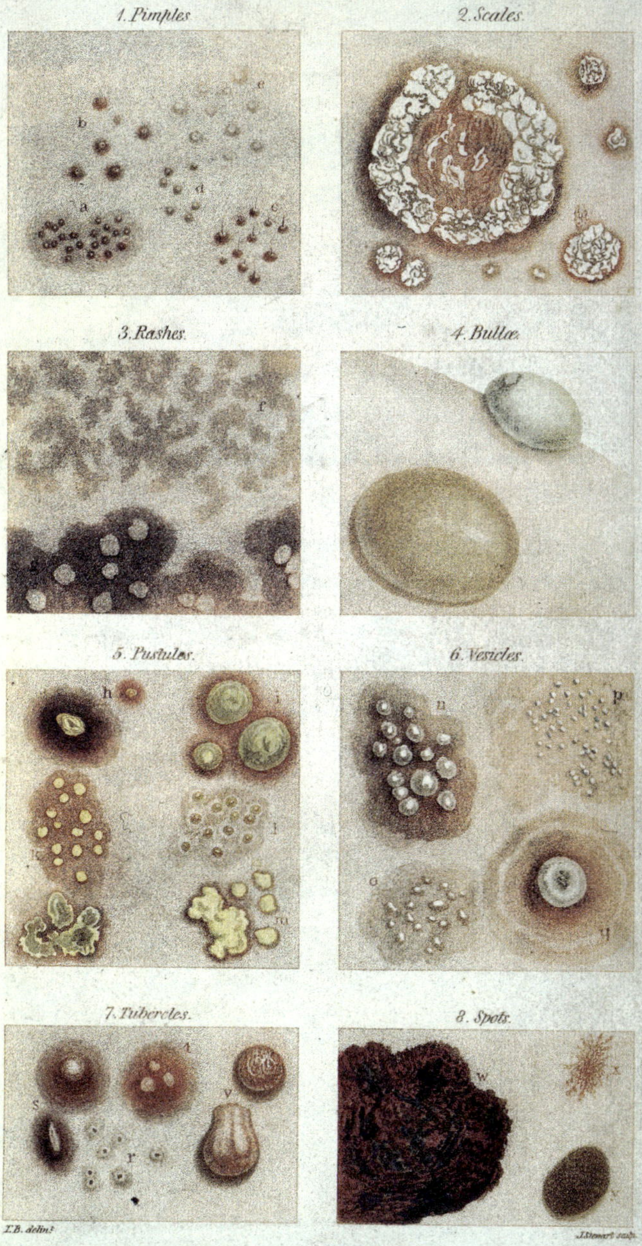

Ⓓ

法国内科医师阿利贝尔（Jean-Louis Alibert）、维也纳医师冯赫柏拉（Ferdinand von Hebra）及匈牙利裔法国医师达希尔（Ferdinand-Jean Darier），都试图建立庞大的分类系统，以便明确将角化病与毛发异常、红斑与荨麻疹区分开来（图Ⓔ）。皮肤的微观研究揭示了其复杂的结构，并慢慢探索出许多皮肤的相关功能：感知、合成及热能交换。同时，细菌理论的兴起像一盏灯，让人看到某些可怕的皮肤病的发作过程；到了 20 世纪初，生理学家开始阐明荷尔蒙及其在一些症状中的影响（如湿疹）。但病症描述与治疗中的最重要因素，是病因还是外观？重点应该是患病的身体部位，还是症状背后的病理反应？

不仅如此，19 世纪见证了身体边界含义的彻底转变。塑造个人身份和社会地位的过程中，皮肤始终扮演核心角色，它的颜色和干净程度更是影响深远。18 世纪的讽刺漫画家曾乐此不疲地捕捉启蒙运动期间，那些耽溺声色的享乐者身上的痘痕，或粗糙磨损的臀部皮肤。然而，对新兴工业城市里的中产阶级家庭来说，皮肤成为政治和道德的边界，是彰显个人内涵的工具，也是健康、财富和尊严的标志。皮肤这个最公开的器官也是最亲密的器官，是诉说人生故事的文字。在中产阶级的高领长裙下，不只藏着矜持和体面，还有医学望眼欲穿的身体。

Ⓐ 一组 18 世纪至 19 世纪初期的西罐，其作用是配给治疗皮肤疾病的药膏和油膏。

Ⓑ 1851 年达奥顿的水彩画。图中显示一名身份不详女子的背部和臀部，深受不知名皮肤病所苦。

Ⓒ 达奥顿的另一幅水彩画，图为一名身份不明女子的头部与侵扰其脸孔下半部的严重疾病。

Ⓓ 英国内科医师威兰列举的“八种皮肤病症状”，是早期试图由皮肤疾病外观将其分类的概念，取自贝特曼（Thomas Bateman）《皮肤疾病实用概要》（*Practical Synopsis of Cutaneous Disease*，出版于 1813 年）一书中的绘图。

Ⓔ 阿利贝尔的“皮肤疾病树”。取自他撰写于 1833 年的《圣路易医院门诊》（*Clinique de l ' Hôpital Saintlouis*）。

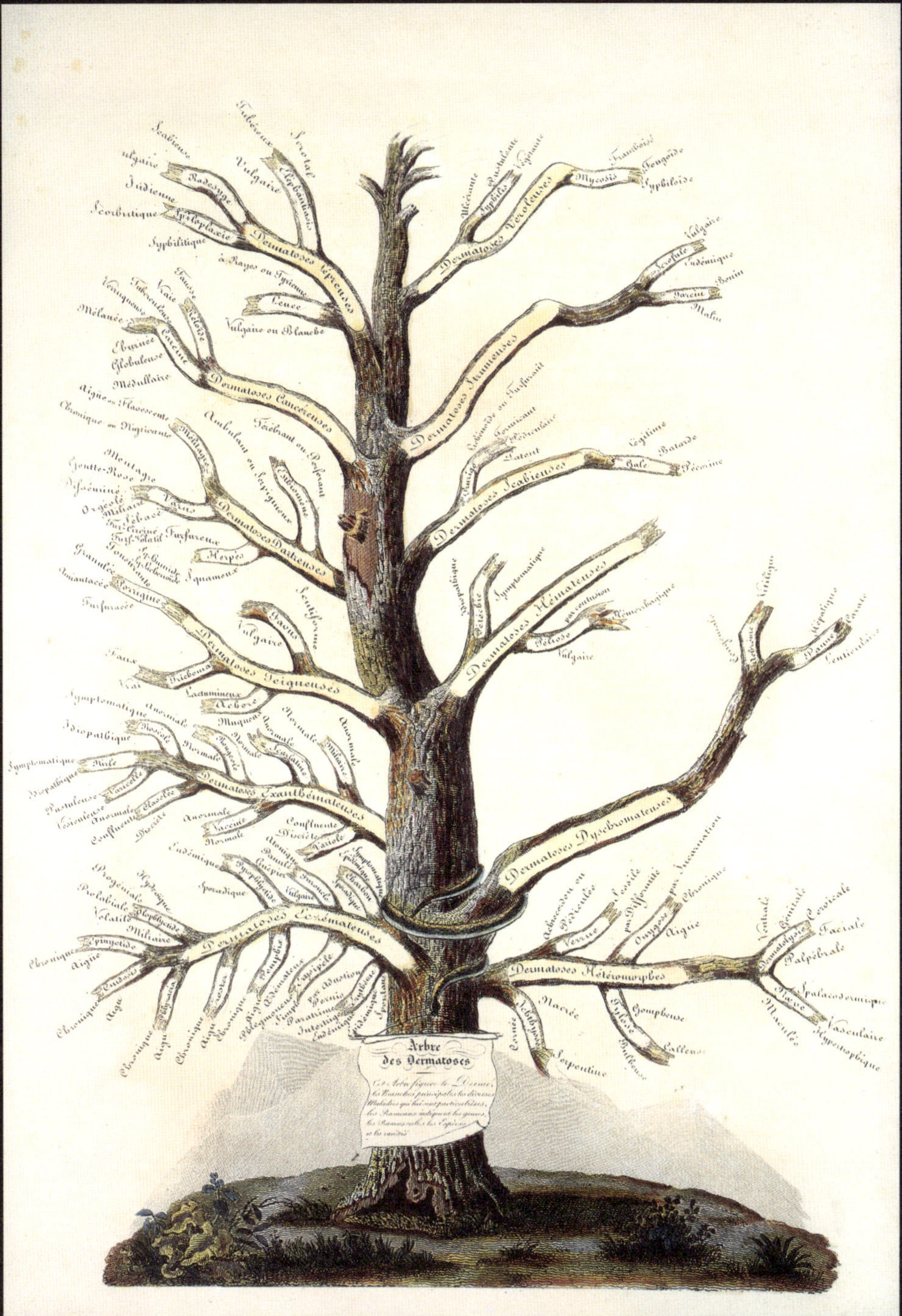
Dermatoses Lépreuses
Dermatoses Véroleuses
Dermatoses Strumeuses
Dermatoses Cancéreuses
Dermatoses Scabieuses
Dermatoses Dartreuses
Dermatoses Hémateuses
Dermatoses Teigneuses
Dermatoses Exanthémateuses
Dermatoses Dyschromateuses
Dermatoses Eczémateuses
Dermatoses Hétéromorphes
Arbre des Dermatoses
Cet Arbre figure le Derme, les Branches principales les diverses Maladies qui lui sont particulières, les Rameaux indiquent les genres, les Ramuscules les Espèces et les variétés

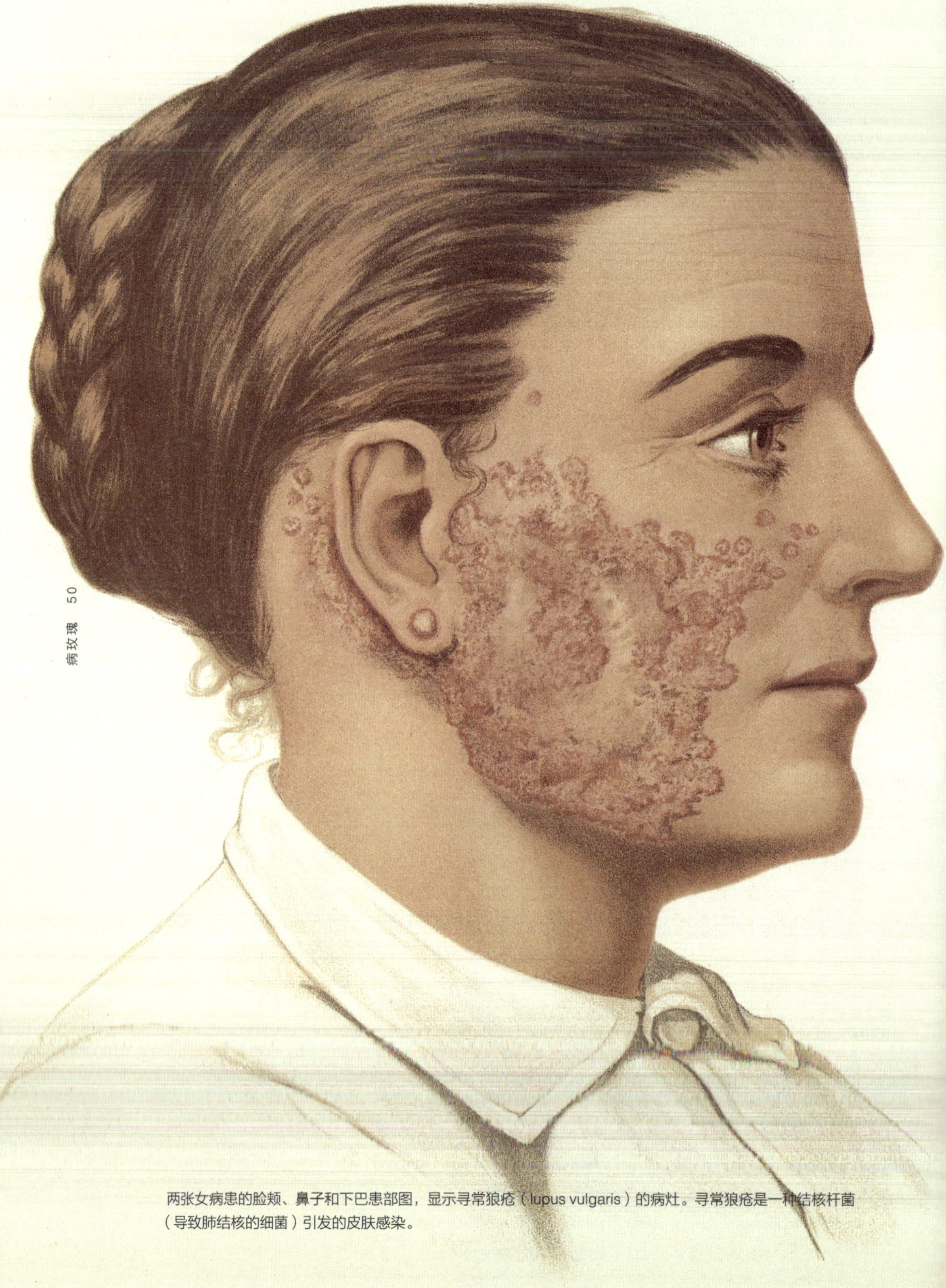

两张女病患的脸颊、鼻子和下巴患部图，显示寻常狼疮（lupus vulgaris）的病灶。寻常狼疮是一种结核杆菌（导致肺结核的细菌）引发的皮肤感染。

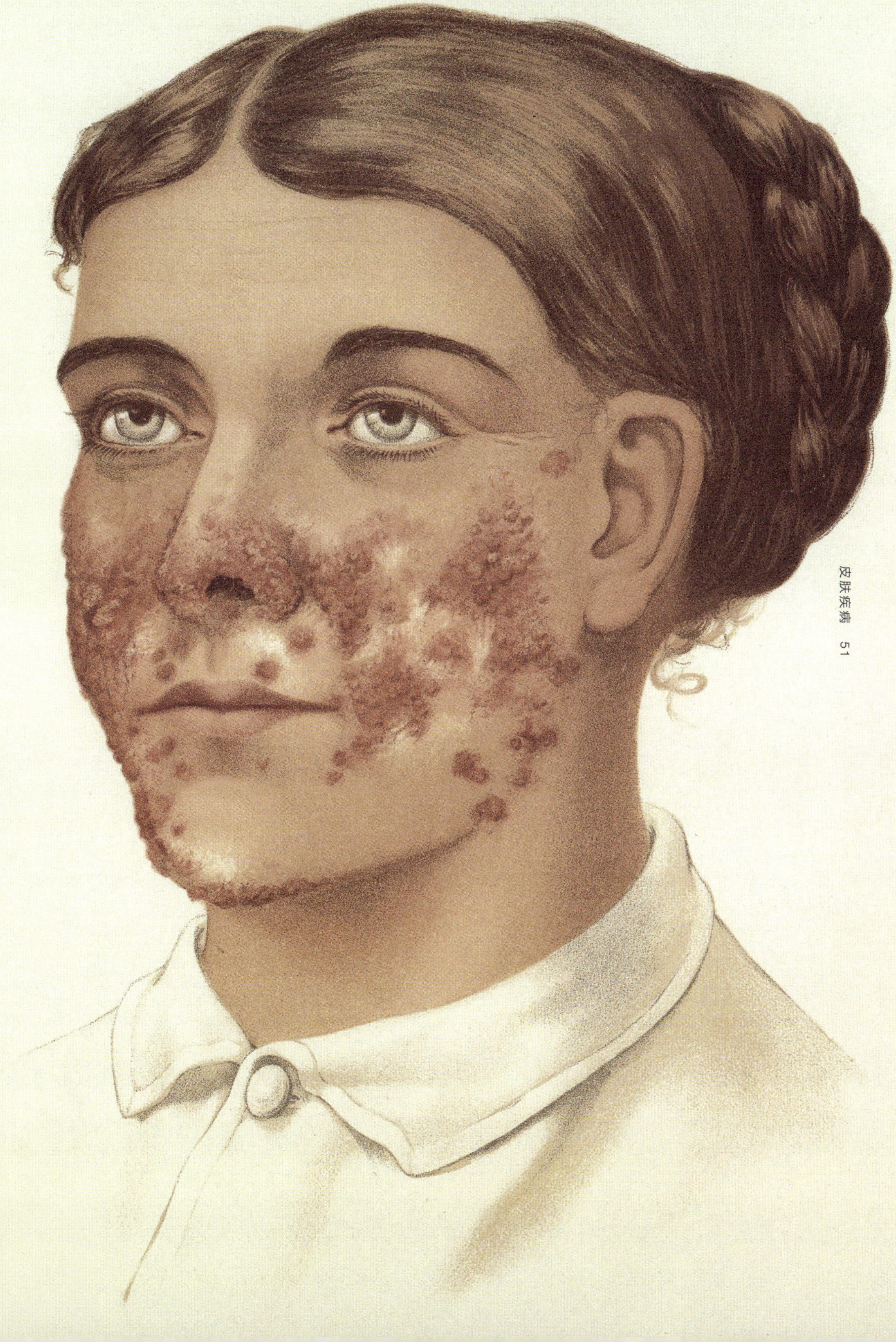

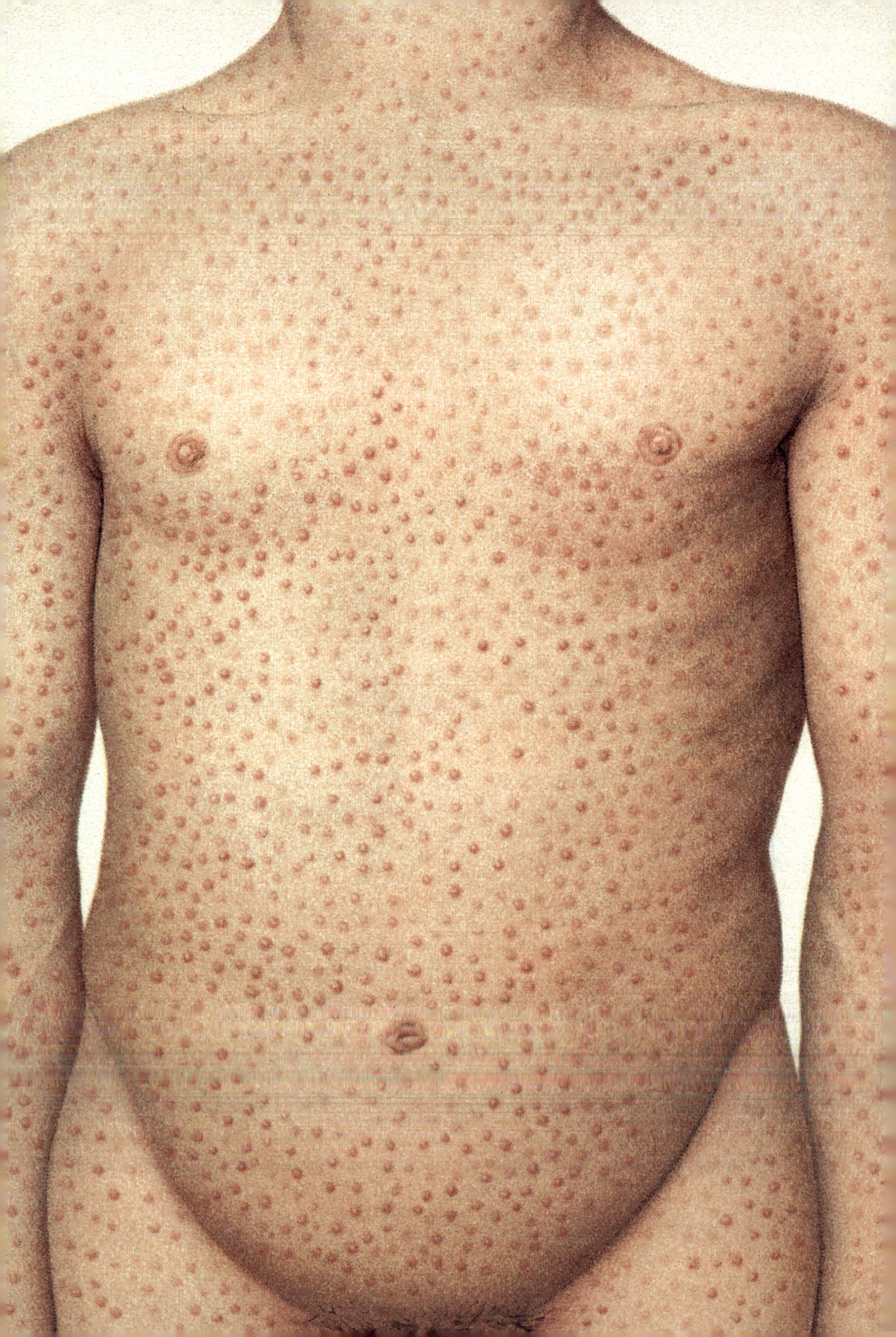

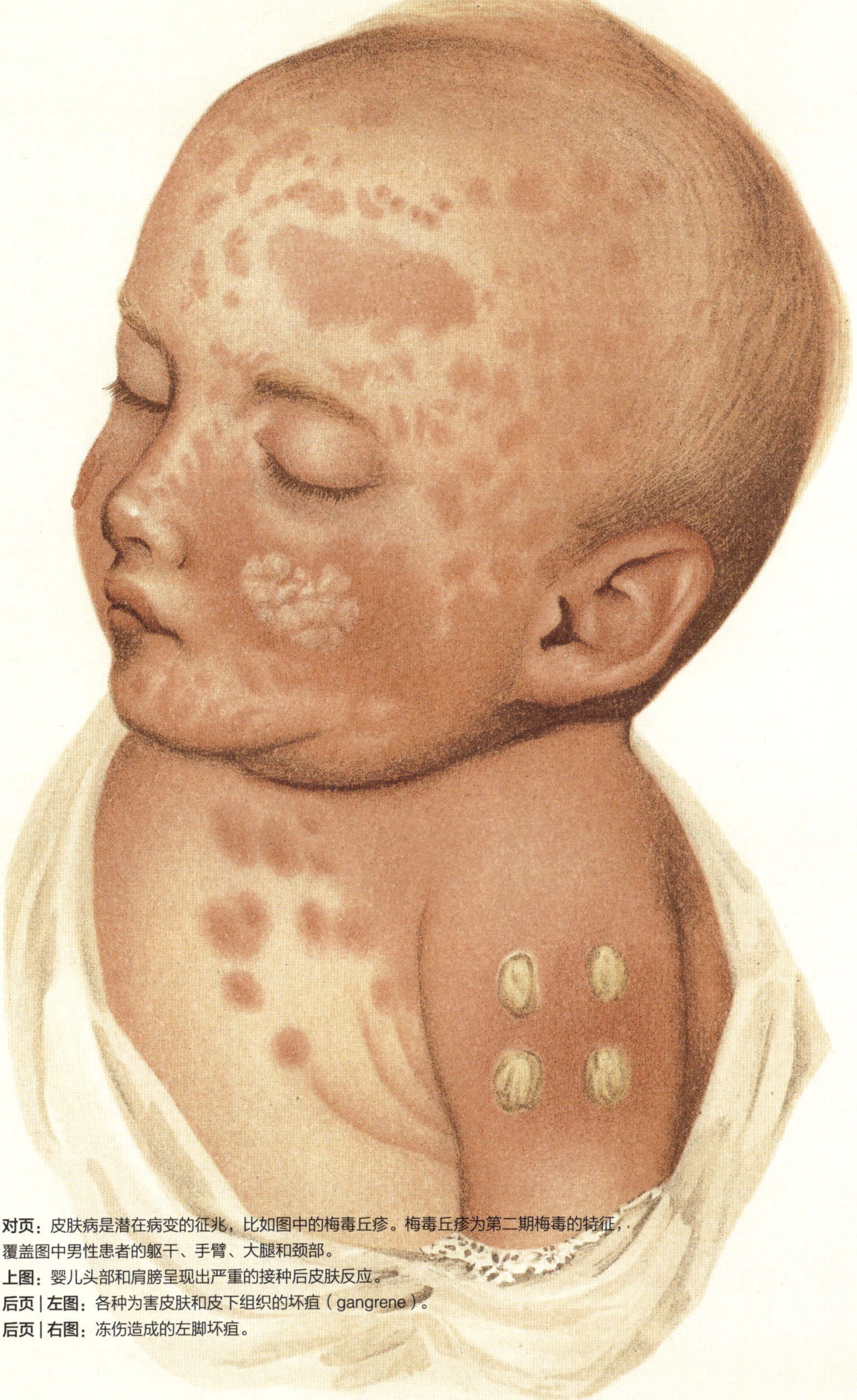

对页：皮肤病是潜在病变的征兆，比如图中的梅毒丘疹。梅毒丘疹为第二期梅毒的特征，覆盖图中男性患者的躯干、手臂、大腿和颈部。

上图：婴儿头部和肩膀呈现出严重的接种后皮肤反应。

后页 | 左图：各种为害皮肤和皮下组织的坏疽（gangrene）。

后页 | 右图：冻伤造成的左脚坏疽。

Plate II.

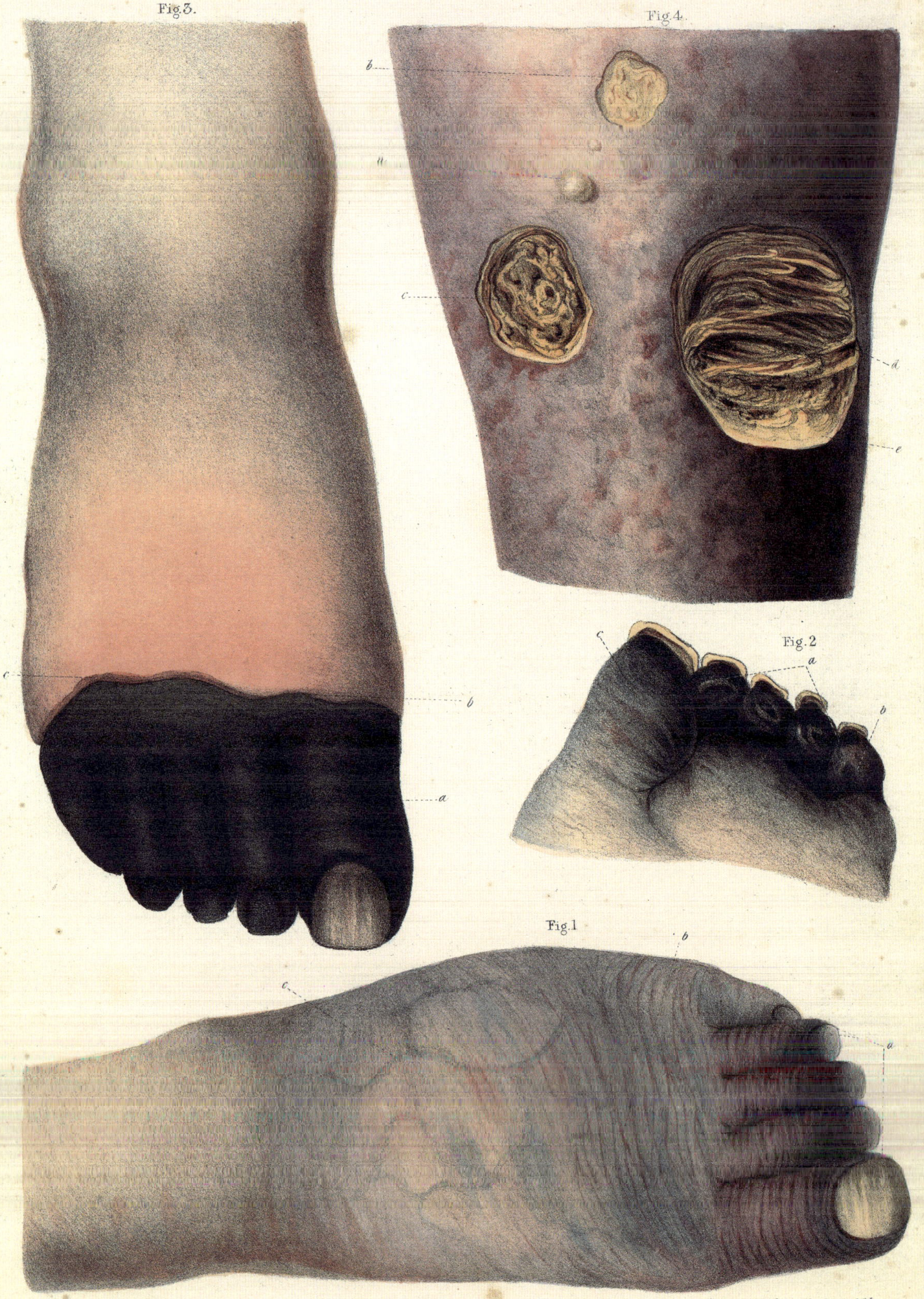

Day & Haghe Lith.rs to the King, Gate St.

R. Carswell ad nat. del.t

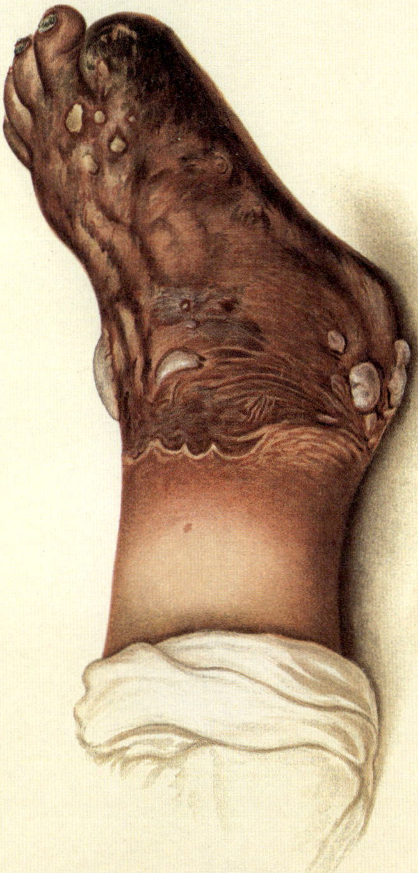

GANGRENE OF FOOT FROM COLD.

这幅水彩画是 1906 年印度艺术家拉尔达斯（Behari Lal Das）在加尔各答医学院所绘，描绘一名男性病患身上异常扩散的高起性鱼鳞癣（ichthyosis hystrix）。以下节录病例说明：

“右侧躯干的皮肤很大一部分由一颗黑色疣状增生物占据，并向上延伸到头皮的枕部一带。主体外侧有三个向外延伸处，其中一处占据了右肩和胸肌区域，另一处占据了右腋窝，剩下一处则在右季肋的上部；而右臂的皮肤上则有两个长形增生物。”

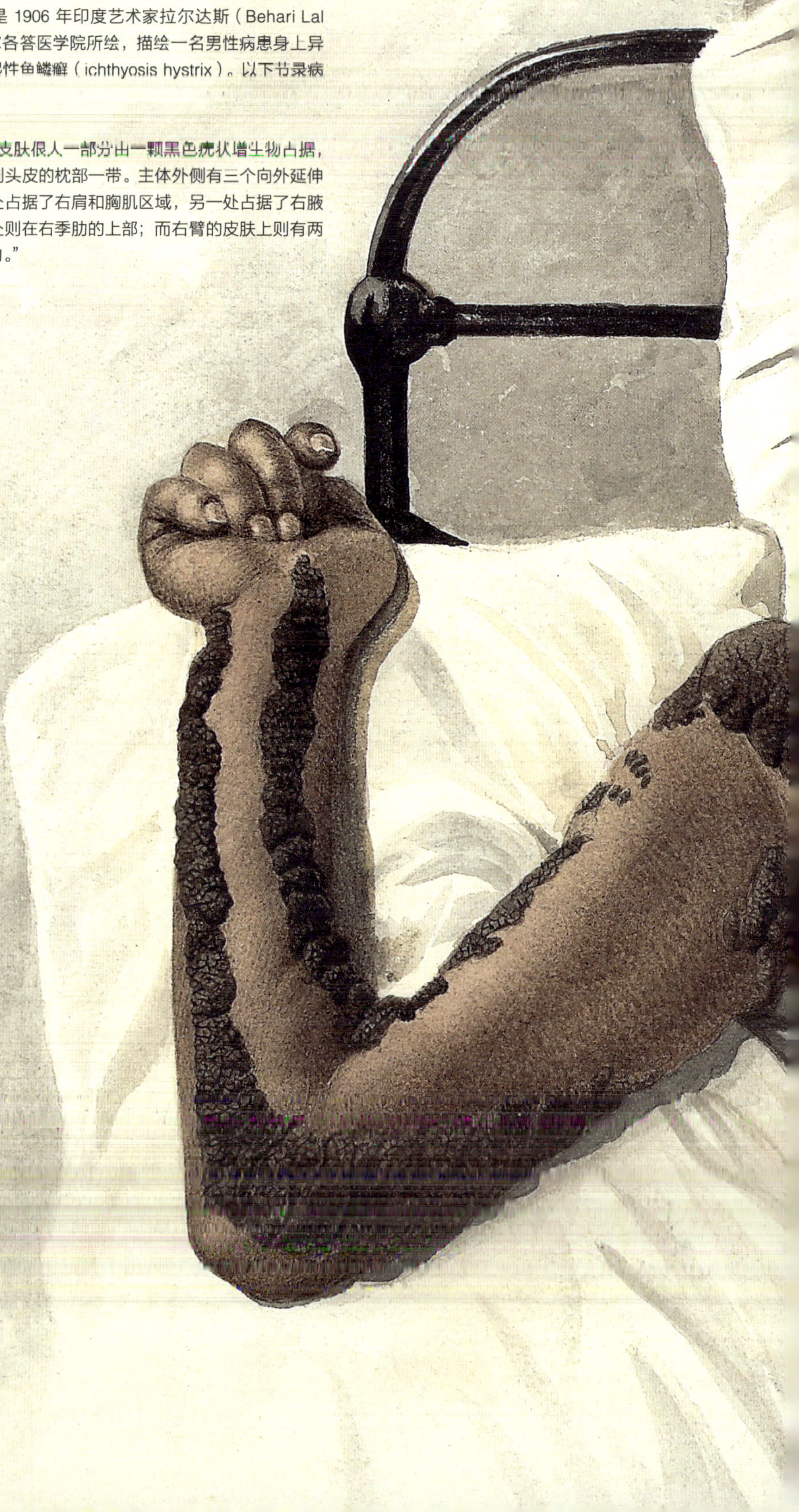

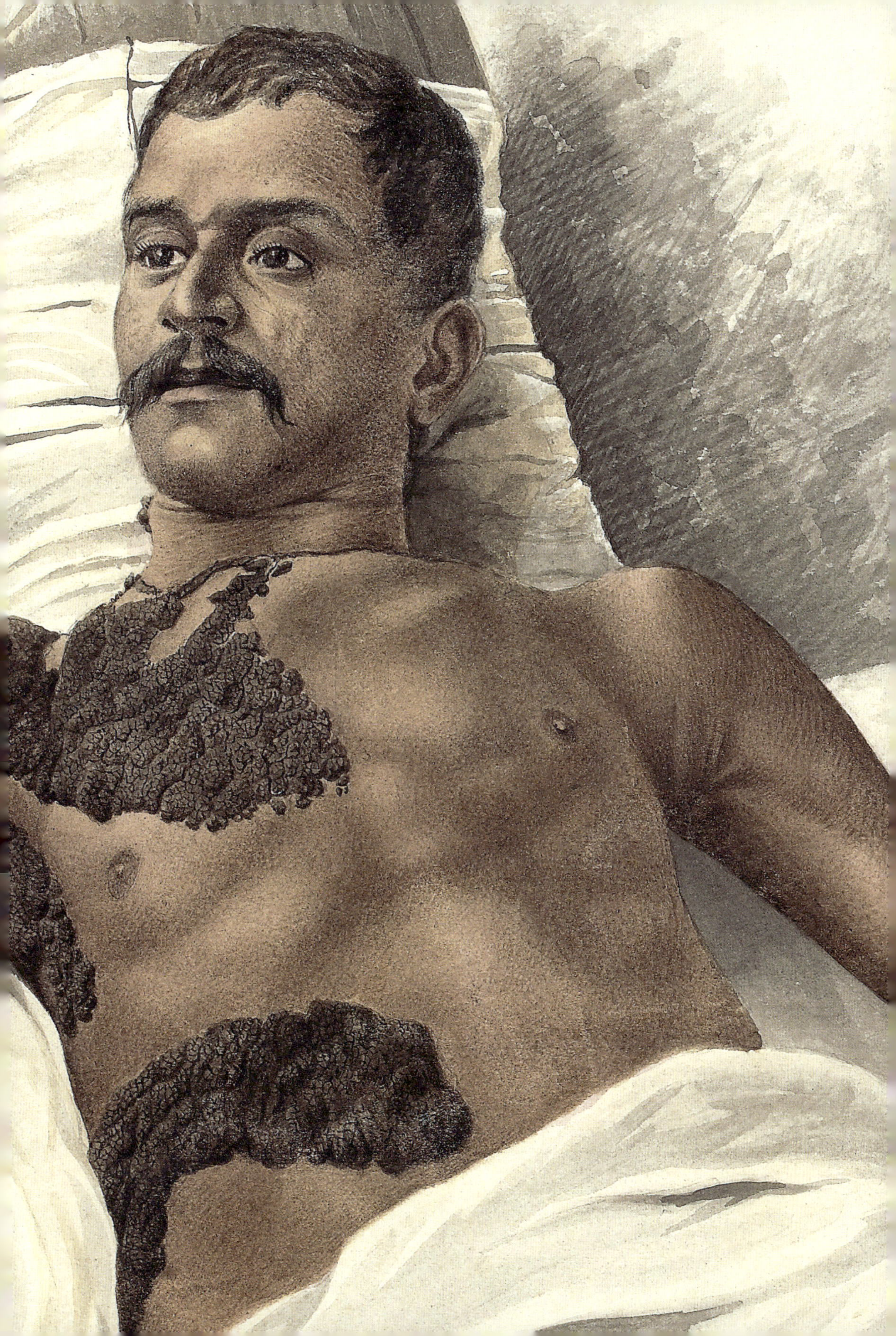

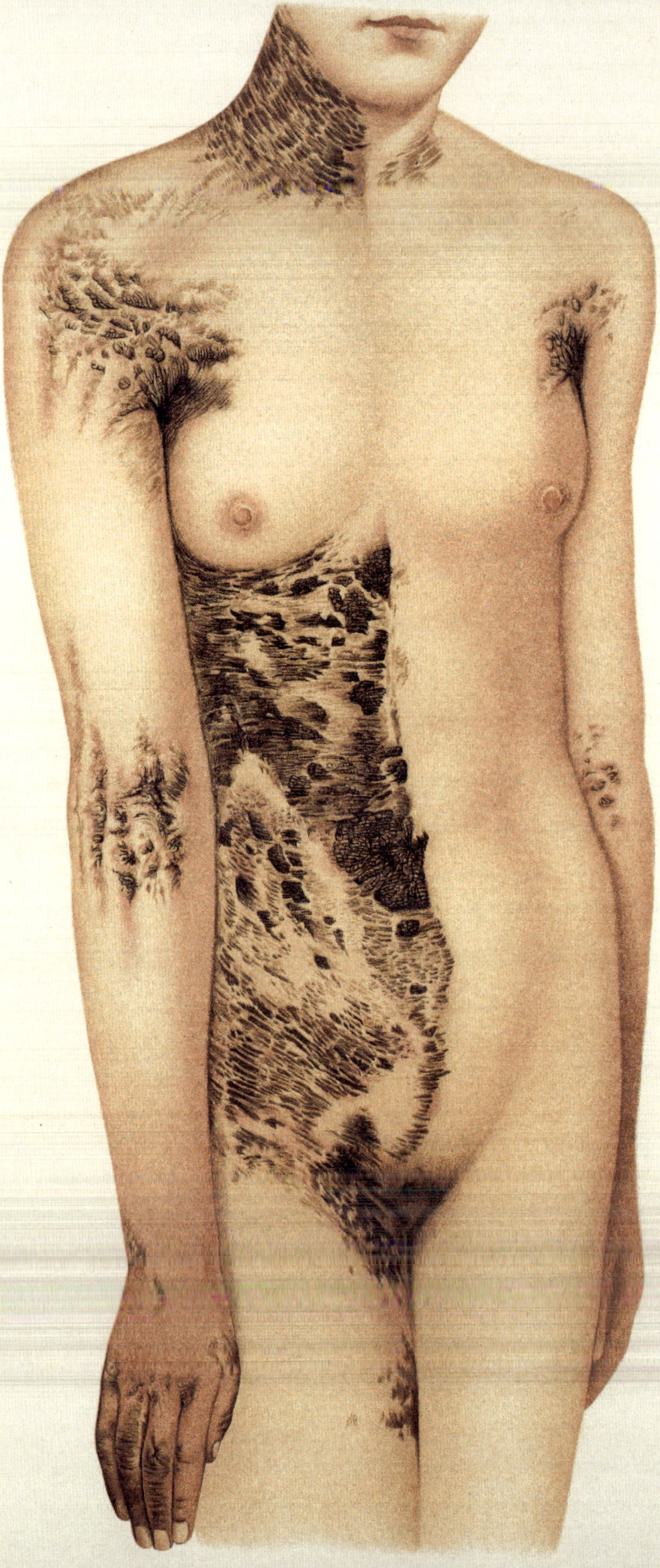

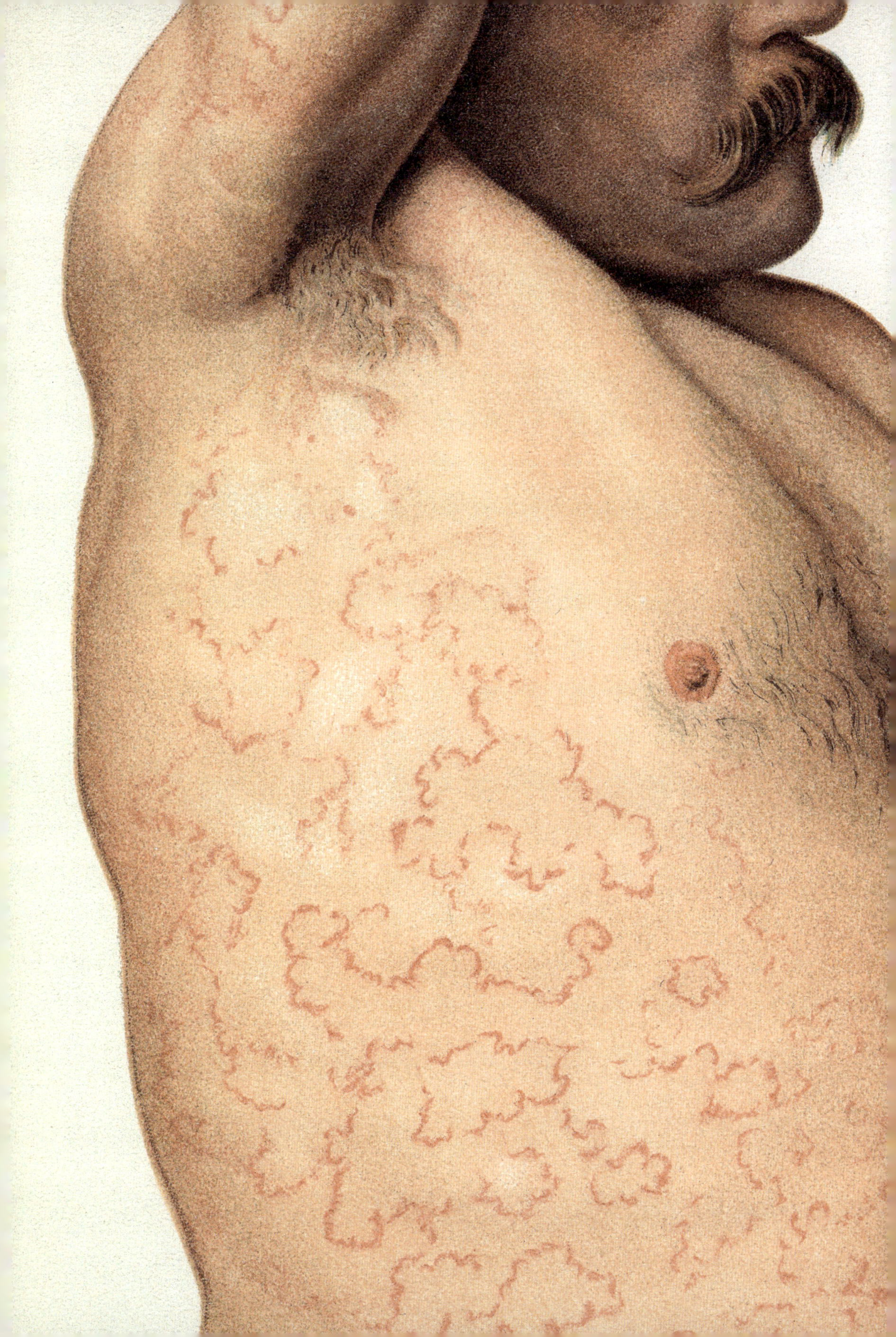

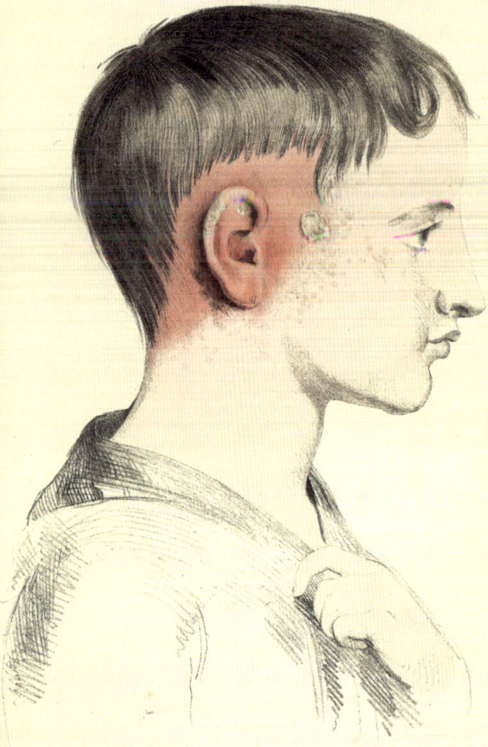

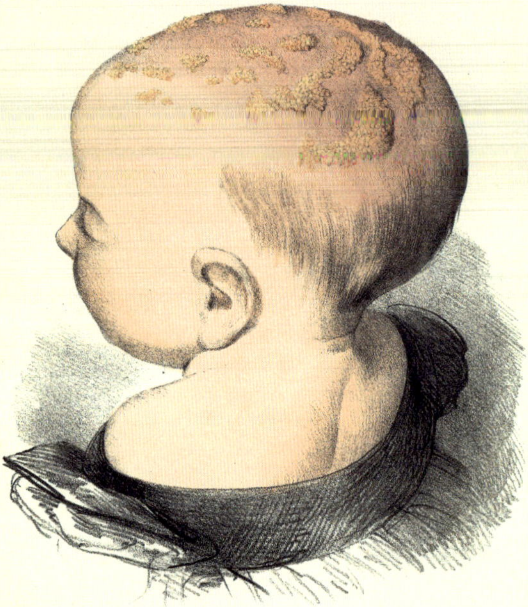

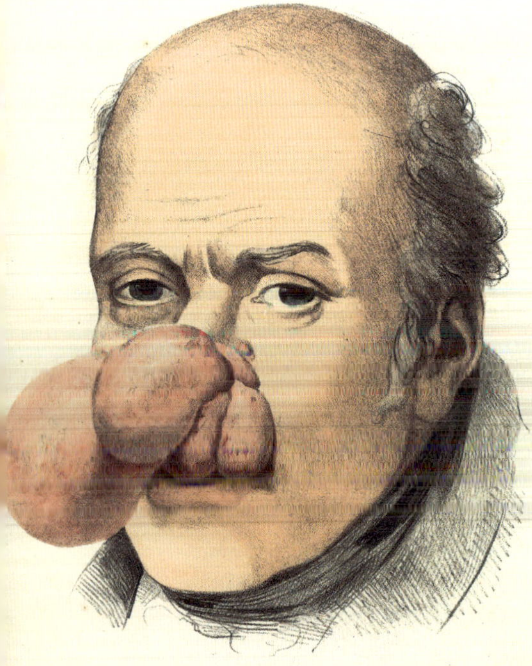

前页 | 左图： 一位女患者身上的单侧鱼鳞癣症状，扩散至腹部、肩膀、颈部、手肘、手部和大腿等处。

前页 | 右图： 红斑覆盖一名男性患者的腹部和腋下。

本页 | 对页： 各类影响面部的皮肤疾病图绘。这些疾病大多具传染性。

后页 | 左图： 一名男性患者脸上出现蛎壳疮，是第二期梅毒会出现的严重硬壳皮疹。

后页 | 右图： 脓疱疮的病灶在一名女子的脸部肆虐，尤其是鼻子、脸颊和上唇等处。

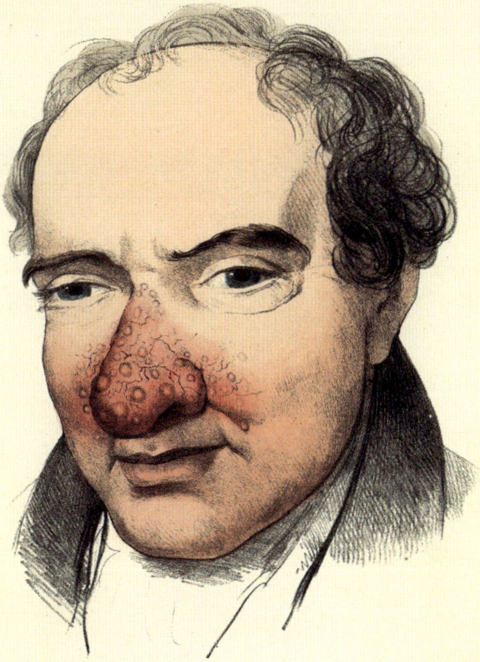

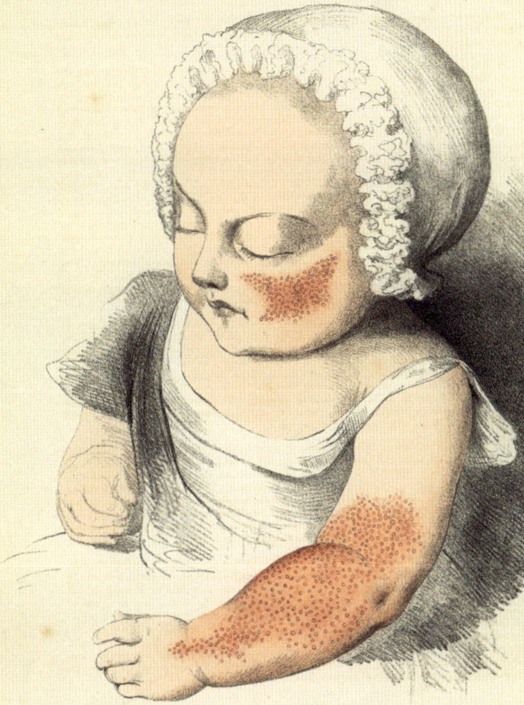

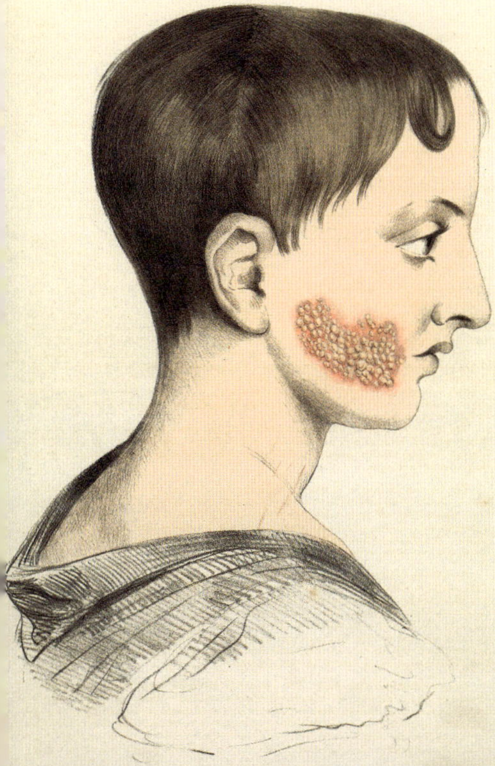

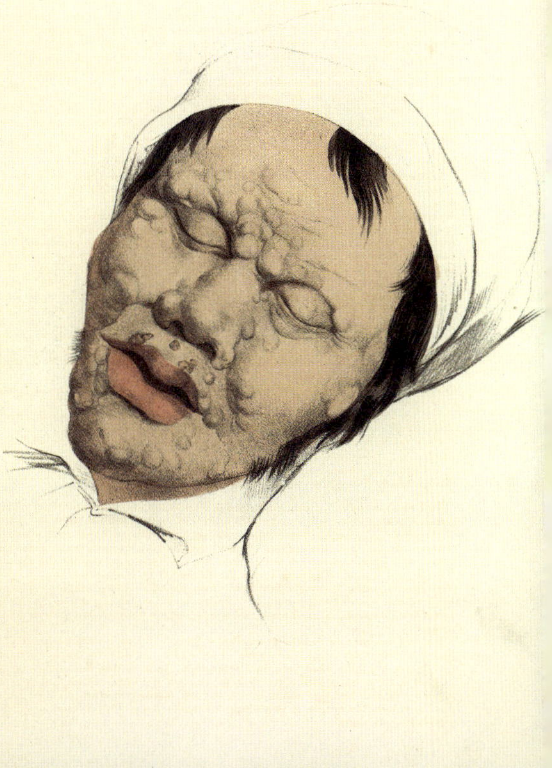

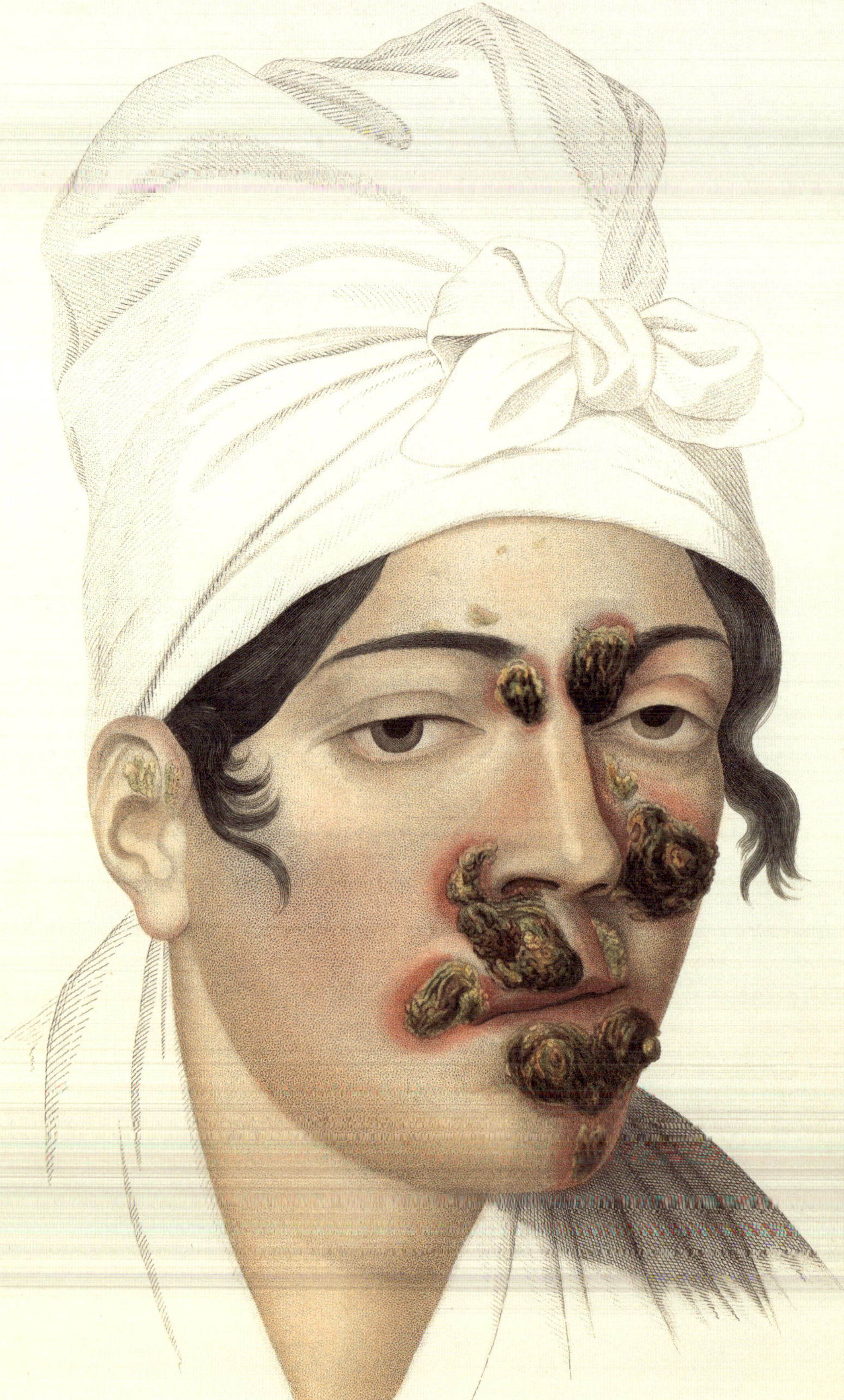

病玫瑰 62

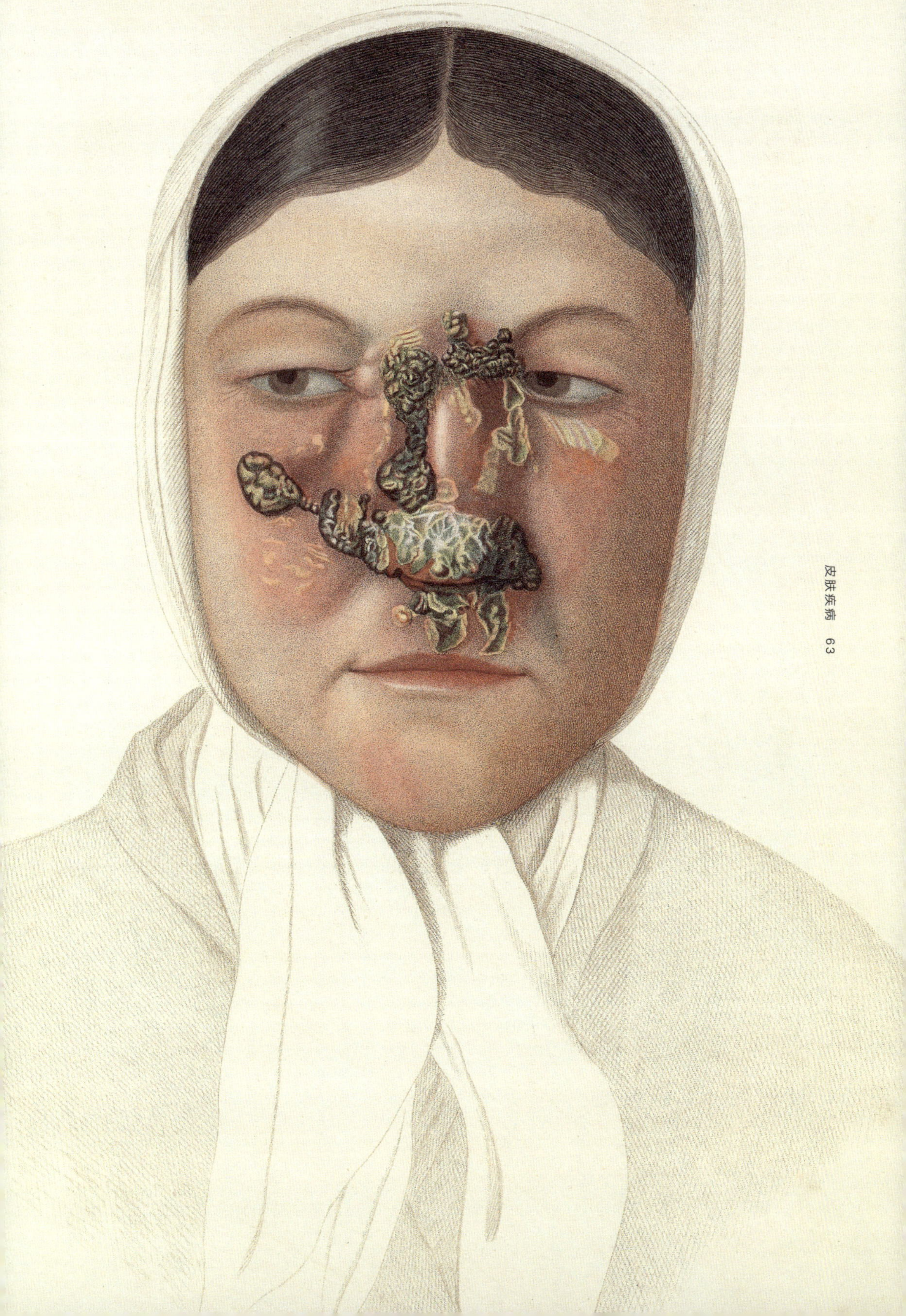

胼胝（tylosis）在手掌和脚掌
皮肤上异常增厚，和高起性
鱼鳞癣造成的皮肤脱屑。

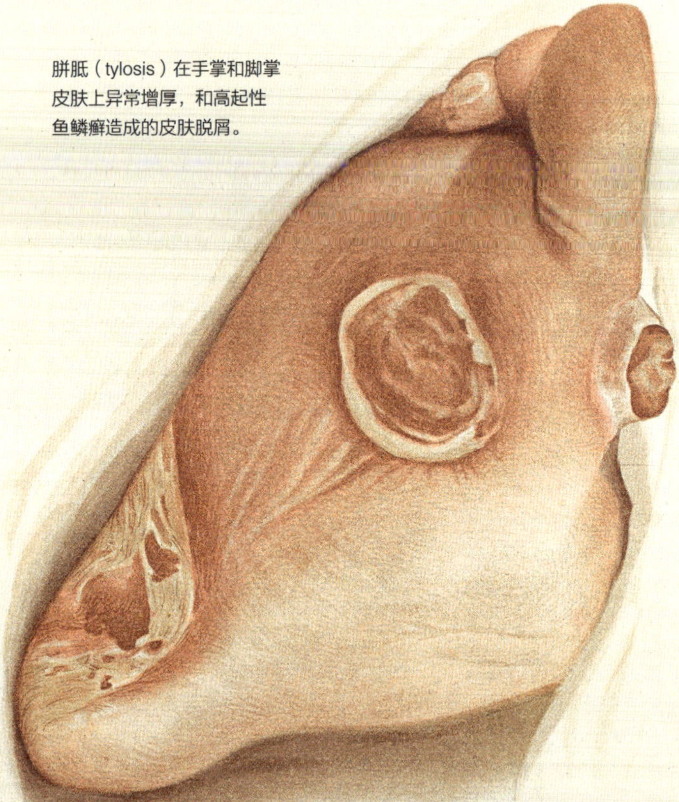

Fig. 5.—CIRCUMSCRIBED TYLOSIS.

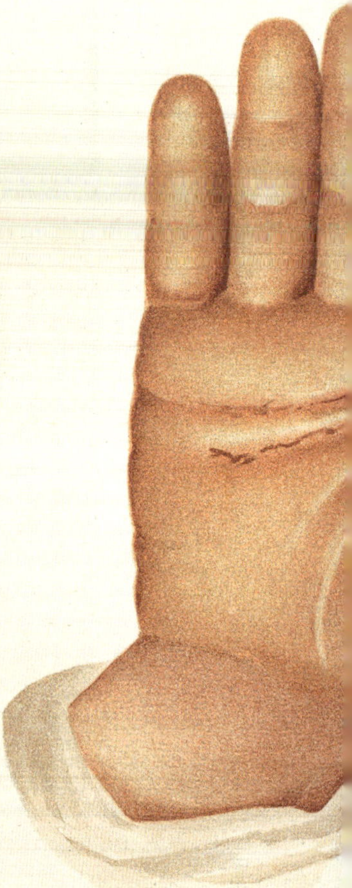

Fig. 3—TYLOSIS

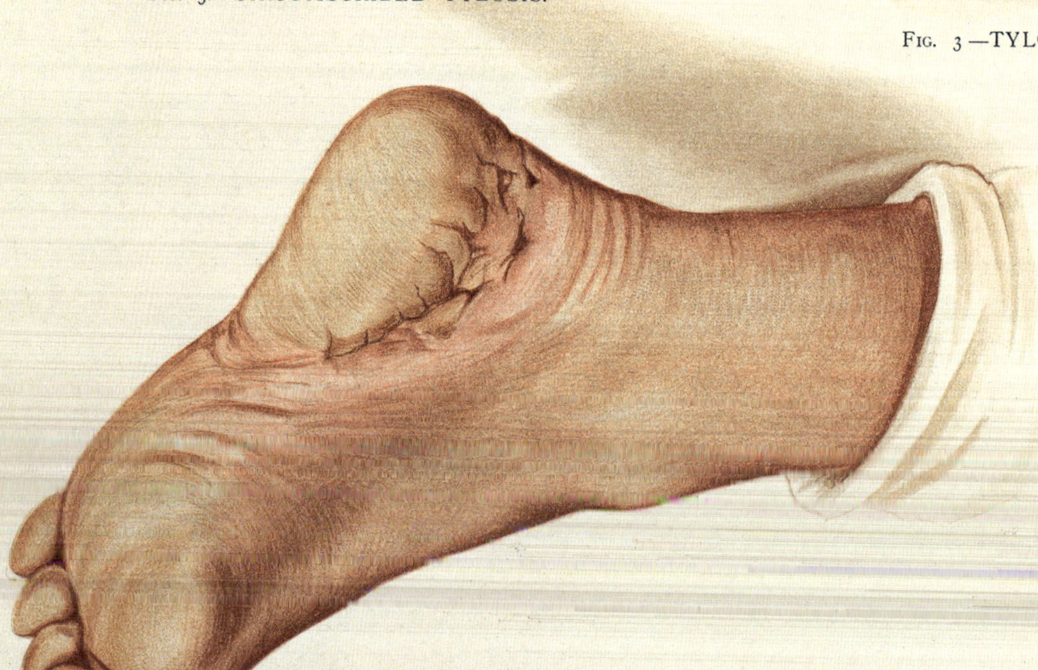

Fig. 6.—CIRCUMSCRIBED TYLOSIS (Inflammatory).

PLATE XLIV.

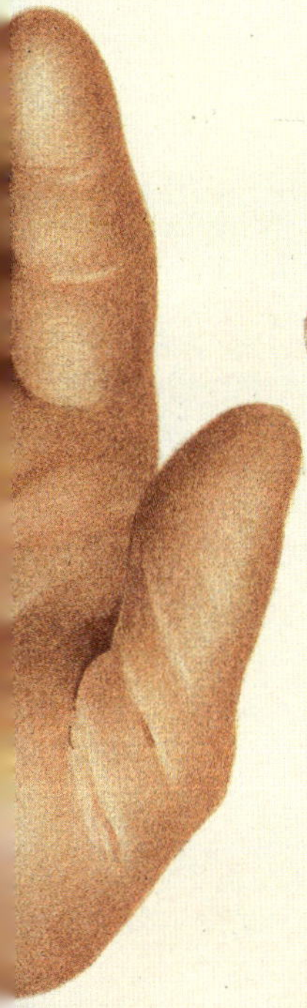

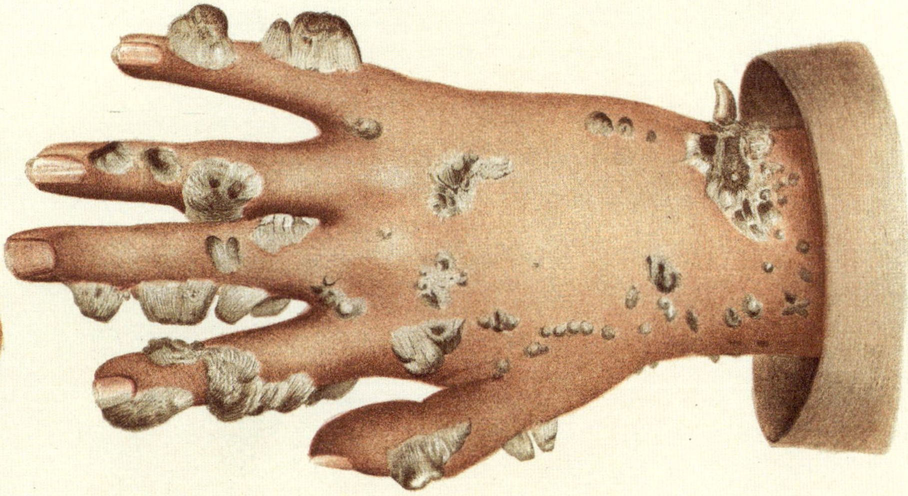

FIG. 1.—ICHTHYOSIS HYSTRIX.

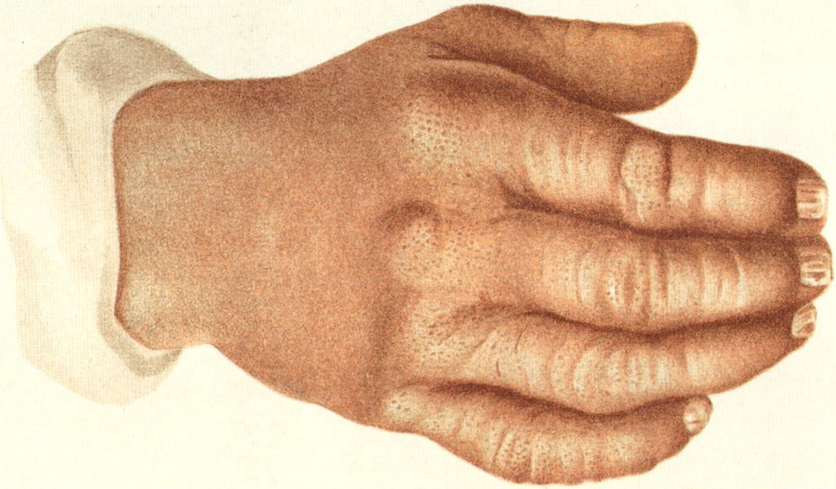

ED).

FIG. 4.—TYLOSIS (BACK VIEW OF FIG. 3).

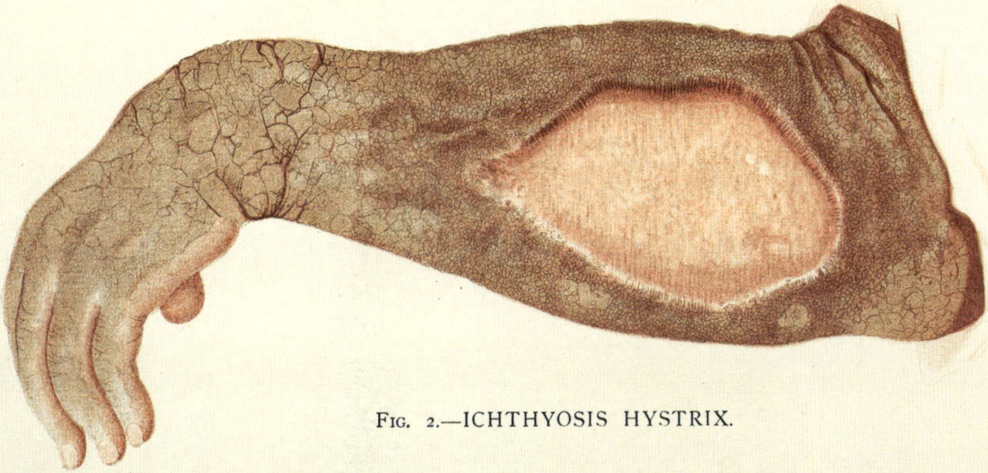

FIG. 2.—ICHTHYOSIS HYSTRIX.

Fig. 1.

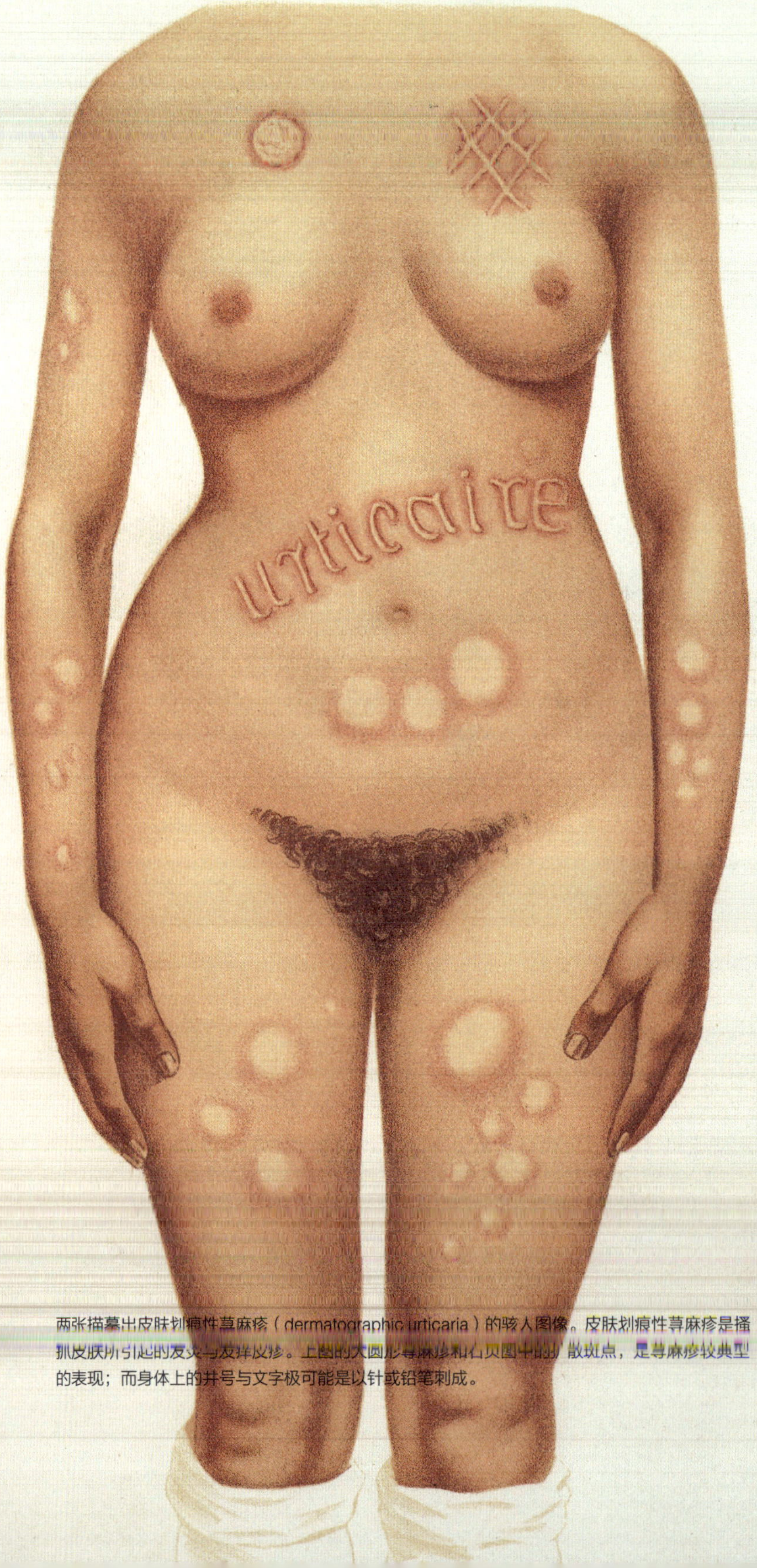

两张描摹出皮肤划痕性荨麻疹（dermatographic urticaria）的骇人图像。皮肤划痕性荨麻疹是搔抓皮肤所引起的发炎与发痒皮疹。上图的大圆形荨麻疹和右页图中的扩散斑点，是荨麻疹较典型的表现；而身体上的井号与文字极可能是以针或铅笔刺成。

Fig. 2.

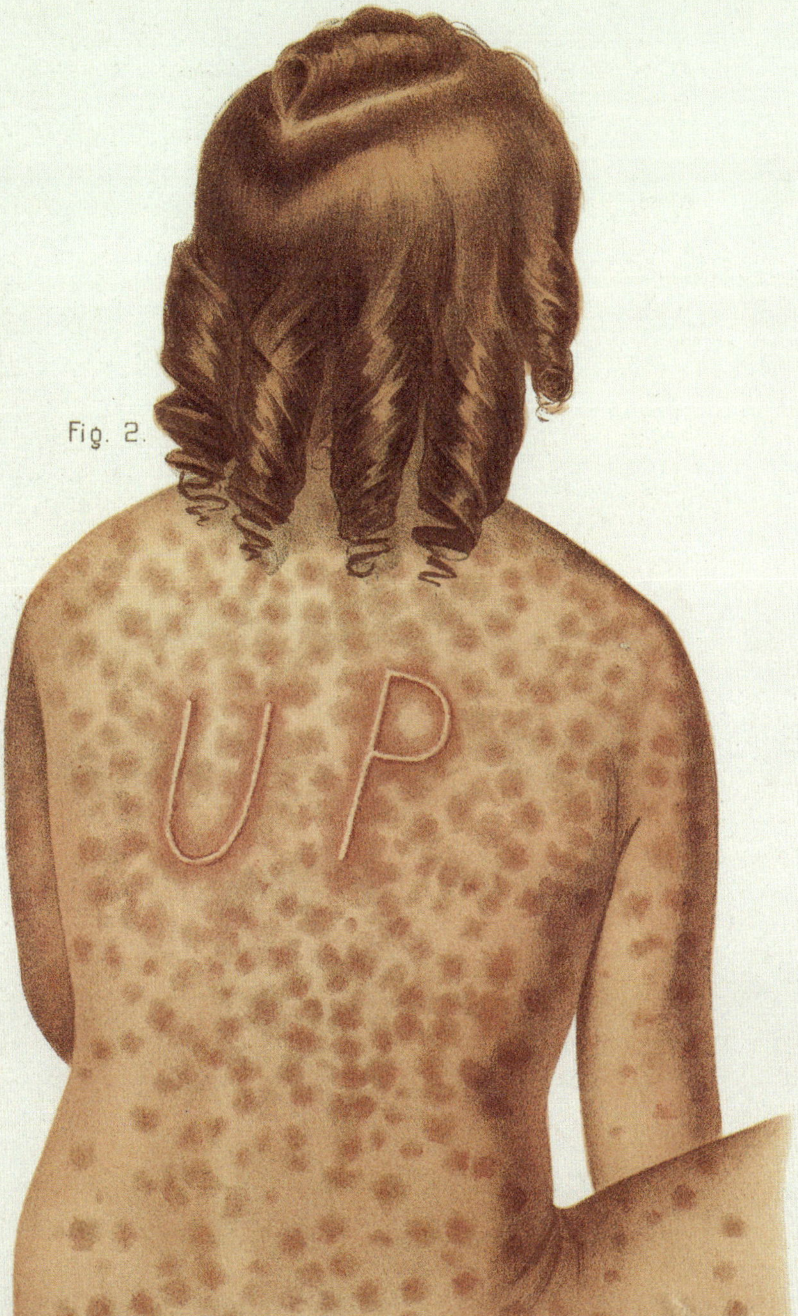

WILLIAM WOOD & COMPANY, Publishers, NEW YORK.

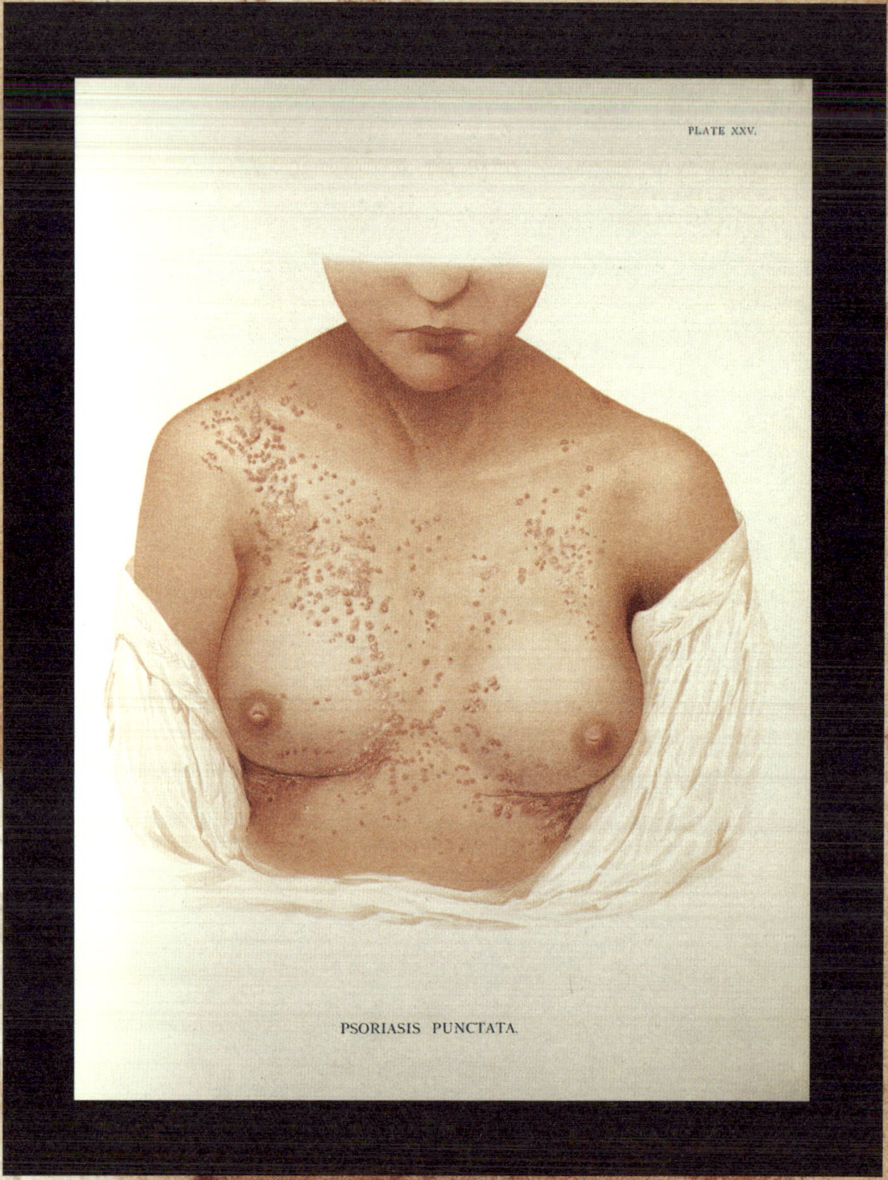

上图：女患者胸部和肩部上的点状牛皮癣（寻常型银屑病）。
对页：一名小男孩身上出现非常严重的落叶型天疱疮（pemphigus foliaceus）病况。落叶型天疱疮目前已知是一种自体免疫性皮肤病，会结痂并产生鳞屑性病灶。

PLATE XVIII.

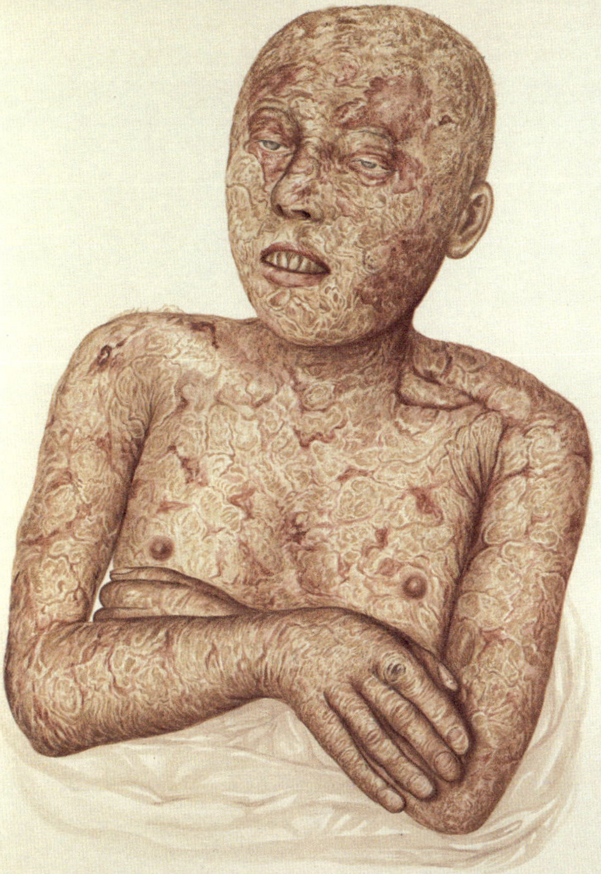

PEMPHIGUS FOLIACEUS.

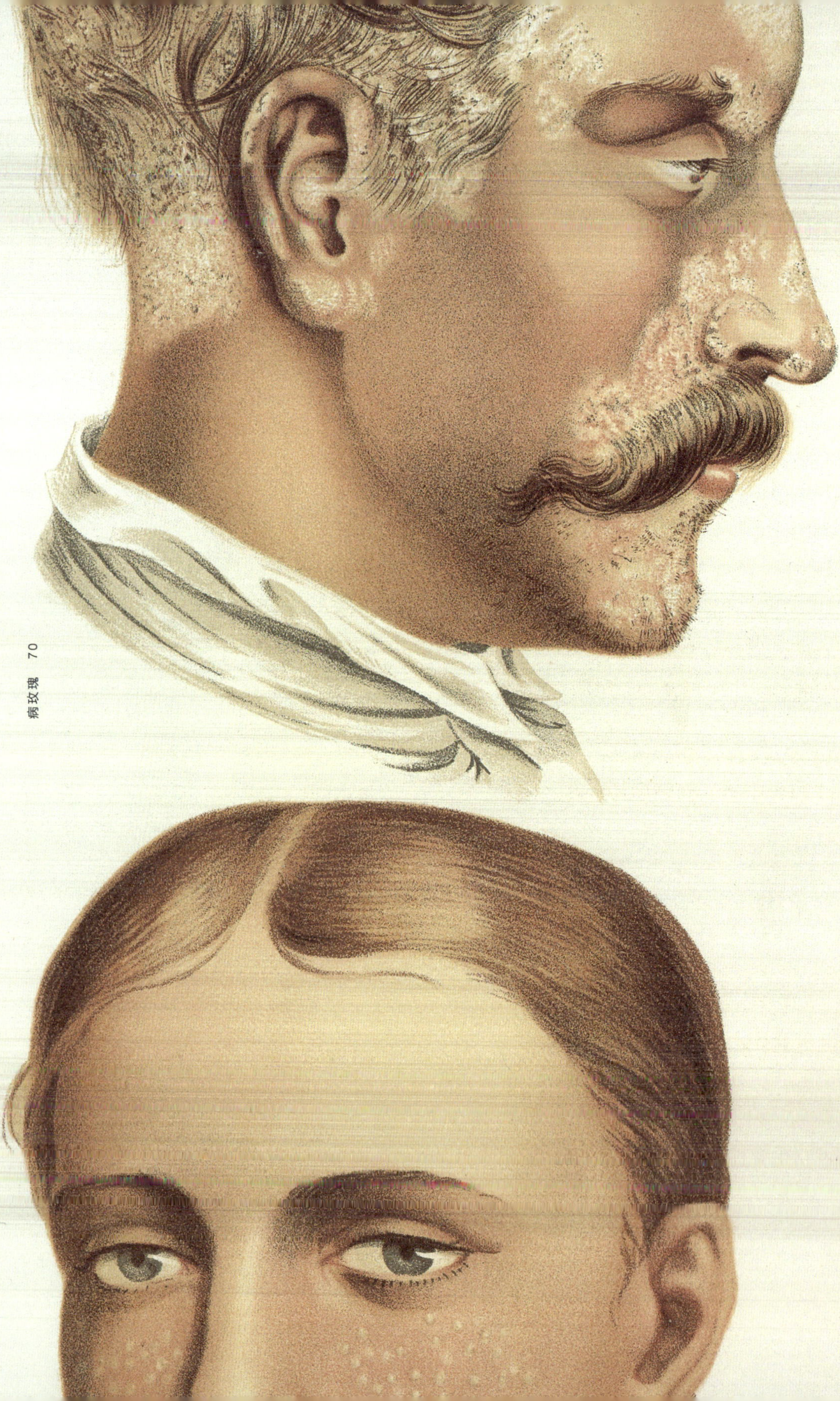

病玫瑰 70

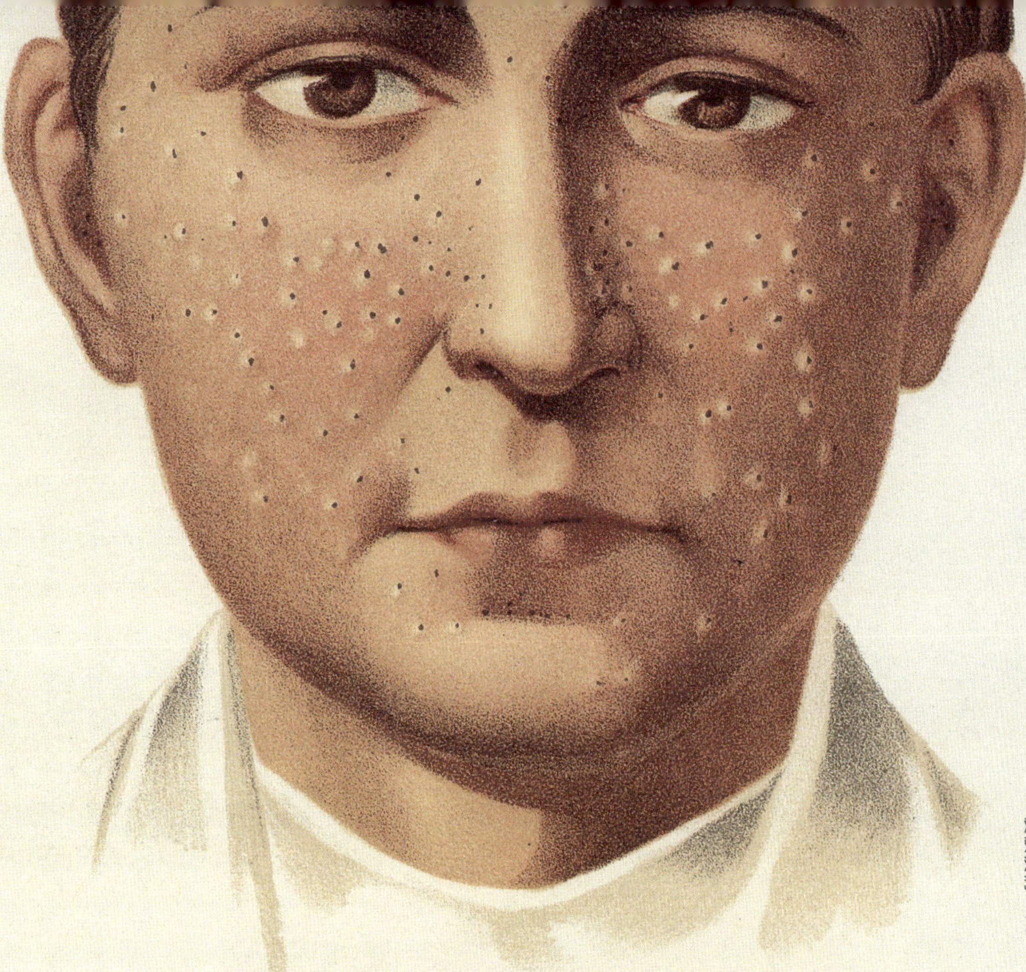

对页 | 上图：一名年长男性患者头部的皮肤疾病，可能是须疮，影响范围达头皮、眉毛和脸部。**下图：**一名年轻女子的脸部皮肤病变。

本页 | 上图：一名年轻男子脸颊上的脓疱。**下图：**长满囊泡的腹部。

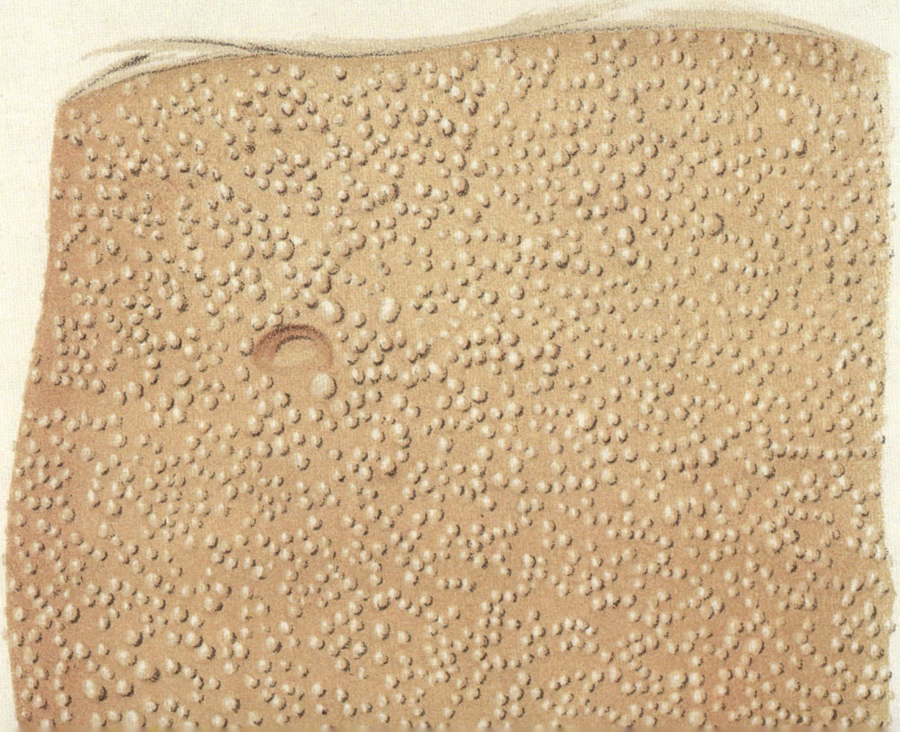

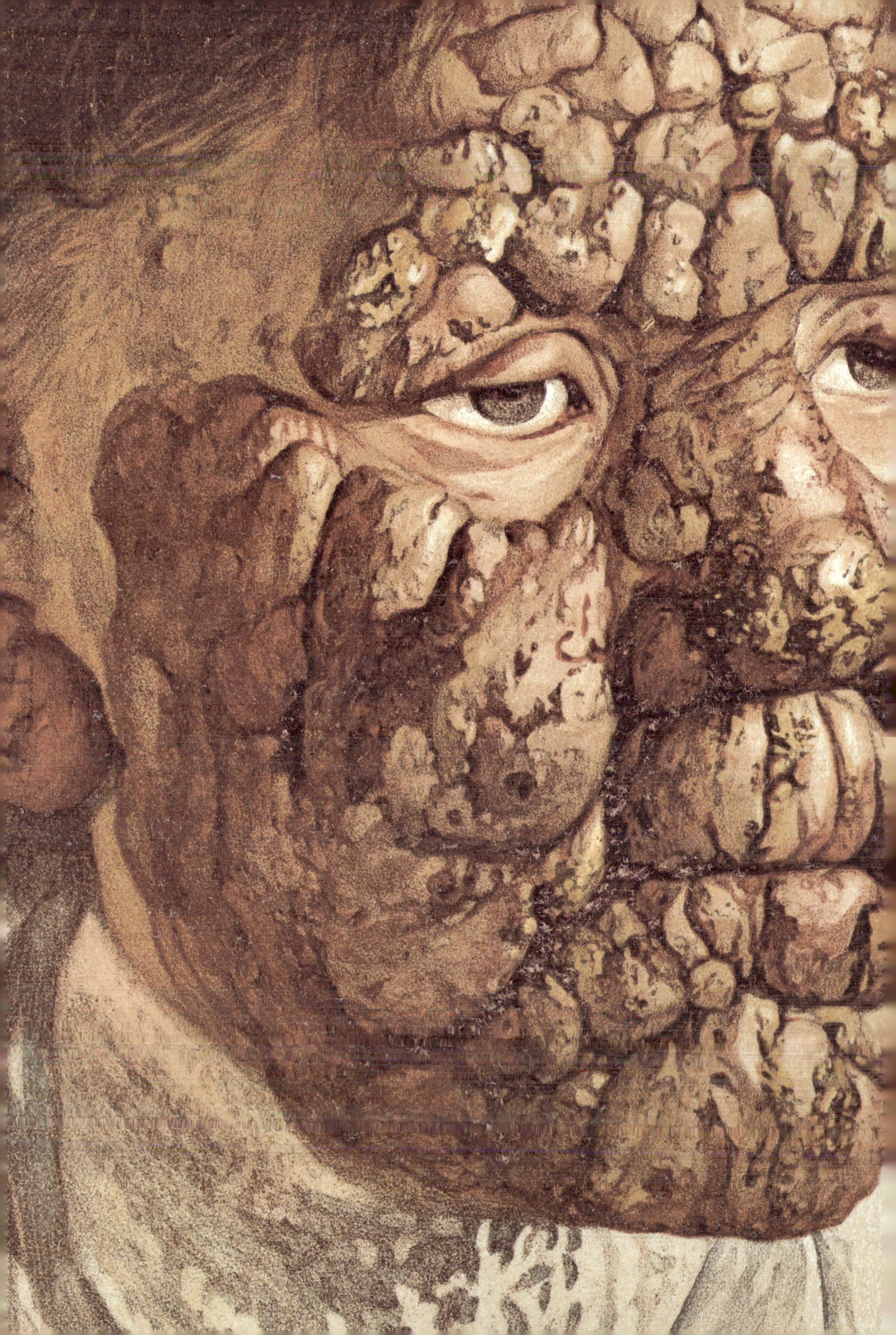

II

麻风病

LEPROSY

MORE THAN SKIN DEEP

超越切肤之痛

当西方医师前往热带殖民地、希冀在医界获得另一新角色时，却发现自己面对的是中世纪传说中最恐怖的祸害之一——麻风病。历史上，麻风病这个词常用来指称所有病况的总汇。但它既是一种医学诊断，也是一种为社会所不容的道德瑕疵。在 12、13 世纪的欧洲，四处可见多达数千座的麻风病院和充当医院的小教堂，不幸罹患麻风病的人就被隔离在里面。直到 14 世纪中叶到 16 世纪，麻风病患人数才随着黑死病的到来和宗教改革迅速下降。

许多中世纪的医师认为，麻风病是一种道德和肉体的双重败坏。由于放纵肉欲享乐，使过多湿冷沉重的黑胆汁扩散全身，导致皮肉死亡和腐烂，生命只剩下行尸走肉。麻风病在当时不只是一种疾病，也隐喻了人类灵魂的软弱，预示坟墓的污秽和炼狱的痛苦。麻风病代表的还有生不如死。有些天主教社群制定一些仪式，用以象征性地宣示麻风病人精神上的死亡，并将之排除于教徒团体生活之外；麻风病人有时甚至被拉进坟墓里躺好，由牧师朗诵丧礼弥撒"超度"。麻风病人没有自己的财产，但麻风病院也无法收容的病人却可以拥有一个梍铃（图 Ⓑ），在出入公共场所时警告大家；还拥有拐杖（图 Ⓐ）和瓢碗（图 Ⓒ）用以乞讨。他们和死人简直没两样。

一直到 19 世纪，麻风病肆虐所象征的世风日下、道德沦丧，才让殖民地官员不得不正视这个问题。19 世纪 30 年代起，冰岛、挪威和一些英国港口的医师通报麻风病例有大幅增加的趋势，而且病患大多是去过西印度的水手。19 世纪下半叶，欧洲医师、传教士和官员试图为这种疾病贴上"帝国危害"的标签——语出 1889 年传教士莱特（H.P. Wright）书中的耸动标题。认为它破坏了西方在亚洲和西非的影响力，甚至会为母国带来毁灭性的威胁（图 Ⓔ、Ⓕ）。

“帝国危害”这个说法源自于一套维多利亚式的独特思想体系：社会达尔文主义、福音教派、道德和身体卫生，以及对帝国衰落的担忧。传教士试图说服殖民地的群众，麻风病藏身于性犯罪和身体的龌龊不洁之中——多数情况下，这种宣传成功扭转了大众原本对此病相对宽容或冷漠的态度；官员和政治人物则表决通过《英国东印度麻风病法》（*British Leprosy Acts for India*）等法律，强制要求隔离麻风病人；而医师则就此病是否具有传染性、体质性或遗传性（或三者都有）的议题争论不休。1873 年，挪威内科医师格哈德·汉森（Gerhard Hansen）宣布自己发现了一种细菌，也就是麻风分枝杆菌（mycobacterium leprae），是从卑尔根（Bergen）的圣约尔根医院（St Jørgens Hospital）内一位麻风病人的身体组织上采得的（图 Ⓖ）。这个声明并未立即广获认可，汉森的同事发现要复制他的研究十分困难：他所发现的这种细菌无法在人工培养的环境成长，只有在实验用白老鼠身上才行，而且速度非常缓慢。汉森承认他曾试图借由感染一位女性患者以证明自己的假说、且未获该患者的同意，并因此丢了工作。

就像同期许多其他感染性疾病一样，麻风病致病因子的发现，在短期内的确改变了治疗患者的方法。汉森的研究也证实了一个既有的观点：在世界各地对麻风病患进行隔离，才是唯一的治本之道。这个观点获得 1891 年《英国皇家委员会麻风病报告》（*Report of the British Royal Commission on Leprosy*）的背书，在 1897 年柏林举行的第一届国际麻风大会上也有代表团响应。毕竟，早在 1867 年英国皇家学院的《麻风病医师报告》（*Report on Leprosy*）就已指出，当时麻风病的疗法其实反映出各界缺乏对可能有效疗法的普遍共识，比如呼吸新鲜空气、勤做运动、服用鱼肝油和奎宁、以浴盐与氨化合物进行盆浴，或对染病的身体部位进行截肢。

神出鬼没的麻风病同时也在地球另一端肆虐着。18 世纪晚期，麻风病似乎已在夏威夷现踪，可能与欧洲探险家或中国商人的接触有关。1865 年，夏威夷国王卡美哈美哈五世（Kamchamcha V）不得不对麻风病患正式采取隔离政策。1873 年开始，比利时天主教神父丹弥尔（Father Damien，2009 年由教皇本笃十六世册封为莫洛凯圣人）前往夏威夷殖民地莫洛凯岛（Molokai）上的卡劳帕帕（Kalaupapa）麻风病患隔离营，管控岛上 1000 多名病人的健康。丹弥尔最后也染上麻风，于 1889 年与世长辞，但天主教传教士照顾莫洛凯岛麻风病人的传统仍一直维持到 20 世纪。而美国

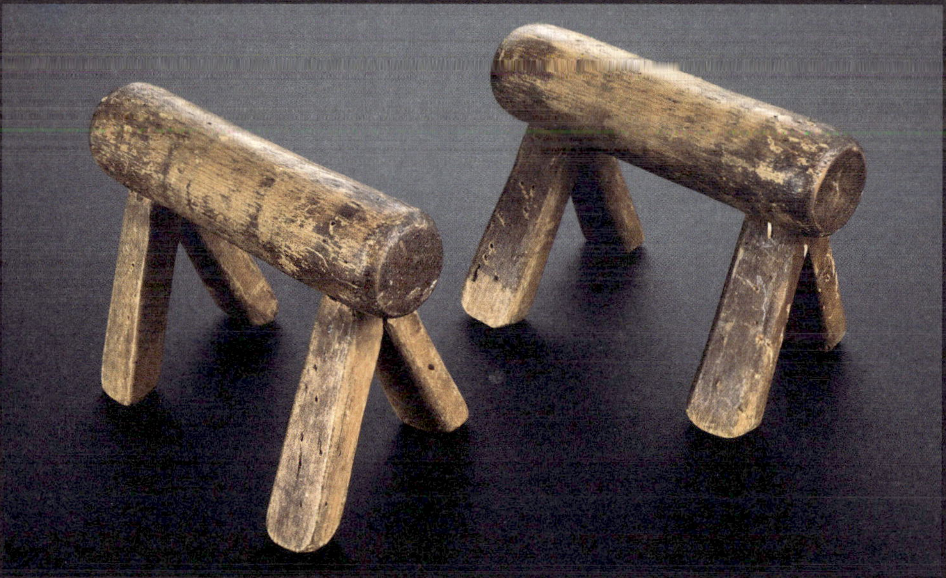

Ⓐ

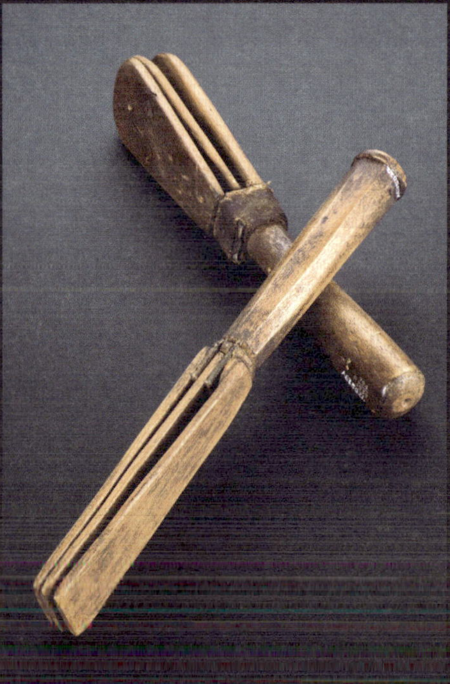

Ⓑ

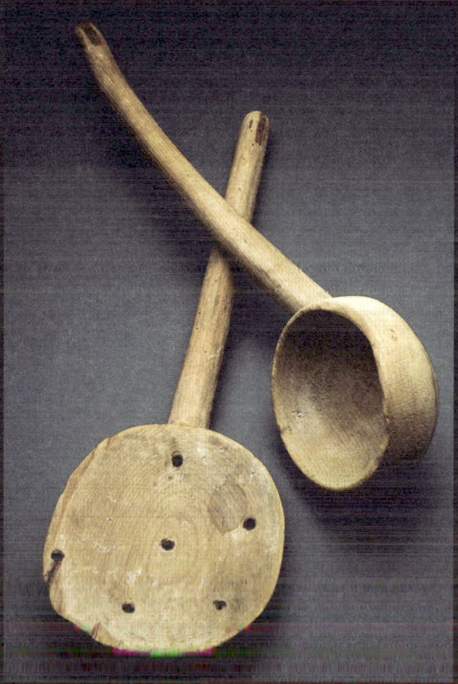

Ⓒ

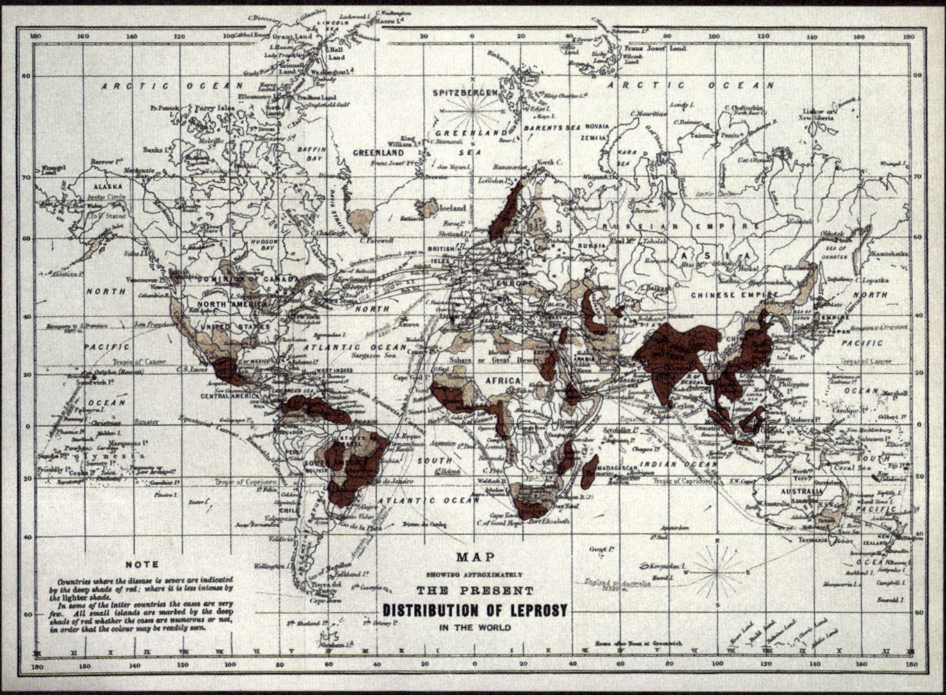
MAP
SHOWING APPROXIMATELY
THE PRESENT
DISTRIBUTION OF LEPROSY
IN THE WORLD
NOTE
Countries where the disease is severe are indicated by the deep shade of red; where it is less intense by the lighter shade.
In some of the latter countries the cases are very few. All small islands are marked by the deep shade of red whether the cases are numerous or not, in order that the colour may be readily seen.
ARCTIC OCEAN
ATLANTIC OCEAN
INDIAN OCEAN
PACIFIC OCEAN
AFRICA
ASIA
AUSTRALIA
GREENLAND
SPITZBERGEN
RUSSIAN EMPIRE
CHINESE EMPIRE

D

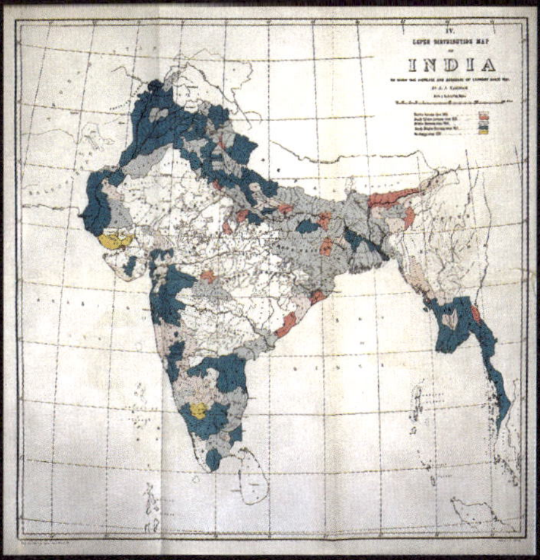
IV.
LEPER DISTRIBUTION MAP
INDIA

E

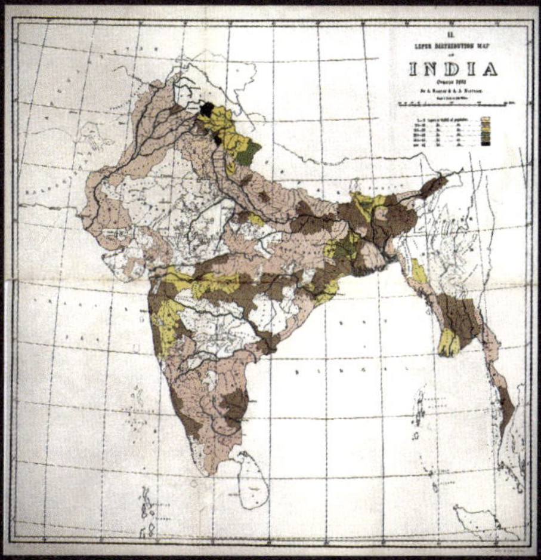
II.
LEPER DISTRIBUTION MAP
INDIA

F

本土最后一间麻风病院，建于 1894 年路易斯安那州卡维尔（Carville）的一个废弃甘蔗园中，最初只是供奴隶使用的小工棚。第一批入住病患是蜗居其中的五男两女，到了 1921 年美国公共卫生署才接手甘蔗园，并把小工棚改建为国家级麻风病院，也就是后来的吉利斯·隆恩麻风病院（Gillis W. Long Hansen's Disease Center），现已迁至巴吞鲁日（Baton Rouge）持续营运，而原来位于卡维尔的遗址则改建为国家麻风病博物馆（National Hansen's Disease Museum）。

原本遍及西方各地的麻风病遗迹逐渐被遗忘在历史洪流中。2004 年，伦敦考古学博物馆人员在伦敦的圣马里波恩（St Marylebone）墓地挖掘出一名年轻男子的骨骸，下葬时间约在 19 世纪 30 年代，遗骸指出男子可能生前患有麻风病，而且右腿有部分截肢的痕迹。他究竟是一名军人，还是在殖民地染上麻风病的庄园主？抑或是在麻风病蔓延开来以前，年纪轻轻的他海归回到英国继续求学？一切都不得而知。然而，埋骨处留下的遗迹指出他以基督教葬仪入土，墓园又是属富裕家庭所有，这名身份不详的男子死前至少保有起码的尊严。

Ⓐ 18 世纪初期英国制的木制拐杖，麻风病人使用拐杖移动时双脚可以不用着地。

Ⓑ & Ⓒ 中世纪麻风病人的装备重现：17 世纪麻风病人使用的槌铃（复制版），出入公共场所时用于警告众人，以及 15 世纪的长柄乞讨碗。

Ⓓ 19 世纪的全球麻风病：地图显示 1891 年世界各地麻风病例的分布。取自辛恩（George Thin）1891 年出版的《麻风病》（*Leprosy*）。

Ⓔ & Ⓕ 麻风病的“帝国危害”：地图显示 1881—1891 年英属印度的麻风病例增减，以及 1891 年印度的麻风病例分布。取自 1892 年发布的《印度麻风委员会报告》（*Report of the Leprosy Commission in India*）。

Ⓖ 汉森描绘的麻风肝脏细胞。取自汉森 1895 年出版的《麻风病的临床和病理面向》（*Leprosy in Its Clinical and Pathological Aspects*）。

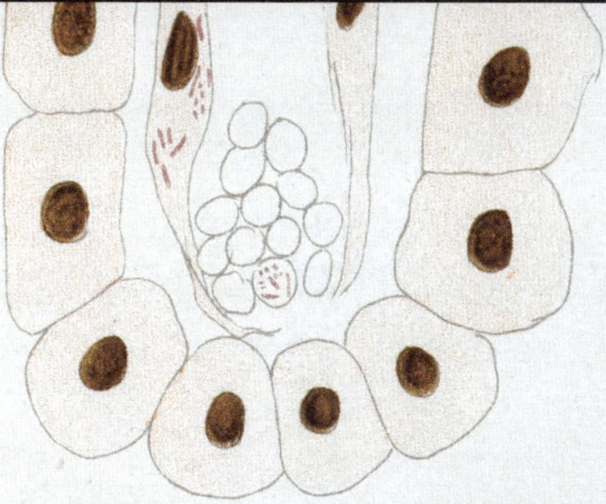

Fig. 1.

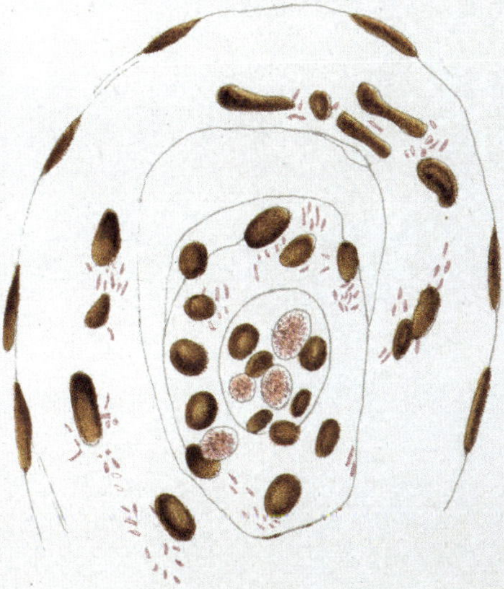

Fig. 4.

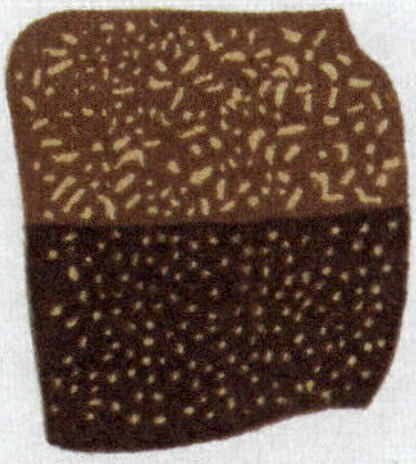

Fig. 2.

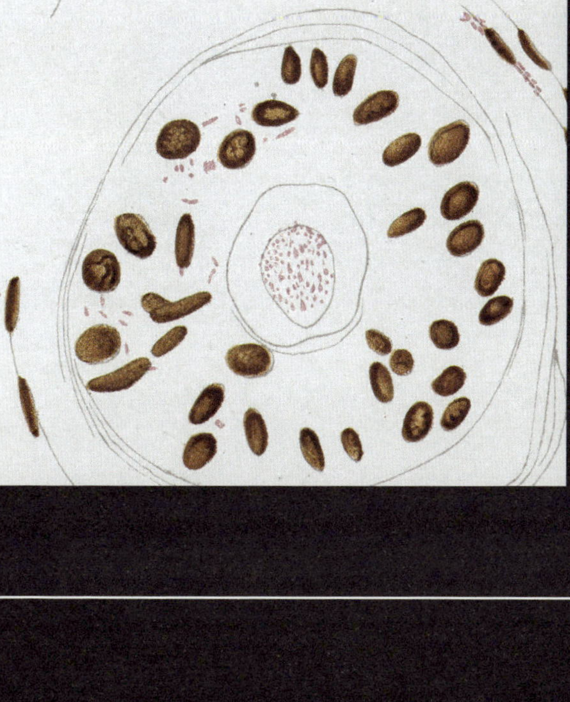

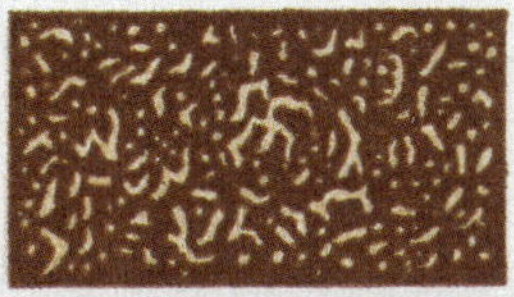

Fig. 3.

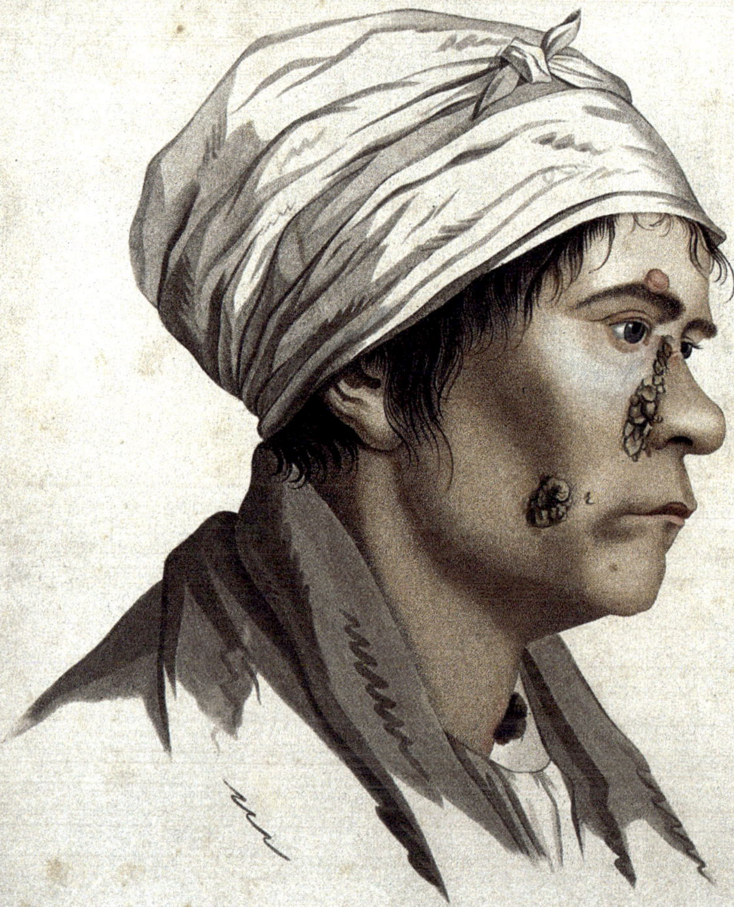

Lèpre Crustacée

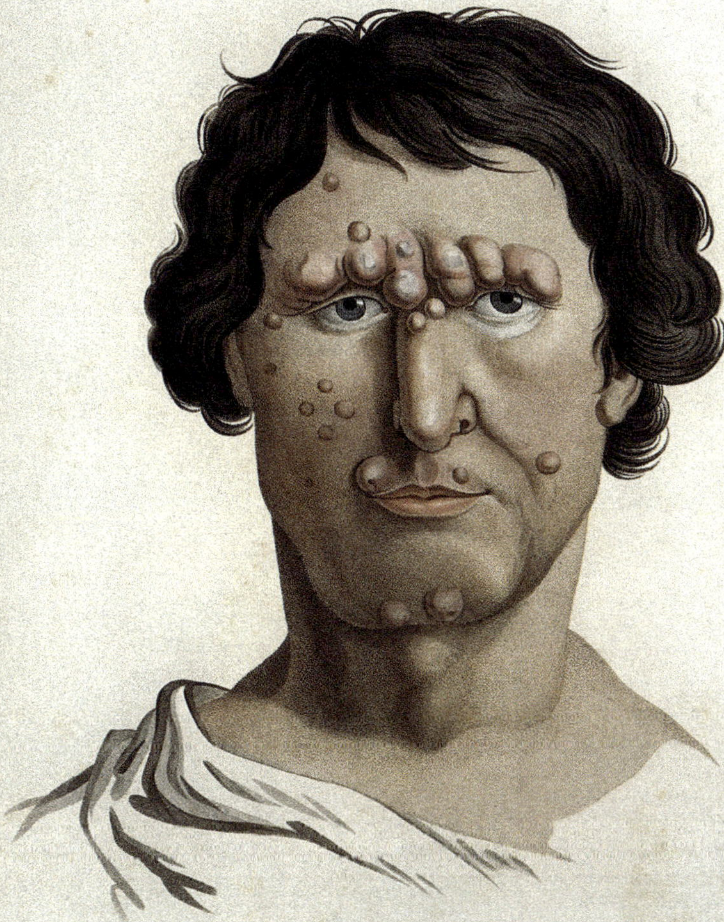

Lèpre Tuberculeuse.

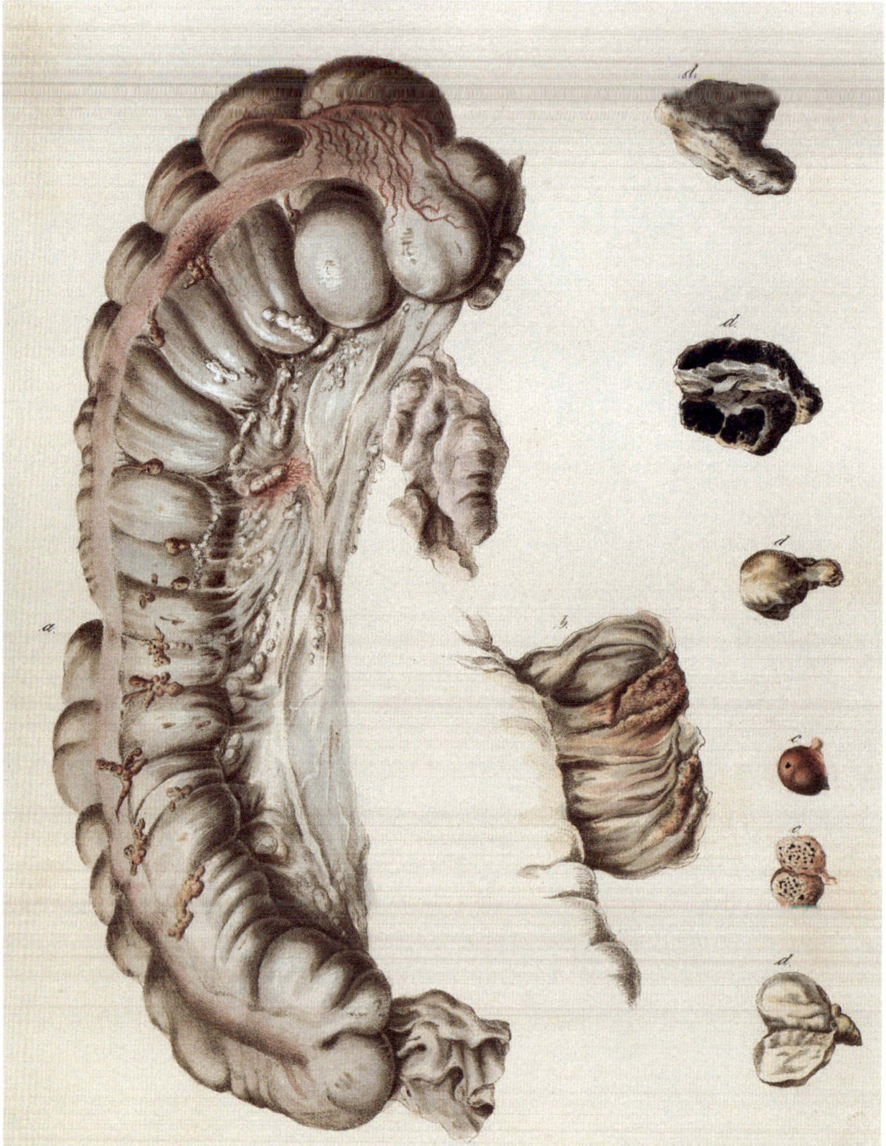

19 世纪内科医师面临的巨大挑战之一，是区分麻风病与其他类似病征，
其中最容易混淆的莫过于各种各样的结核病。

前页｜左图：一名女子皮肤患有一种名为“结痂麻风”（crusting leprosy）的病，但更可能是鱼鳞癣。
前页｜右图：一名男子额头、脸颊和下巴上的增生物，名为“结核样型麻风”（tubercular leprosy）。
上图：疑似患有结核样型麻风的一截结肠剖面。
对页｜上图：气管和喉咙剖面。**下图：**患有结核样型麻风的肺部解剖。

b.

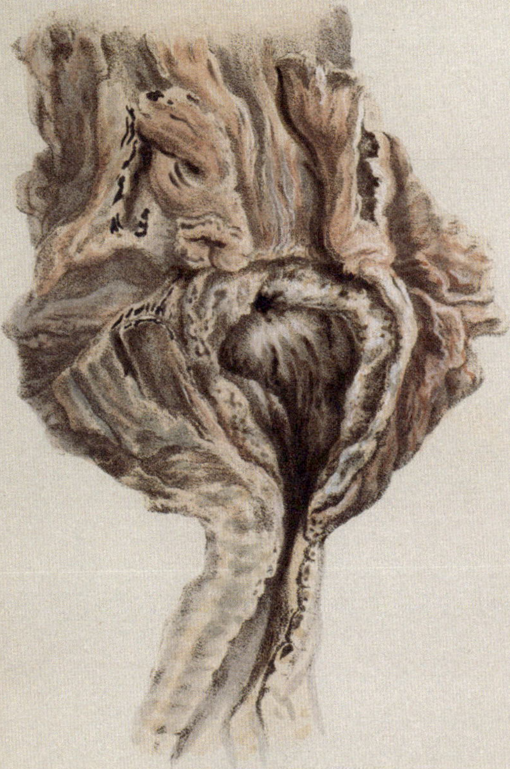

c.

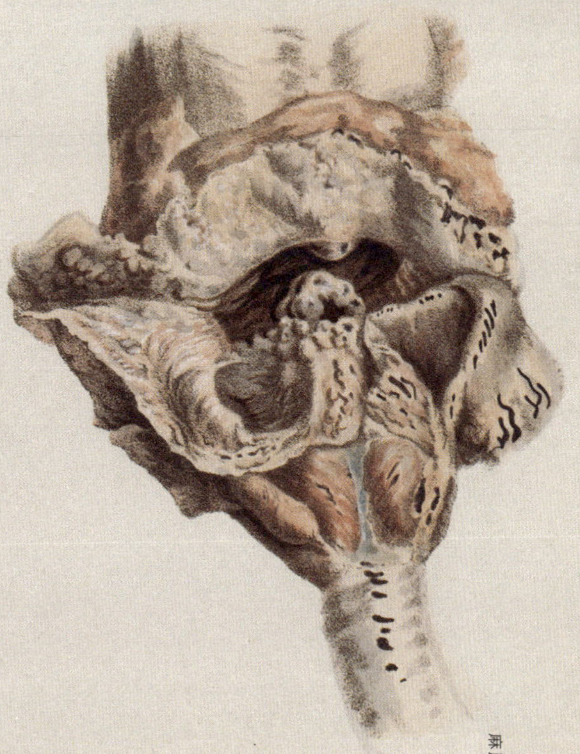

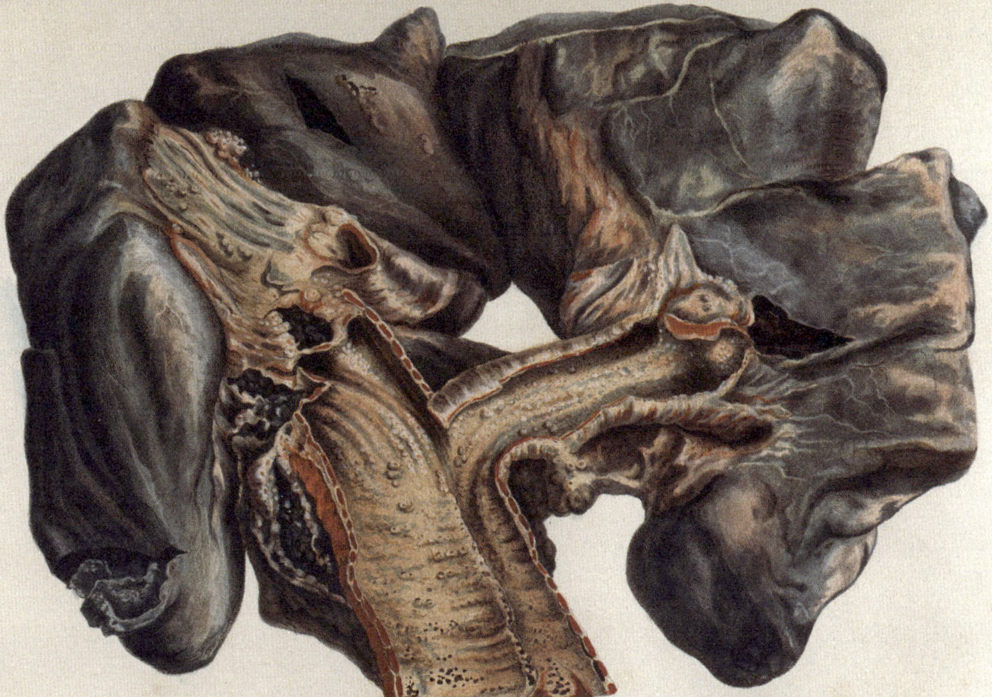

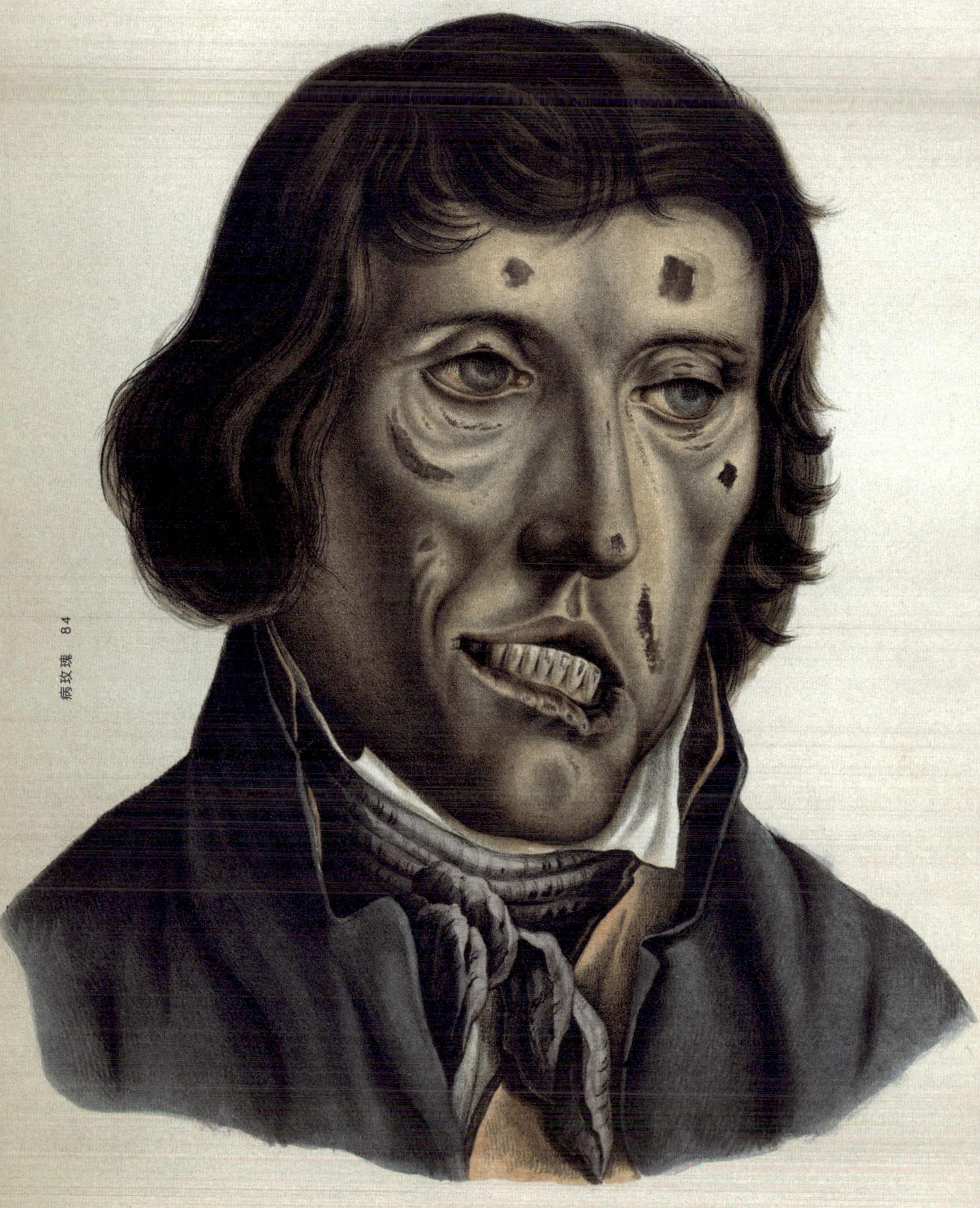

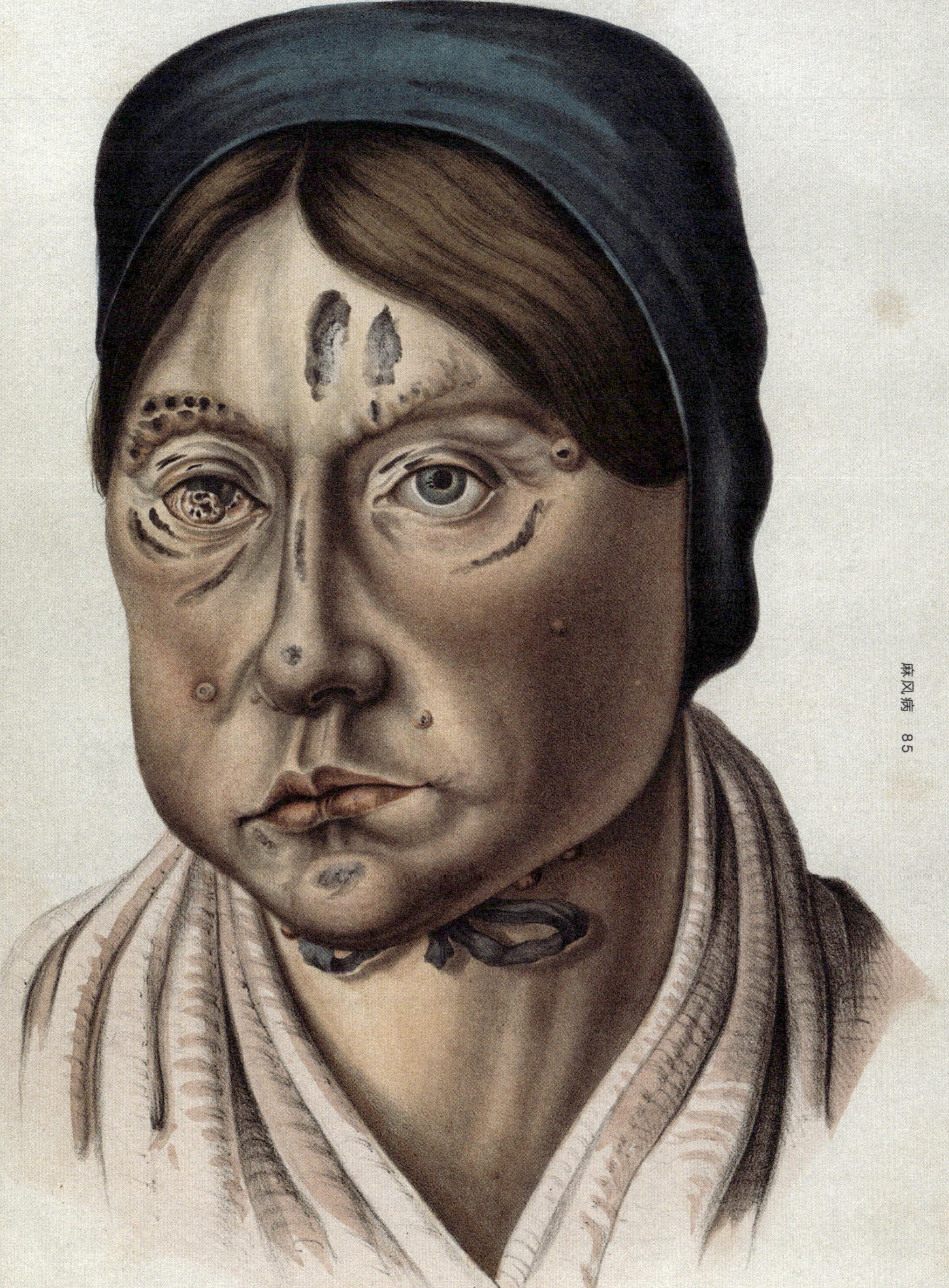

对图：一名 38 岁、罹患“麻木性麻风”（anaesthetic leprosy）的男子。神经损伤为此疾病的特点。

上图：一名罹患麻风病的 26 岁女子，病变影响了她的眼睛、脸部和下巴。

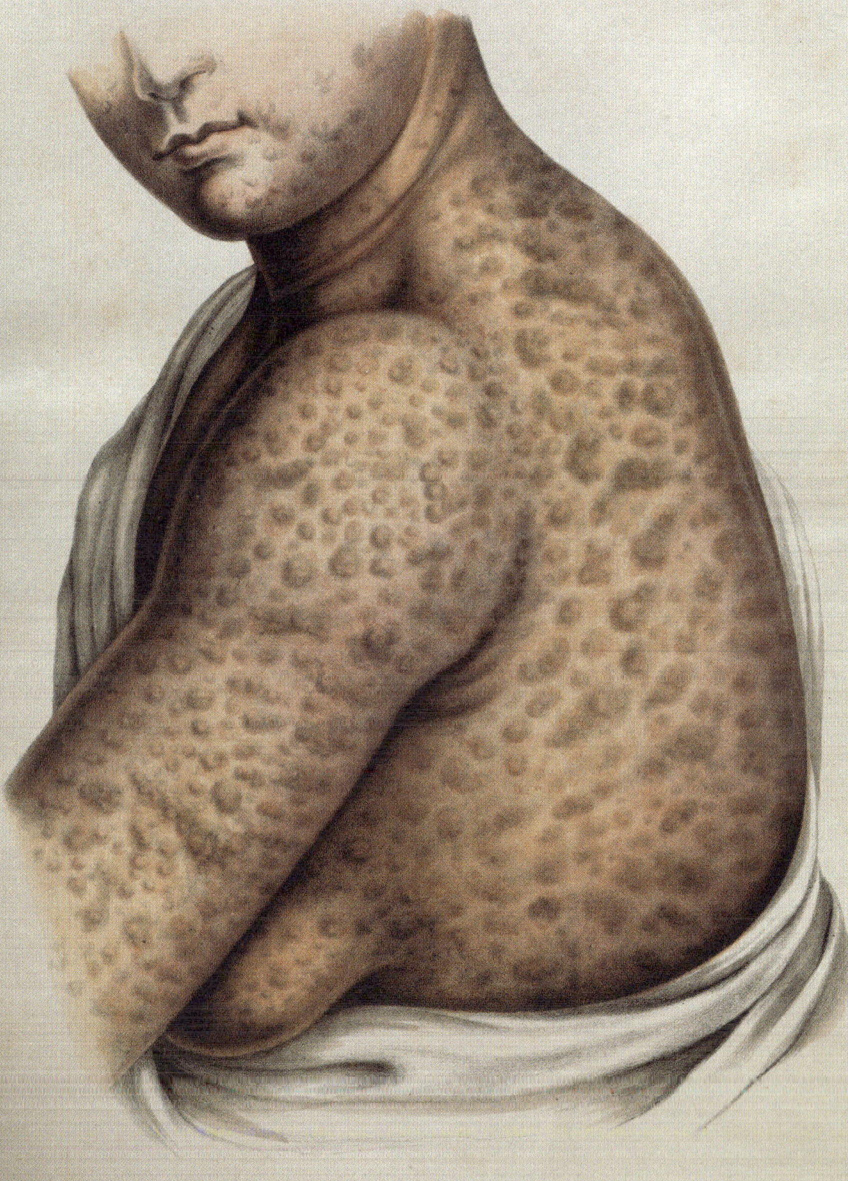

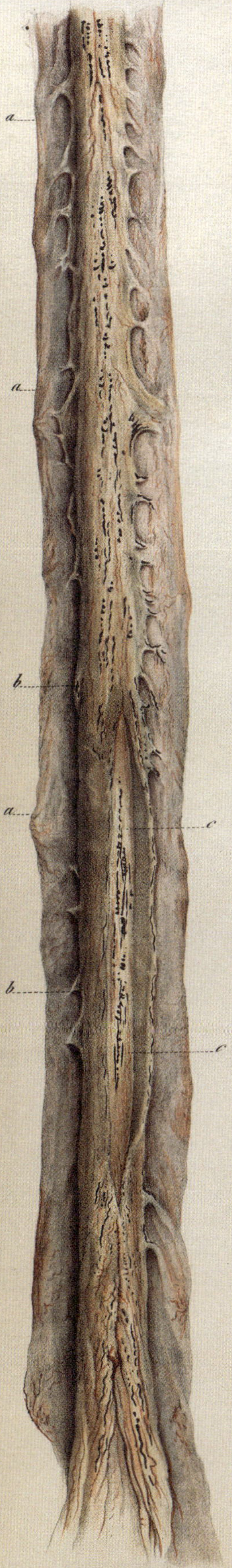

2.

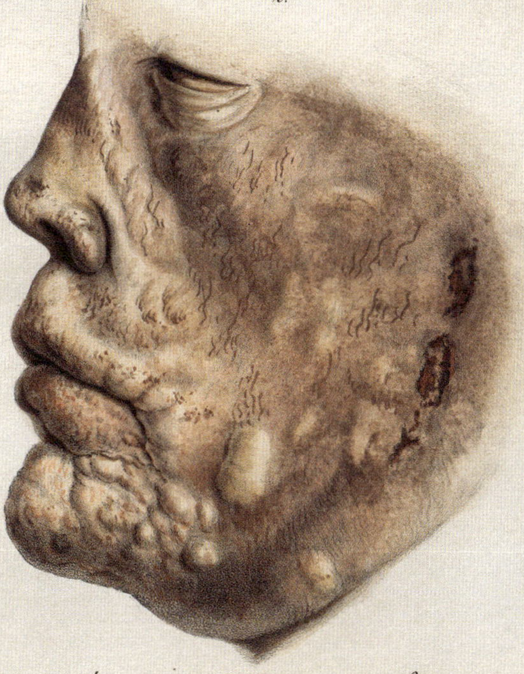

4.

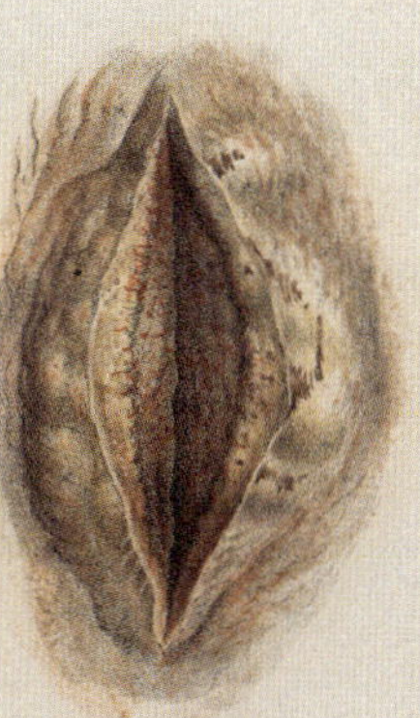

3.

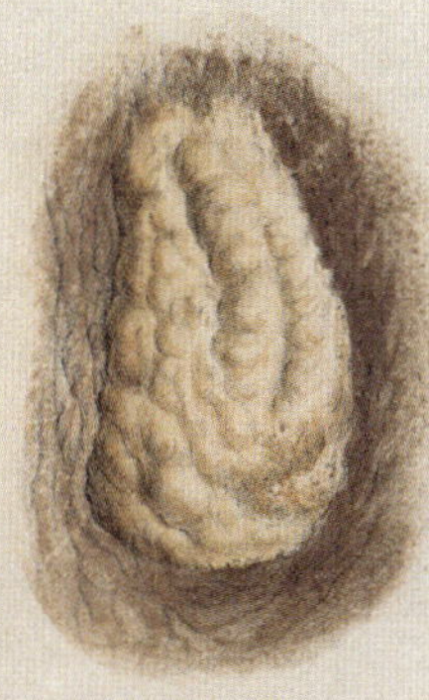

对页：一名罹患麻风病的 20 岁女子，皮肤的损害遍及躯干、手臂和脸部。
本页：严重麻风病在脸部、脊髓和组织的各种症状。

后页 | 左上图：手部的麻木性麻风病。**左下图：**严重畸形的手部。
后页 | 右上图：手部的结核样型麻风（或鱼鳞癣）。**右下图：**脚部的麻木性麻风病。

6.

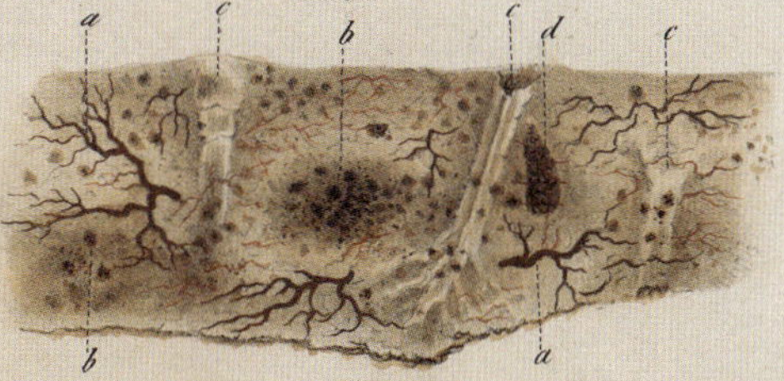

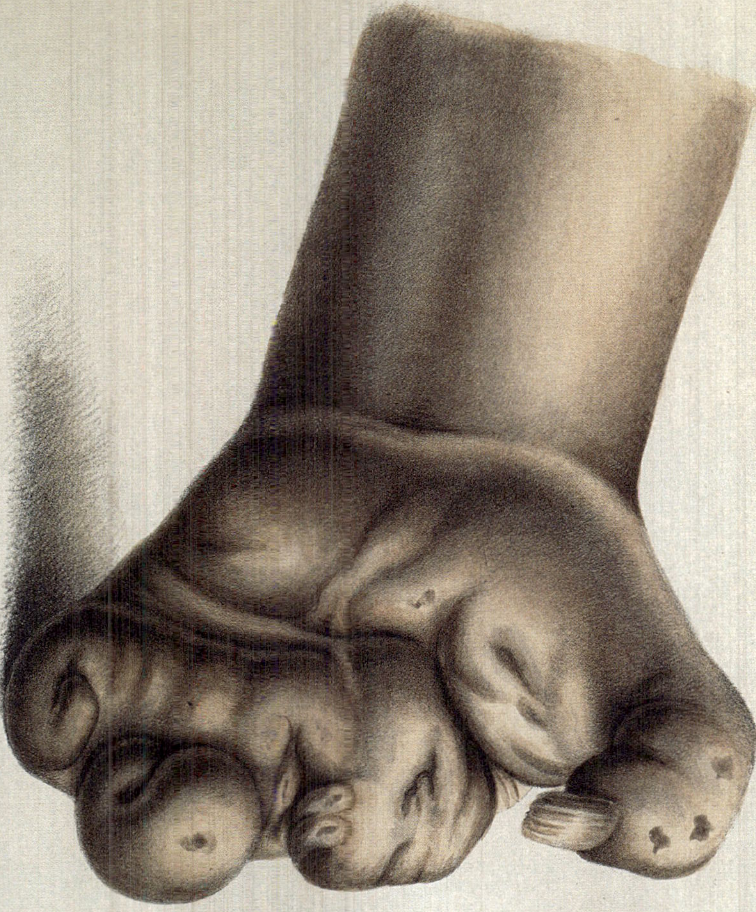

a

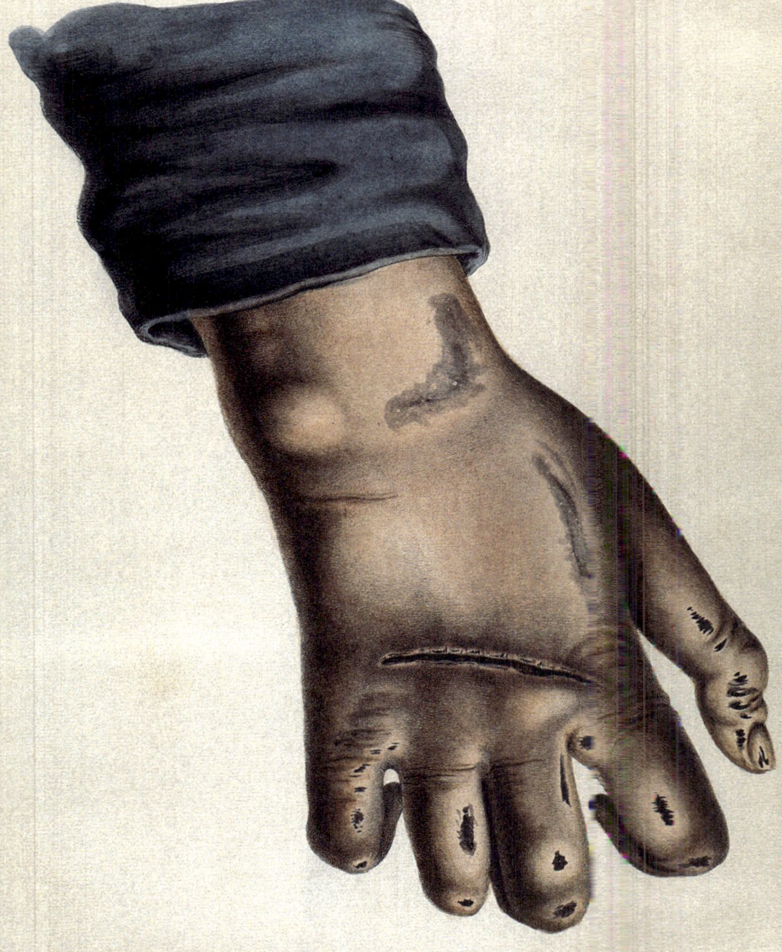

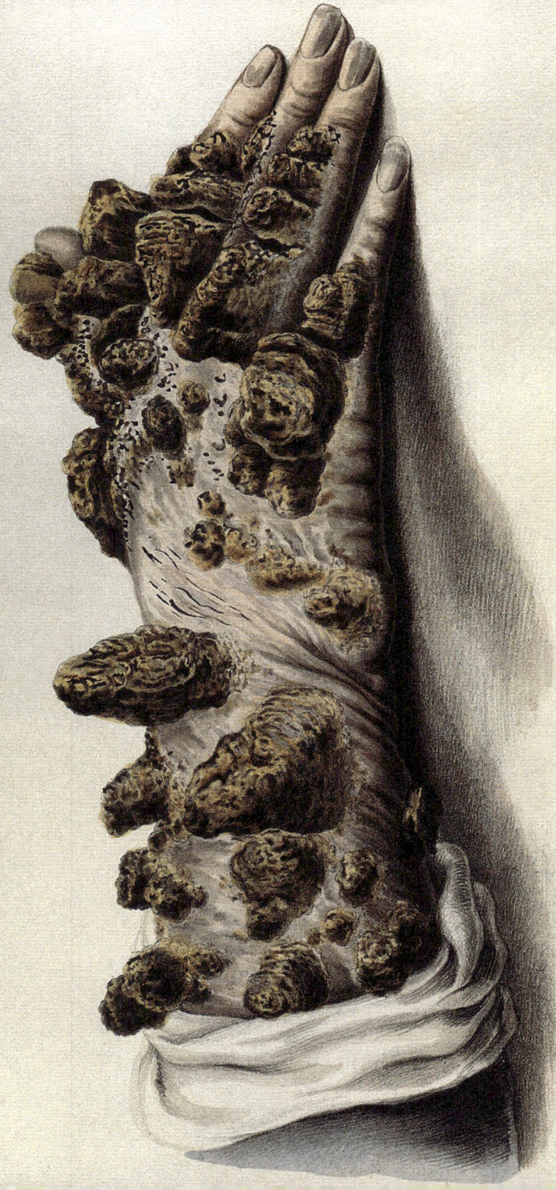

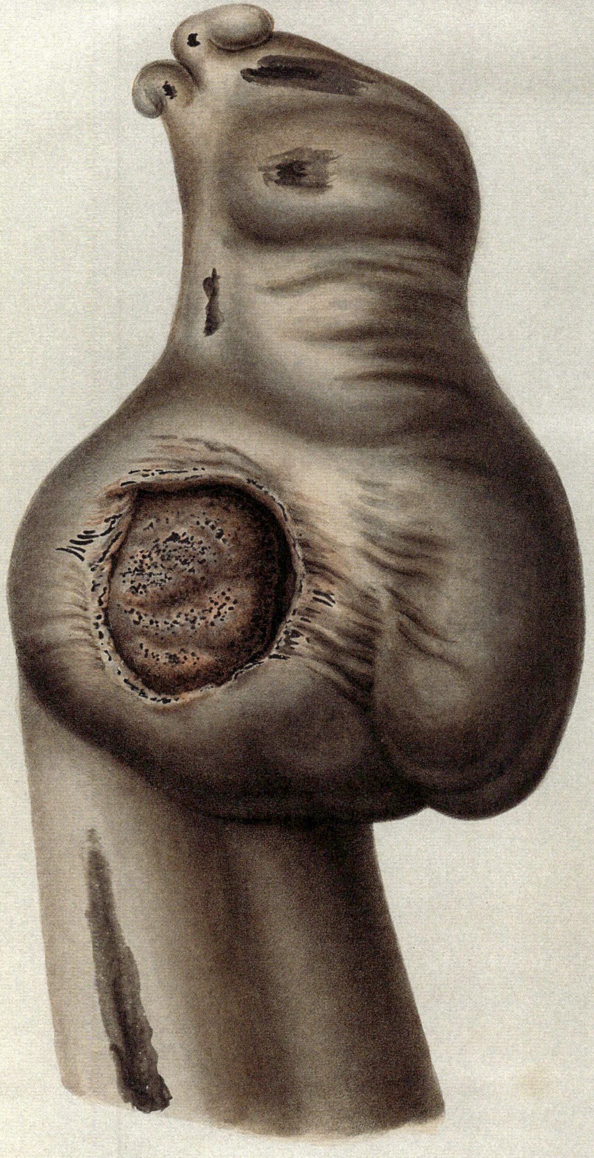

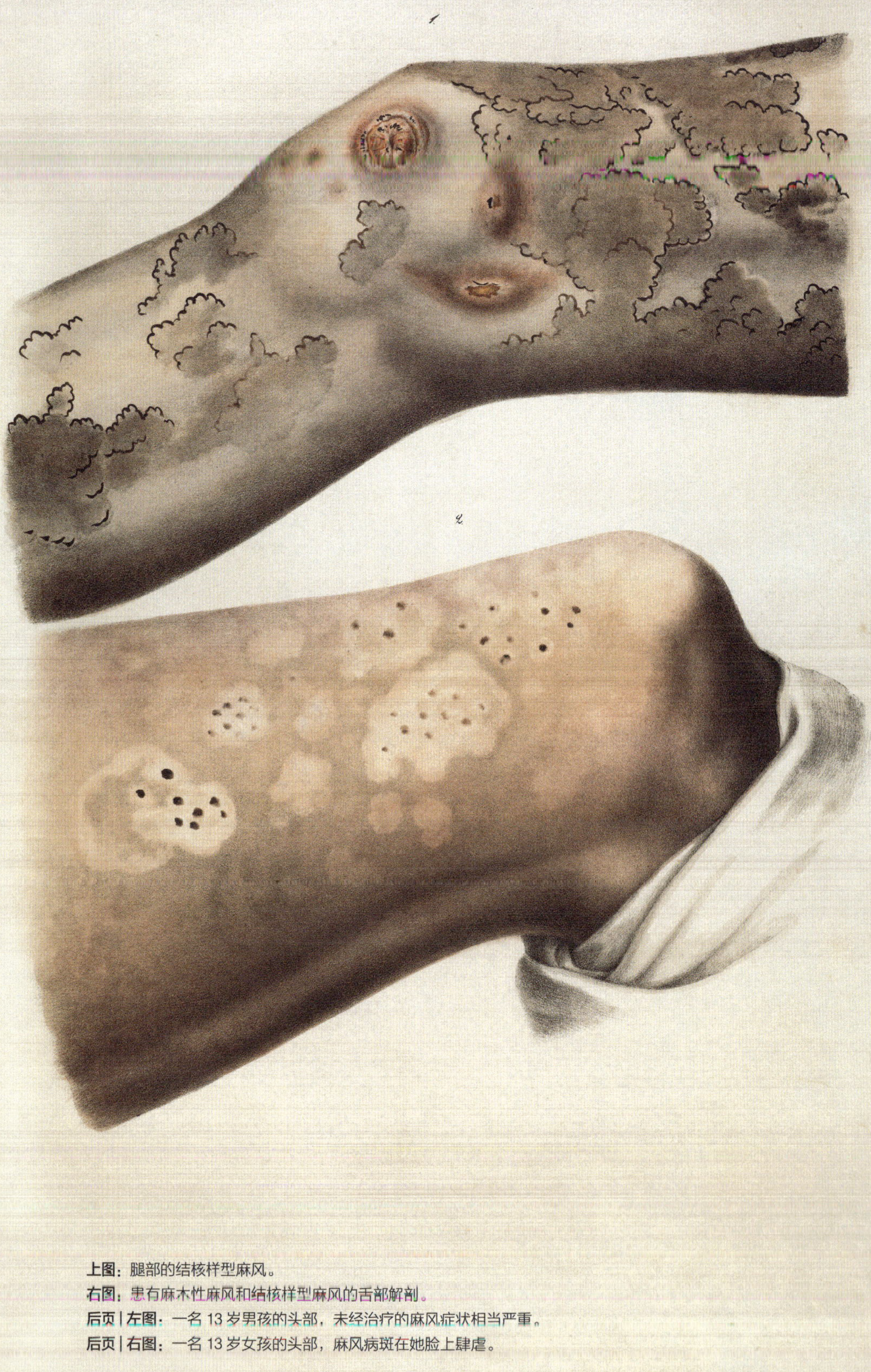

上图：腿部的结核样型麻风。
右图：患有麻木性麻风和结核样型麻风的舌部解剖。
后页丨左图：一名 13 岁男孩的头部，未经治疗的麻风症状相当严重。
后页丨右图：一名 13 岁女孩的头部，麻风病斑在她脸上肆虐。

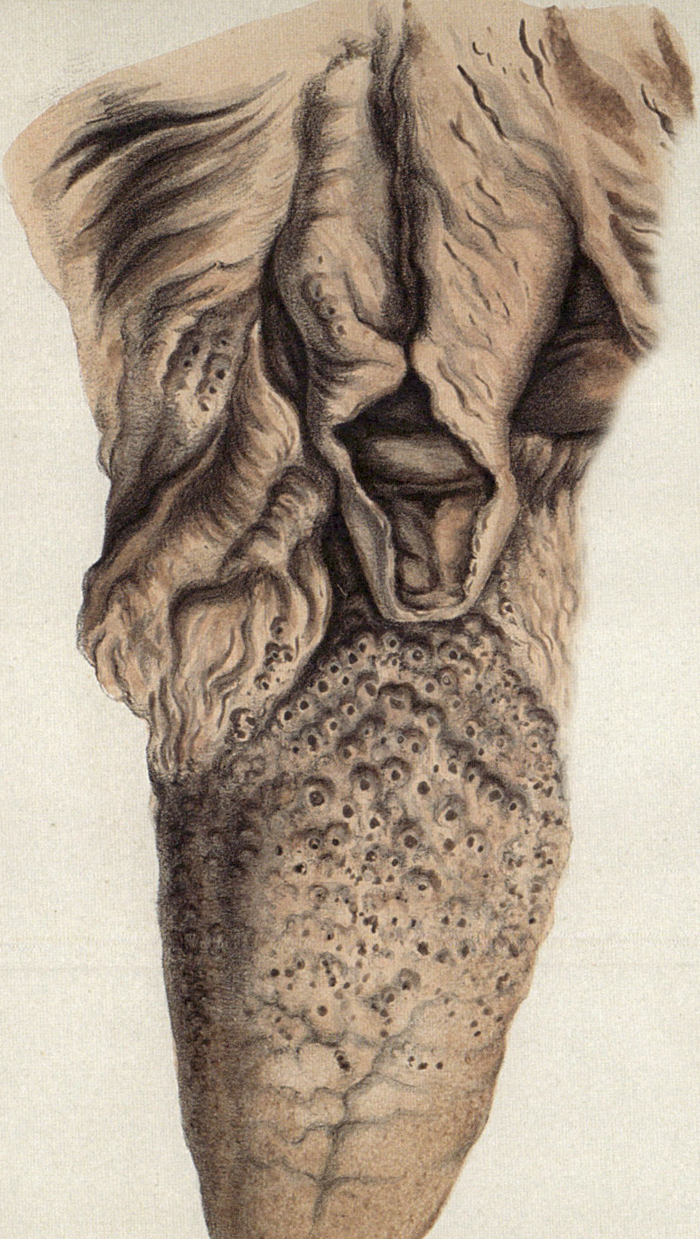

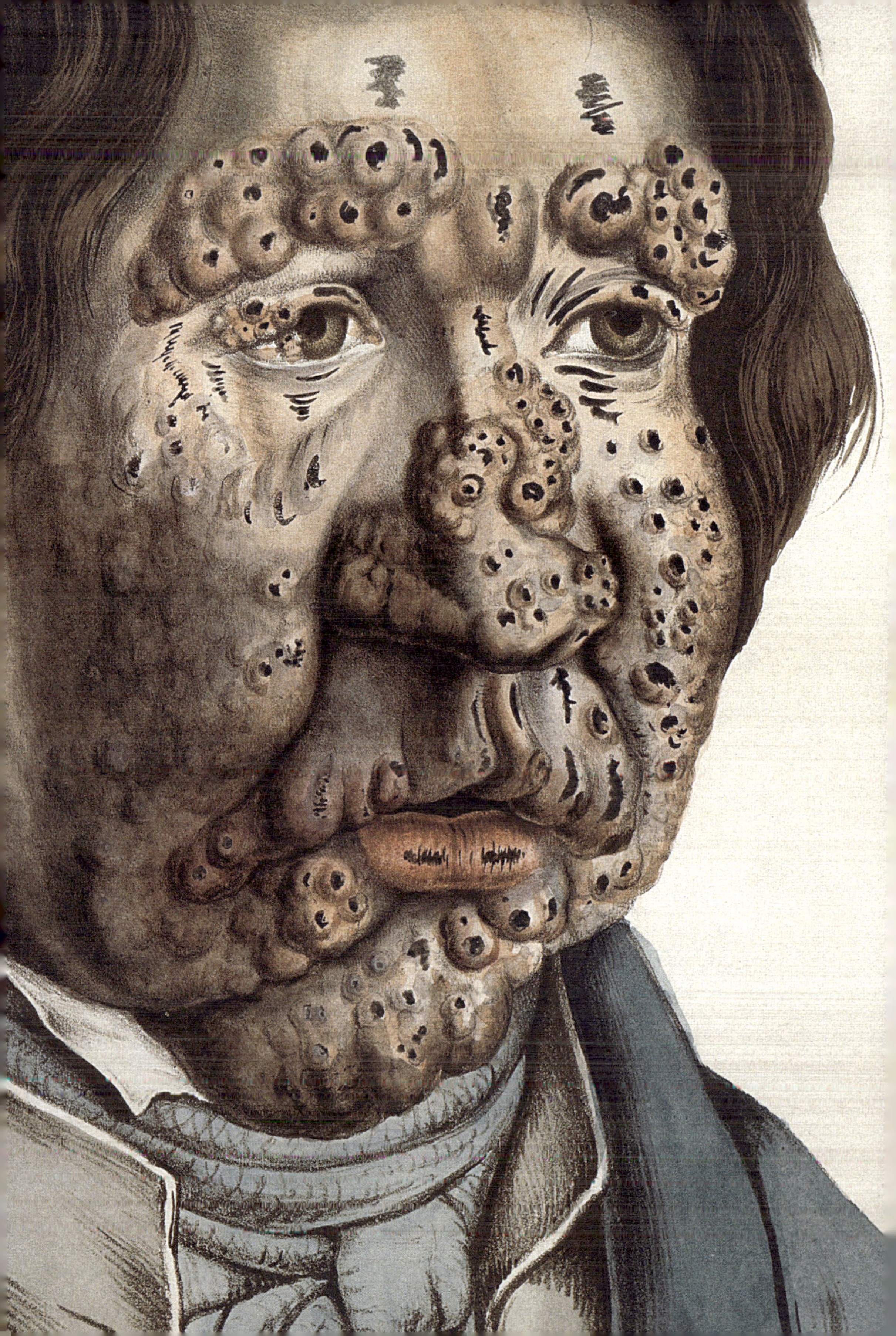

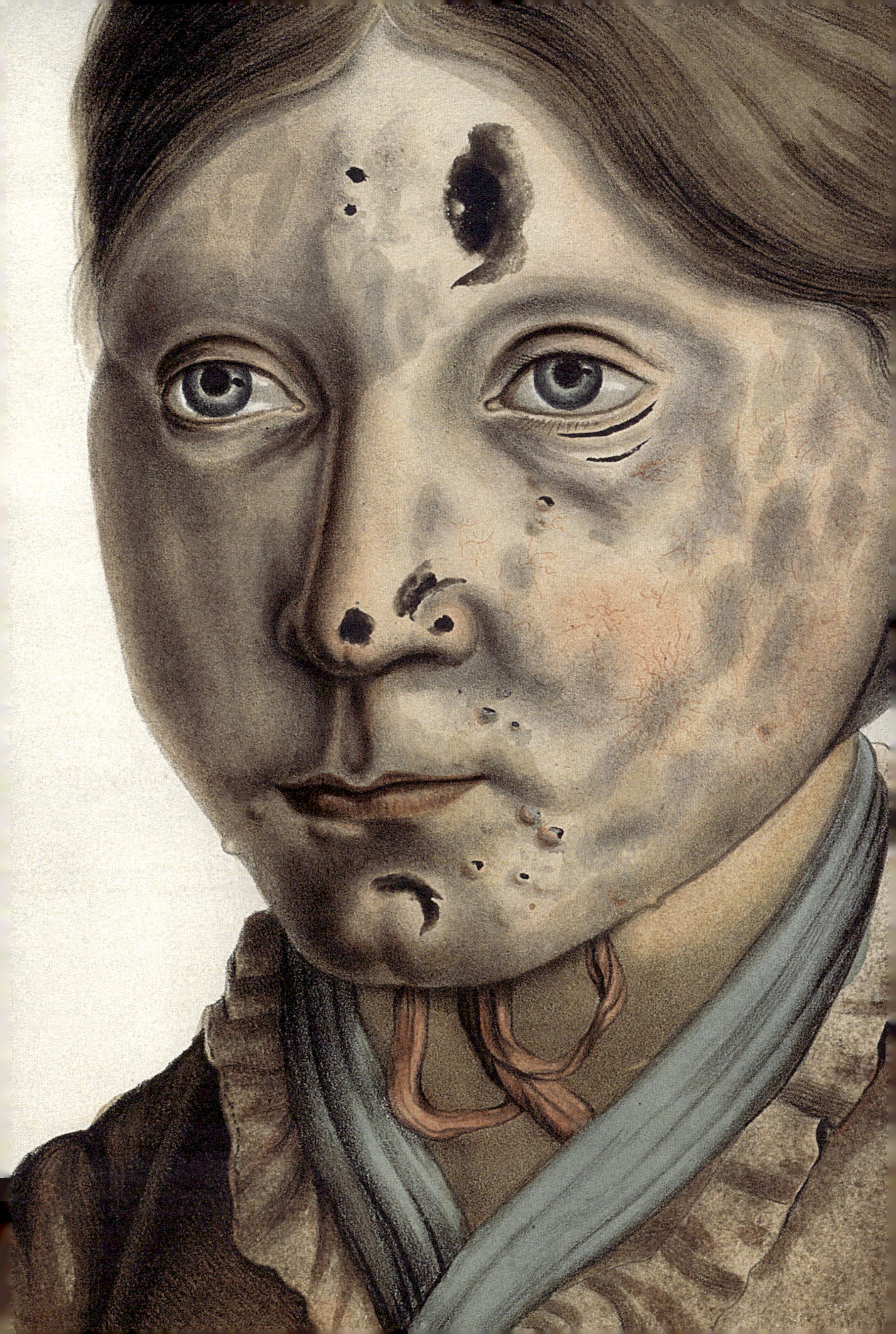

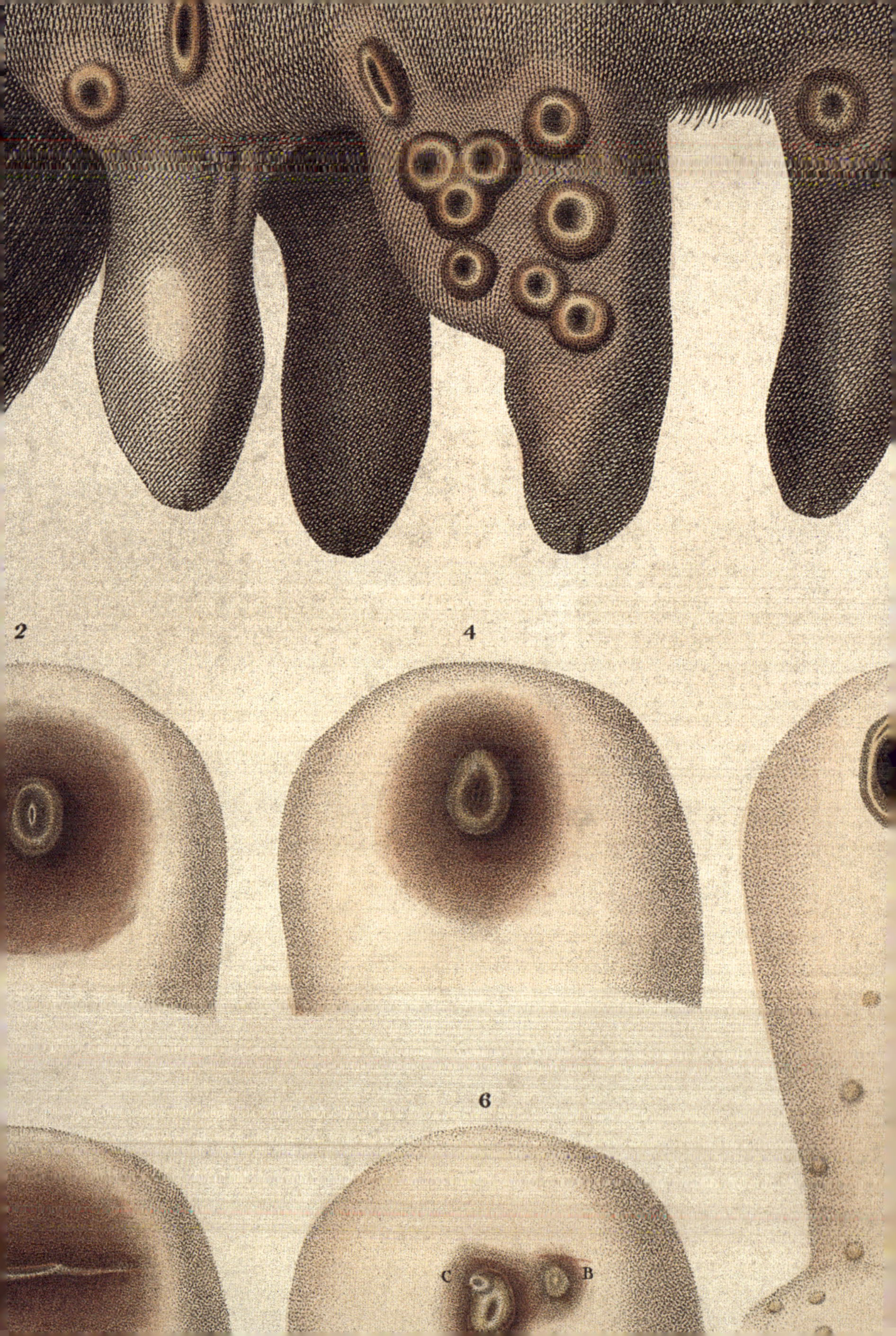
2
4
6
C
B

III

天花

SMALLPOX

强制法案下的水泡

BLISTERED BY ACT OF PARLIAMENT

一名帅气的内科医师在格洛斯特郡（Gloucestershire）的村庄之间骑马出诊，花了许多时间打量当地挤牛奶女工洁白无瑕的脸孔和手臂。这些年轻女性简直天使下凡，似乎逃过了天花的毁容魔爪。当医师停下来和这些女工攀谈、调情时，他注意到这些挤奶女工都得过她们这行的职业病，也就是牛痘（cowpox）——出现在手上的小疮，感染的时间相当短暂。这些女工都相信自己因而不受天花威胁。

无论是真是假，这是英格兰医师同时也是花花公子的金纳（Edward Jenner）想出接种疫苗的说法之一。金纳在 18 世纪 90 年代晚期披露的研究报告说明了一点：19 世纪的内科医师其实可以用一个更具体又有效的预防措施对抗天花。这个说法在当时可说相当特异。再者，接种也极具争议性，因此天花在 19 世纪欧洲历史的最主要影响，就是辩证国家介入公民生活的意义和道德正当性。

金纳的见解是，温和形式的天花可能让患者的病情不再加重，但这其实不是新闻了。人痘接种当时已在中东和亚洲施行了好几百年，主要做法是将天花痘痂碾碎后压入皮肤的小切口；但这项技术并非毫无风险，尤其一旦引发完全型天花，后果将不堪设想。不过在多数情况下，接种似乎可以给予一定程度的保护。18 世纪 10 年代晚期，伟大诗人蒲柏（Alexander Pope）的书信闺友、英国驻君士坦丁堡公使之妻蒙塔古夫人（Lady Mary Wortley Montagu），也遇上天花肆虐。蒙塔古夫人数年前曾得过天花并侥幸逃过一劫，却赔上自己的花容月貌，所以她毫不迟疑地让她的孩子接种人痘。

1718 年，蒙塔古夫人回到英格兰后，立刻倡行接种人痘。她在法院的亲信用接种技术引起皇室注意，并公开对死囚和孤儿测试后，几名皇室孙子也成功接种人痘。人痘虽然从未普及，也不断招来安全和道德方面的疑虑，但已开始在欧洲各地得到实践，接种一般都是透过行走各方的接种人进行，而非医师。对某些人而言，接种技术体现了启蒙运动中的理性人文主义，伏尔泰甚至盛赞接种为指引启蒙医学前进的路标。

金纳小时候已接种过人痘，而直到 1796 年 5 月，才完成牛痘假说中危险的测试：他先从一名当地挤奶女工纳薇丝（Sarah Nelmes）患有牛痘的手上取出脓疱，再将之挤进自己家园丁的八岁儿子菲普斯（James Phipps）皮肤上的伤口。牛痘果然在菲普斯身上发作，但他一周内旋即痊愈，而且没有进一步的病征，即使金纳给他接种数次天花后也一样。于是金纳借用拉丁语的“牛”（vacca）字，将这项技术命名为“接种疫苗”（vaccination）。

然而，在金纳之前，整个 18 世纪晚期至少就有五人观察到牛痘的作用。让金纳成为“接种疫苗之父”的原因，除了他聪颖过人、在议会广发传单宣传自己的技术外，还有前卫的医学插图助他一臂之力。金纳在 1798 年发表的作品《关于牛痘预防接种的原因与后果》（*an Inquiry into the Causes and Effects of the Variolae Vaccinae*）中，附有牛痘脓疱不同阶段的详细铜版画，由艺术家皮尔斯（Edward Pearce）绘制、卡夫（William Cuff）和斯凯尔顿（William Skelton）刻板。后来当皇家炮兵上尉戈德（Charles Gold）于 1801 年对天花进行一系列研究时，金纳请他画了 30 张水彩画，并将这些画纳入上呈给议会的请愿书。之后，他第一次收到了研究酬劳，而且至少有 10000 英镑。

金纳接种疫苗的想法在欧洲各地不胫而走，穿越了拿破仑战争的战线，进入热带地区的欧洲殖民地。疫苗面临的问题是，接种如果要有效，牛痘脓疱就得从发病一周内的疮口上取得。而这个问题在巴尔米斯探险团出现后得到解决。1803—1806 年，西班牙医师巴尔米斯（Francisco de Balmis）率领 22 名未接种疫苗的孤儿男孩，将旧的接种技术带往西班牙在南美和东南亚地区的殖民地。当一名男孩从牛痘复原后，下一位就从他的疮口接种。疫苗接种在 1802 年由东印度公司引介至英属印度，但在当地引起更多争议。对许多印度人来说，人痘接种是一种宗教仪式，需由湿陀罗（Sitala，即天花女神）的信徒进行，且与源自牛身上的物质进行身体接触，不但令许多人深感厌恶，

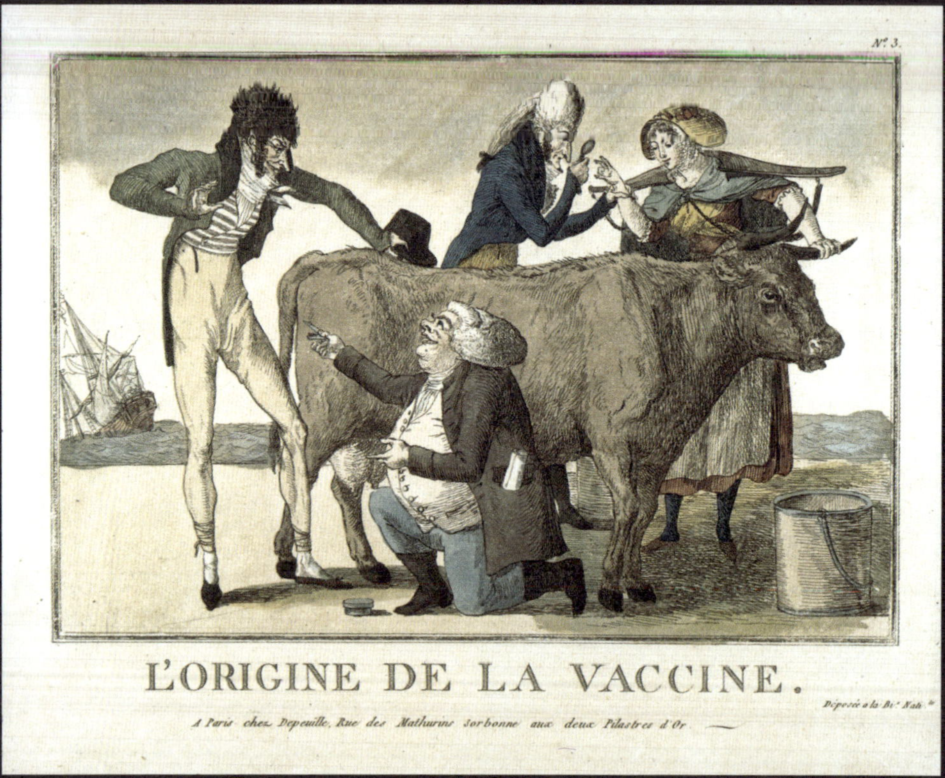
N° 3.
L'ORIGINE DE LA VACCINE.
Déposée a la Bi.e Nati.le
A Paris chez Depeuille, Rue des Mathurins Sorbonne aux deux Pilastres d'Or

Ⓐ

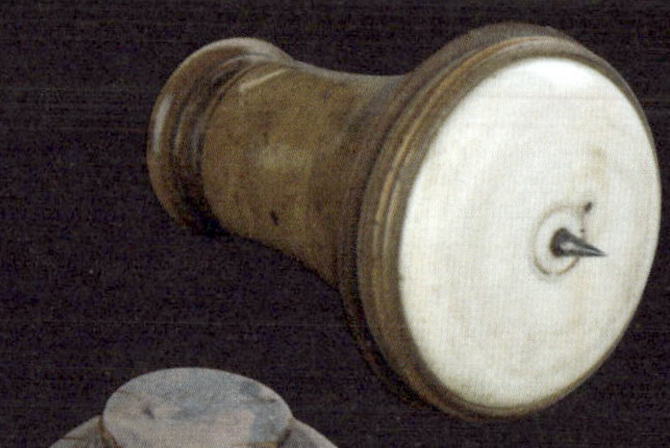

Ⓑ

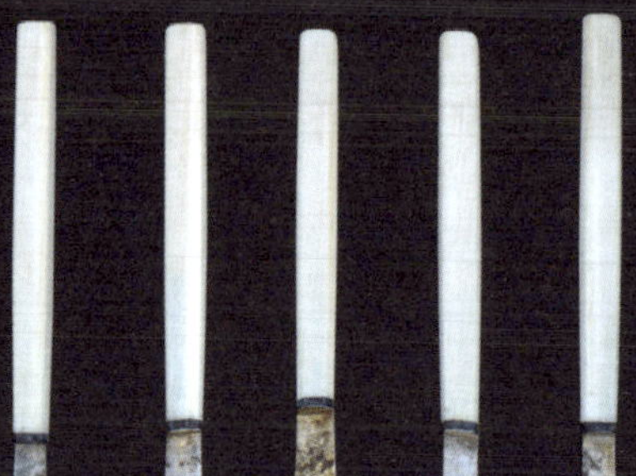

Ⓒ

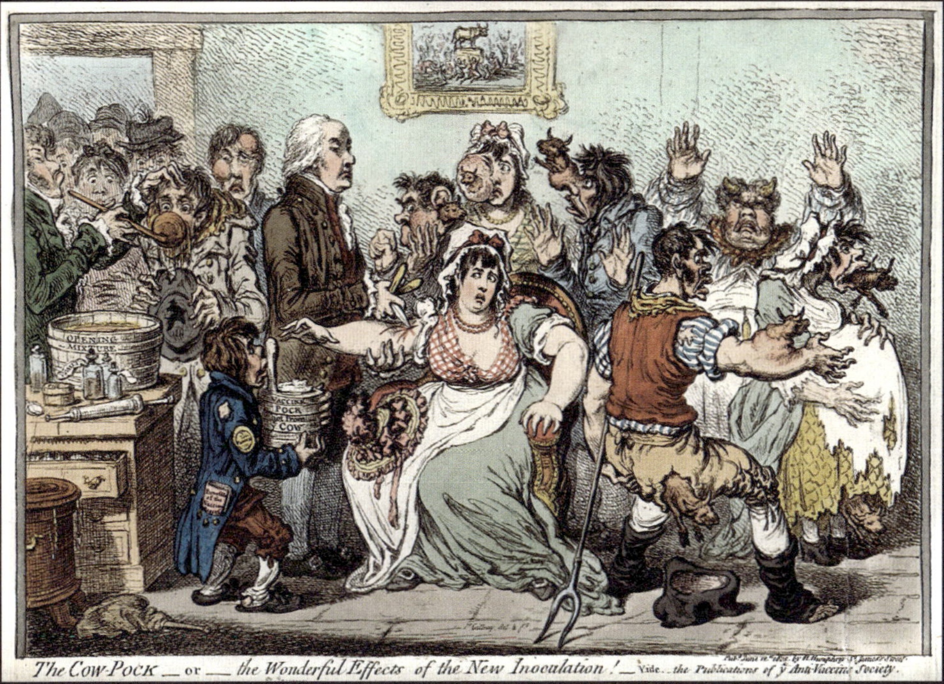
OPENING MIXTURE
The Cow-Pock — or — the Wonderful Effects of the New Inoculation! — Vide. the Publications of ye Anti-Vaccine Society.

D

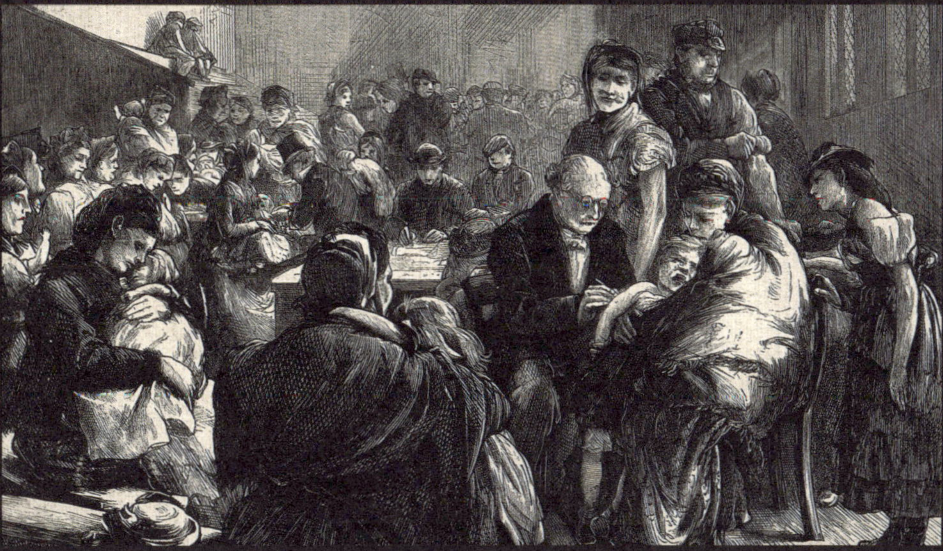

E

而且也踩到文化和宗教的红线。

接种疫苗不断在人畜之间的模糊边界游移，终于触及了英国的敏感神经。1802 年，古尔雷在《牛痘疤》（*The Cow-Pock*）一画中讽刺金纳，描绘接种疫苗者长出牛腿、牛鼻，甚至牛嘴，加深大众对疫苗的恐惧（图 Ⓓ）。即使有一些地主和雇主愿意为自己的租户或工人接种，但强势的主流政治意识形态仍强压客观的全国疫苗方案。然而，就在 19 世纪三四十年代，政治氛围开始出现变化，国家介入医疗的范围日益扩大（如《新济贫法》和公共卫生的诸多改革），但争议却没有减少。1853 年，《强制接种法》（*The Compulsory Vaccination Act*）硬性规定所有在英格兰和韦尔斯的孩子都必须接受疫苗接种，后来该法翻新时更加入对拒绝接种者的罚则。

“反强制接种联盟”（Anti-Compulsory Vaccination League，1874 年成立）和《接种调查者》（*Vaccination Enquirer*，成立于 1880 年）之类的社团及期刊成立，领导着反对运动，而最强的反对力量来自自学、自觉又自重的工人阶级。有些人认为，接种疫苗是对人身自由的直接挑战。反对接种的先驱吉布斯（John Gibbs）就曾怒问，英国人是否应“由议会法案决议，接受吸血、放血、灼烧到起泡，还要灌洗、冰冻，再强制服药、净身，被搞得口水流满地”？有些父母则担心，接种疫苗可能使其他疾病蔓延，这种担忧也非空穴来风。有钱人付得起私人医师的接种费用，但穷人就不得不接受济贫法安排，接种疫苗于是成了济贫院内的另一种景象（图 Ⓔ）。大家开始将金纳揶揄为贪财的江湖郎中，他原本在特拉法加广场第四基座的雕像，也于 1862 年移至肯辛顿花园内较隐秘的地点。

随着 20 世纪到来，欧洲的天花发病率和反对接种的鼓吹力度，开始双双下降。这时，细菌学家逐渐了解到，某些传染病可能是由小得连用光学显微镜也观察不到的病媒所引起（引发天花和牛痘的病毒直到 1931 年电子显微镜发明之后才找到）。于是乎，19 世纪医学唯一能确切预防的传染病，其实也是当时细菌学知识破解不了的疾病。

Ⓐ 针对英国内科医师的法式讽刺：这幅漫画刊登于 1800 年左右，图中一名医师和一位农民正从牛的乳头取出牛痘脓疮，而另外一名花花公子医师则在检查美丽挤奶女工的玉手。背景的沉船可能影射拿破仑战争中英国或法国蒙受的损失。

Ⓑ 金纳以前的人痘接种：18 世纪欧洲的人痘接种器，以象牙和黄杨木制成。

Ⓒ 金纳以后的疫苗接种：19 世纪中叶法国的一套五把接种柳叶刀。

Ⓓ 狂野的忧虑：古尔雷 1802 年的漫画，讽刺前往金纳位于伦敦圣潘克拉斯（St Pancras）“天花和接种医院”的人可能会得的“后遗症”。

Ⓔ 疫苗成为量产药剂：巴克曼（Edwin Buckman）1871 年发表于《图像报》（*The Graphic*）的雕版画，呈现医师在伦敦东区一间药房替贫困儿童接种疫苗。

Ⓕ & Ⓖ 感染即预防：这些版画出自林恩（John Ring）发表于 1803 年的《牛痘通论》（*Treatise on the Cowpox*）一书。图中显示三个星期内牛痘囊泡的变化。

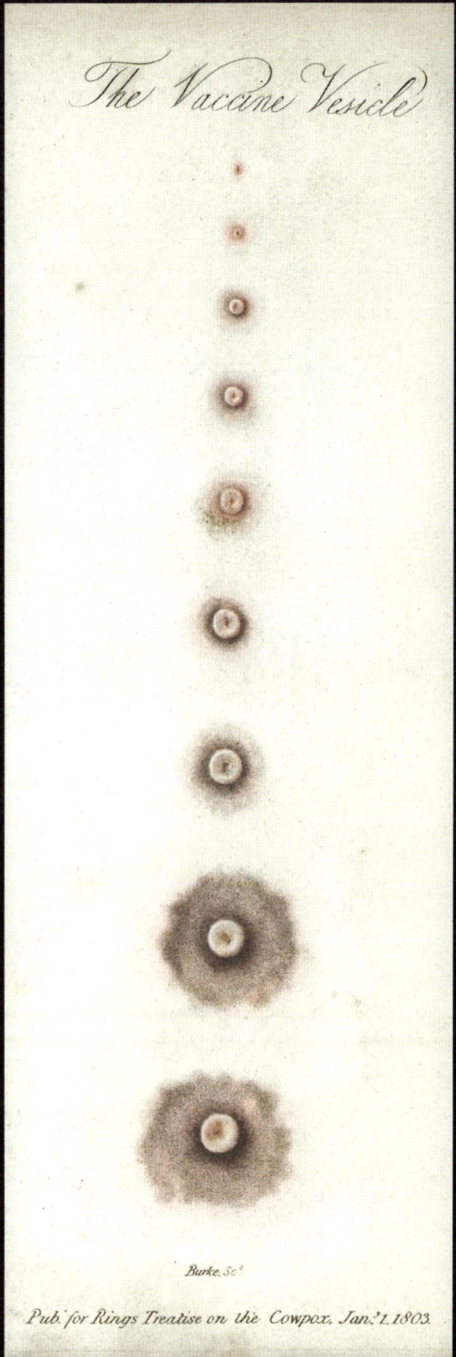
The Vaccine Vesicle
Burke, Sc.
Pub. for Rings Treatise on the Cowpox, Jan. 1, 1803.

F

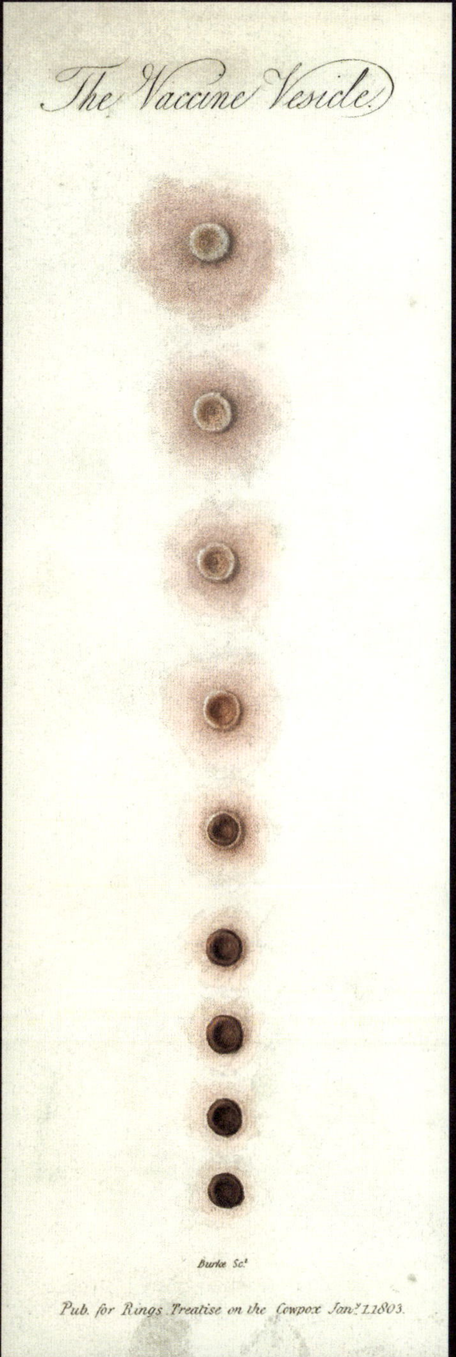
The Vaccine Vesicle.
Burke Sc.
Pub. for Rings Treatise on the Cowpox Jan. 1,1803.

G

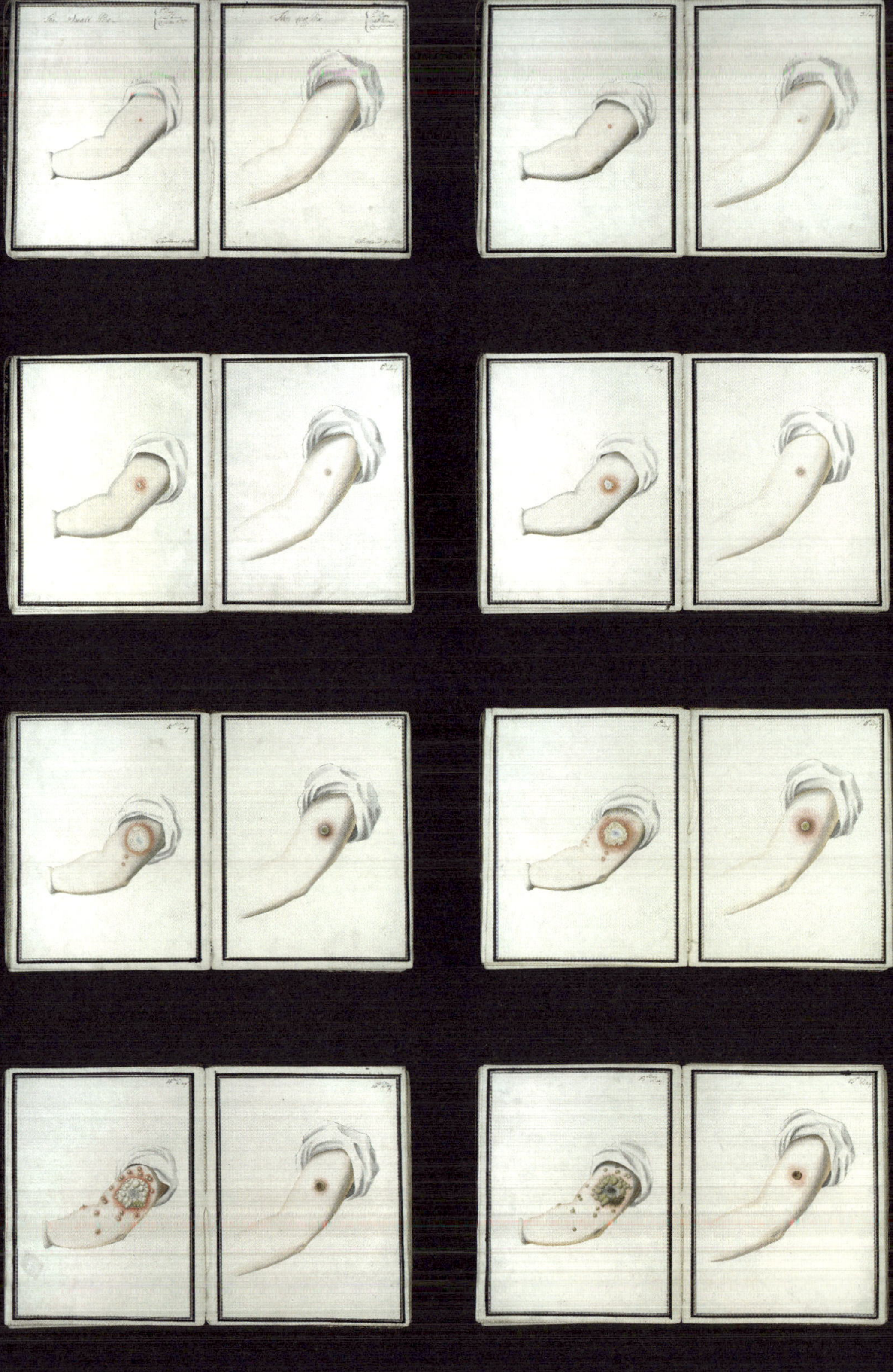

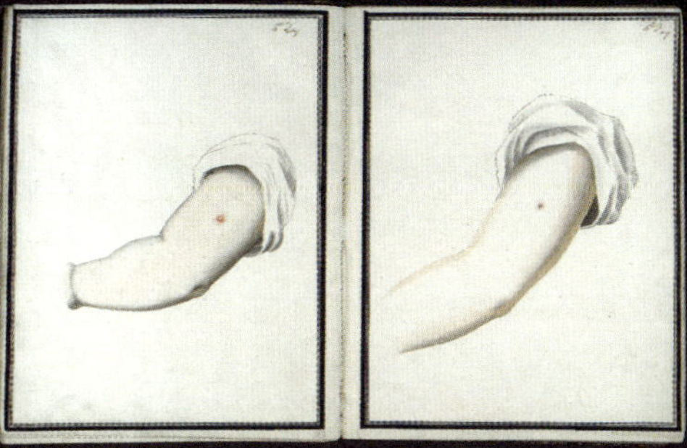
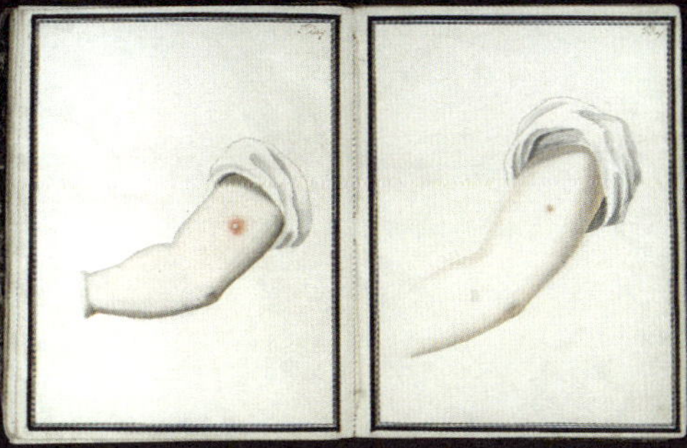
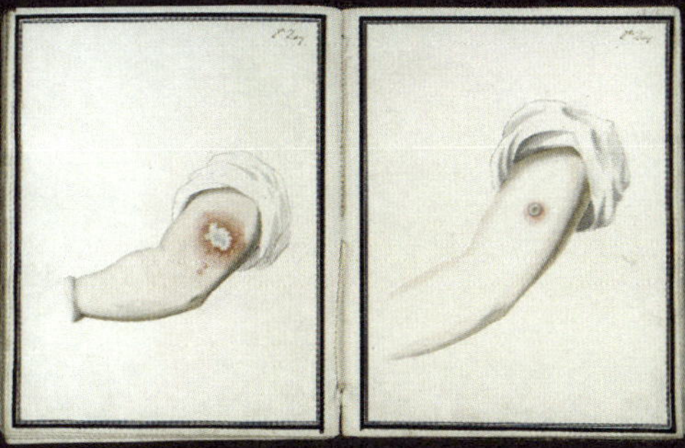
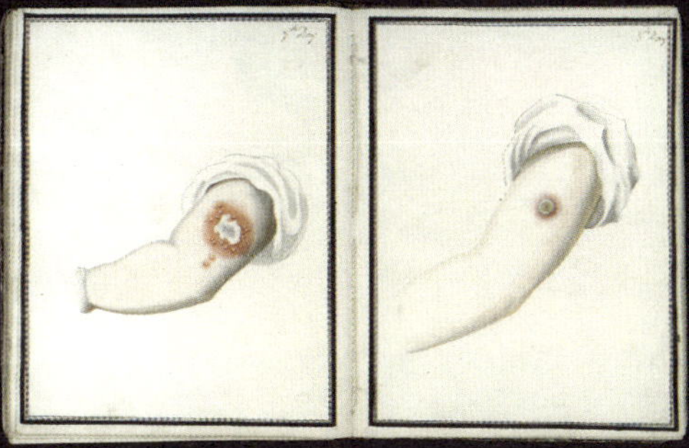
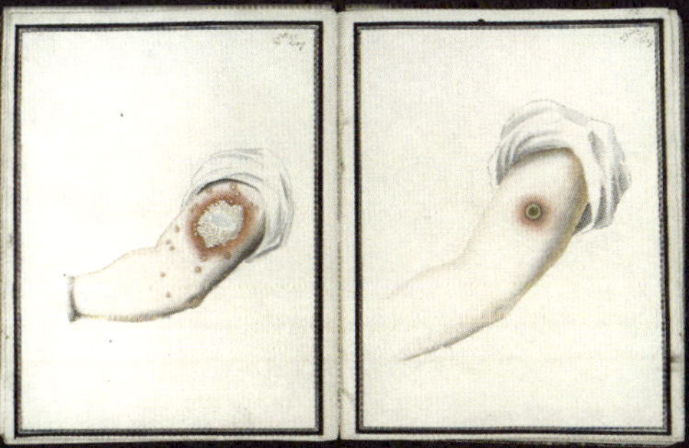
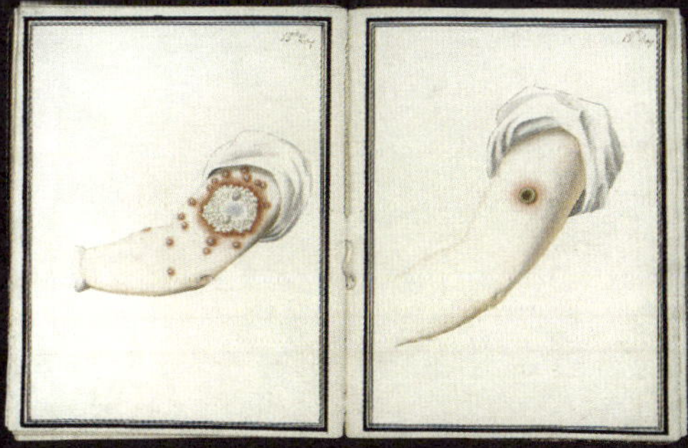
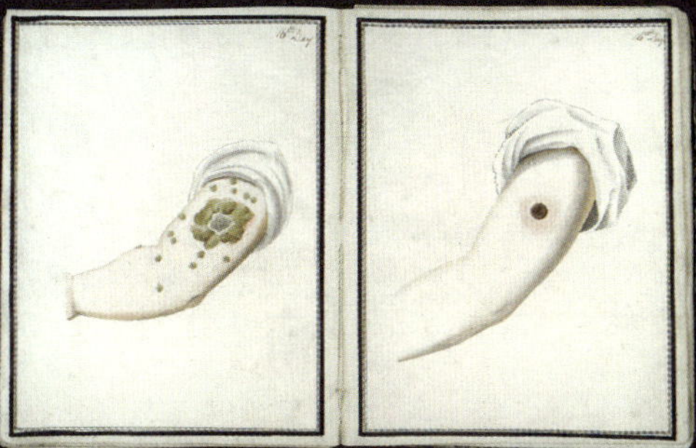

这一系列 30 幅水彩画，展示了天花疱疹（左图）和牛痘接种（右图）的发展对照。这些图画由科特兰（George Kirtland）刻板、戈德上尉作画，金纳将这些画上呈议会，充当接种请愿书的一部分。

血疱痘圖

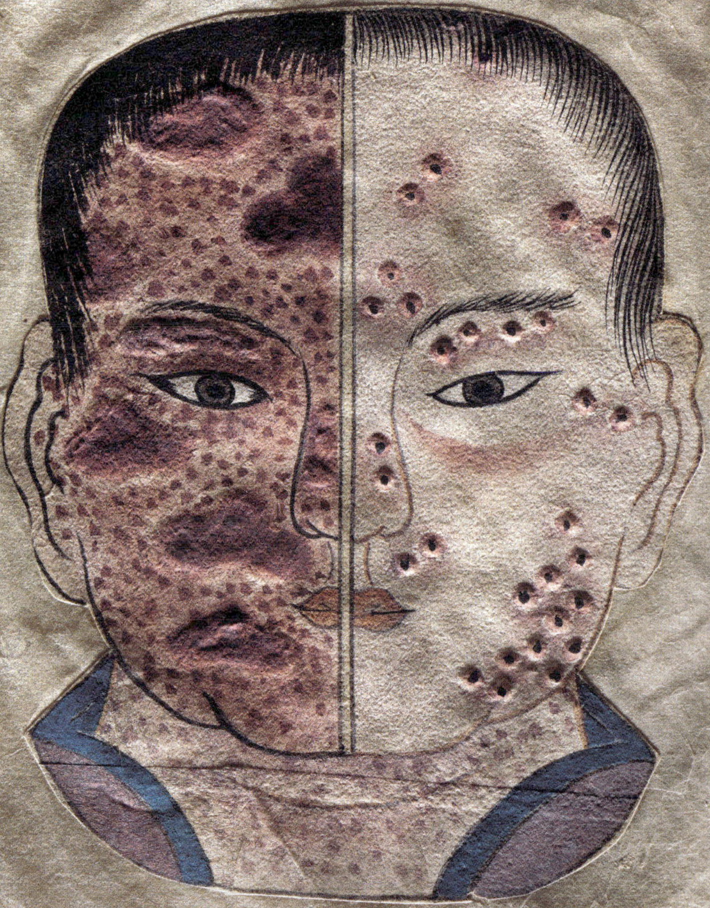

蛇皮痘圖

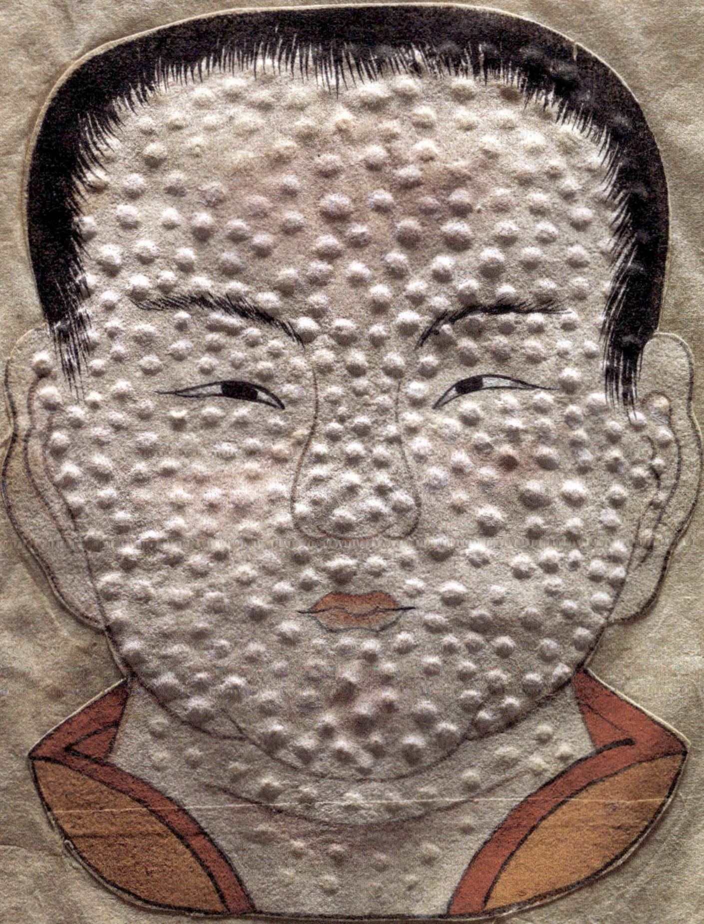

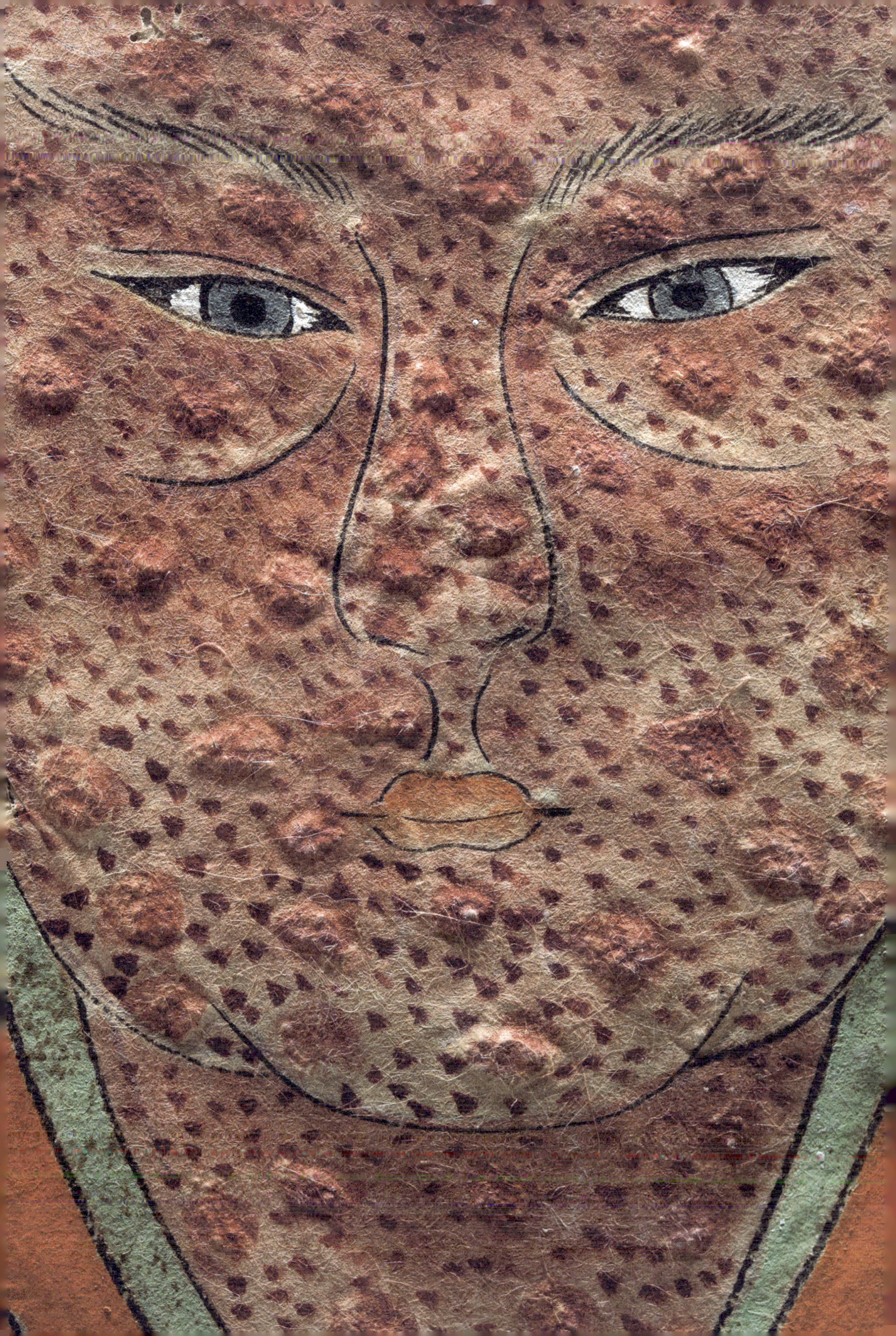

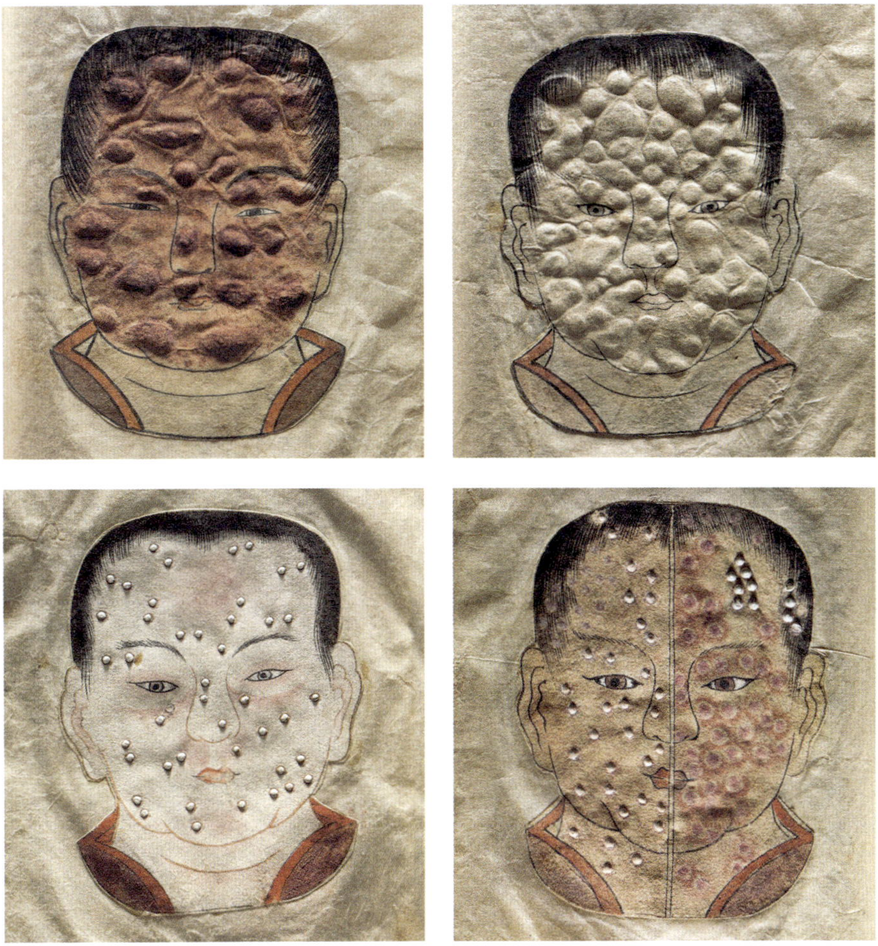

前页、对页、本页和后页：《痘疹精要》内的手绘图，书页质地颇为细致。《痘疹精要》由日本医师神田玄泉（或称玄仙）于 17 世纪末、18 世纪初所著，榎本玄昌编辑补充，是本相当罕见，甚至可说是独一无二的日本天花专书。这些图绘意义非凡，书中不具明显的西方解剖与病理传统图像，反而提供了一种完全不同的描绘疾病方式，达到令观者感同身受、触目惊心的效果。

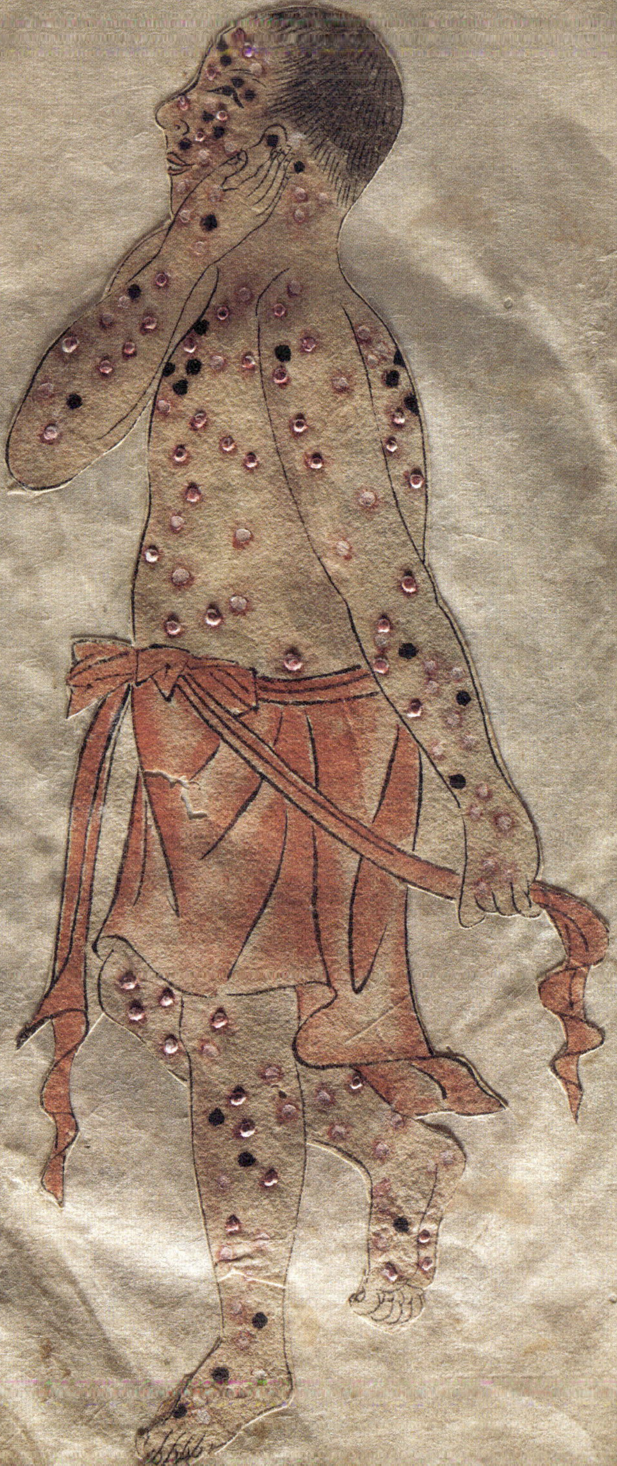

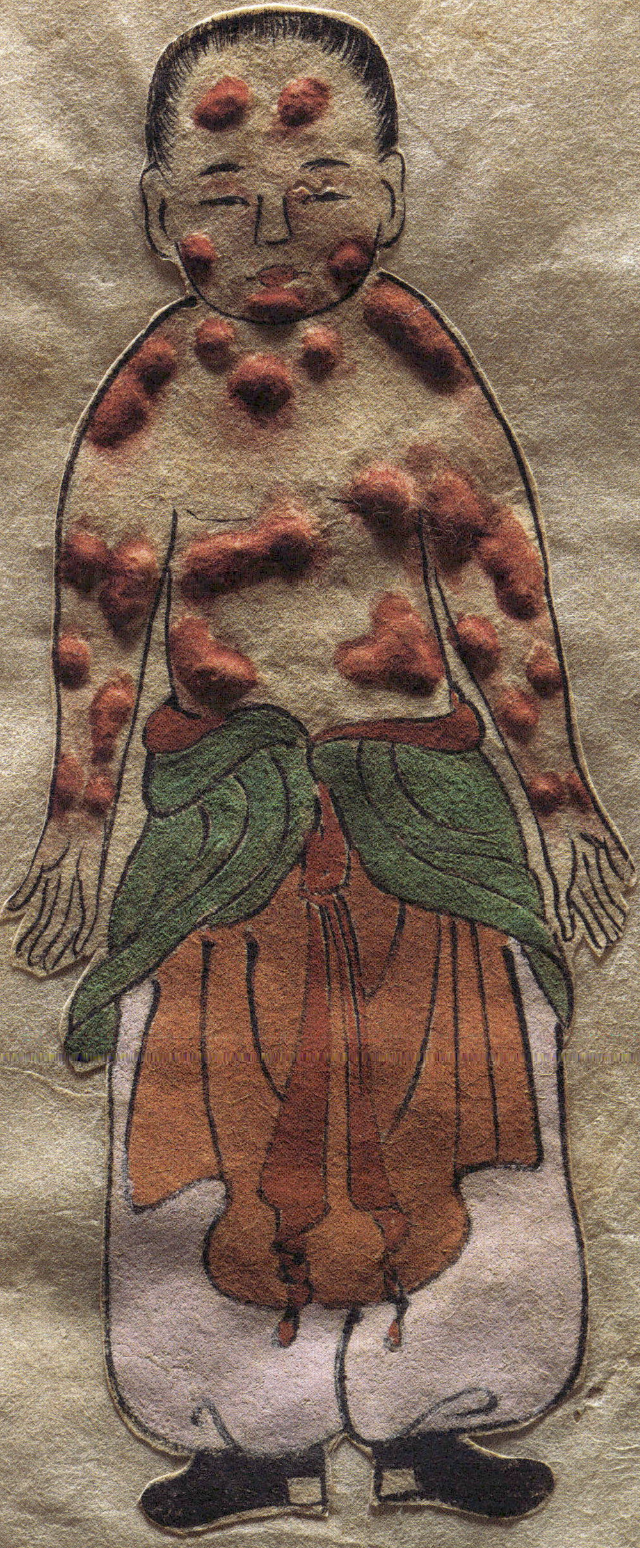

九焦痘圖

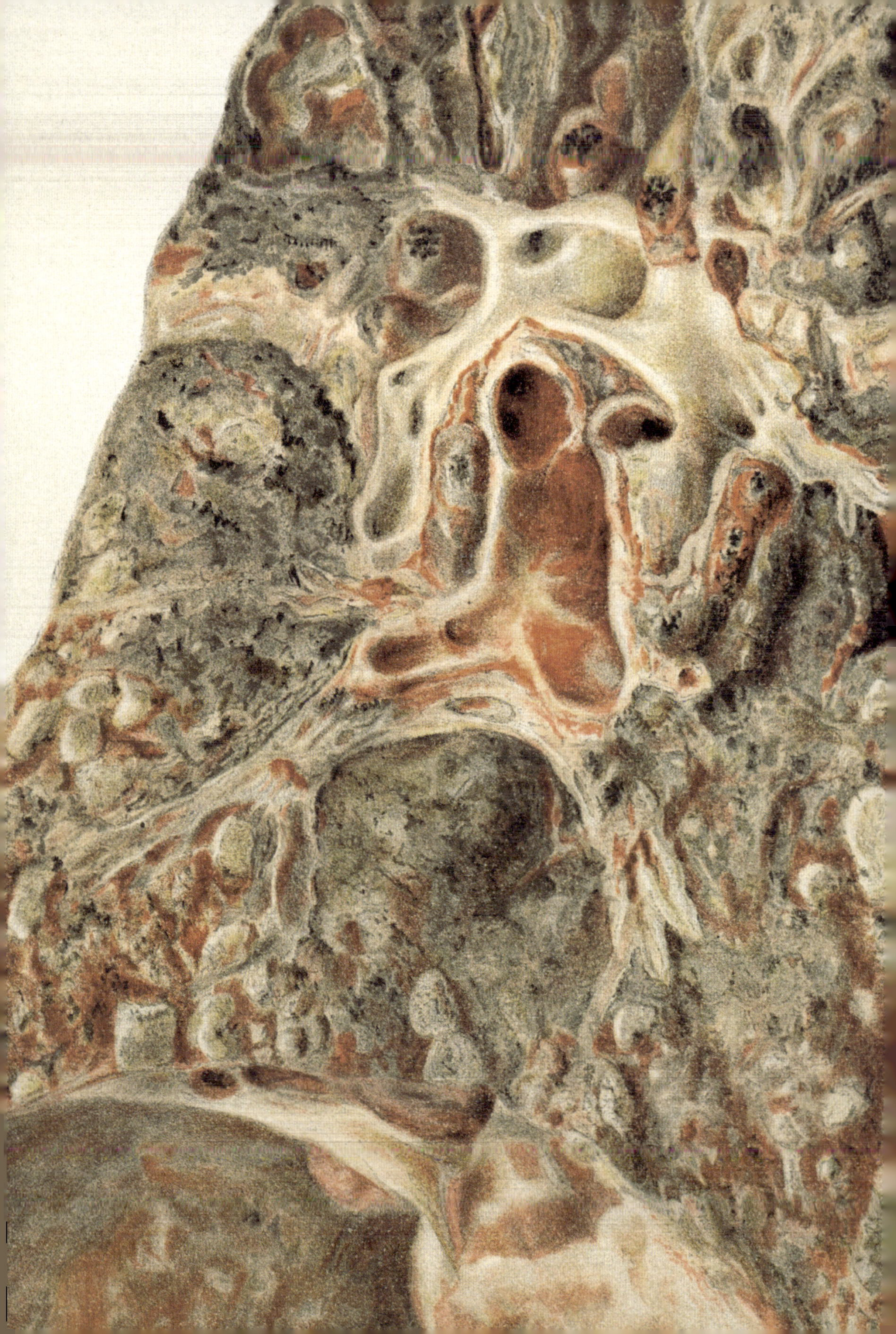

IV

结 核

TUBERCULOSIS

白色死神

THE WHITE DEATH

没有其他疾病比结核更能解释 19 世纪行医的困难程度。针对结核病，遗传营养、环境和感染蔓延等争论和文化框架纠结在一起，特别是因为它夺走了五分之一欧洲人的生命。它并非以秋风扫落叶的速度取人性命，而是缓慢地折磨患者的身体和心灵，终至死亡。即使内科和外科医师渐渐认为自己在西方文化中拥有地位和权威，结核病也始终响着警钟：扩大医疗知识无法瞬间大幅提升治疗百病的能力。这个疾病唤醒旧式医学功能的观念：为残疾人士提供的照护往往需历时几年甚至几十年，而且大多数情况下，他们永无痊愈的可能。

此病的旧名是痨病（phthisis，来自希腊语，意为耗去），反映了它可能从内部摧毁人体。结核是最典型的体质破坏者，染病后将不断耗去体力和精力，直到生命被磨损殆尽。它似乎是由父母传给子女，并在一两代的时间内摧毁整个家庭。当时大多数医师将痨病理解为一种“消耗性体质”带来的结果，是遗传性体质在恶劣的生活条件、不良的饮食习惯、过度劳累下产生的大病。

1819 年，法国医师雷奈克（René Laennec）将自己在巴黎医院练就的临床医学视角转向痨病，并认为痨病是同一病灶在不同组织中发作而产生完全不同的疾病：比如在颈部淋巴结发病的瘰（淋巴结核）、肺部发病的肺痨，或是脊椎发病的博特氏病（Pott's Disease）。20 年后，德国医师舍恩莱（J. I. Schönlein）将这些病征命名为结核（tubercle，拉丁文的小丘之意），并称它们引起的疾病为结核病（tuberculosis）。许多医师运用病理解剖的原则，指出肺结核和癌症之间明显的相似之处：这两种疾病都常由同一原发病灶在身体内扩散而加重病情，也都以同样方式杀死、侵入、压缩或侵蚀健康的身体组织。

19 世纪中叶以前，西方医师已会

使用雷奈克发明的听诊器为罹患痨病的患者看诊，但诊断结果通常不太乐观（图Ⓑ）：近半数的患者会在 20 岁出头死亡，且女性的死亡率较高，原因可能是由于怀孕造成的压力，或养家糊口的男人通常能享用家里最好的食物导致女性营养不良。痨病像迷雾一样，蔓延在无数拥挤不堪、贫瘠匮乏的工业城市，却也为文艺创作蒙上一层病态的美貌，深深掳获艺术家、美学家和浪漫主义者的身体与心灵，成为他们作品中的原型。

痨病捕捉到浪漫主义盛行的要诀：过多的激情，从身体内燃烧自我，以苦难净化并升华创作的灵魂。一般认为结核病夺走了下列名人的性命：济慈、布朗宁夫人（Elizabeth Barrett Browning）、梭罗（Henry David Thoreau）、肖邦（Frédéric Chopin）、拉福格（Jules Laforgue）和勃朗特（Brontë）家六个兄弟姊妹。而 19 世纪文艺作品中，也有结核病的影子：小仲马（Alexandre Dumas Fils）的《茶花女》（*La Dame aux Camélias*，1848 年）激发威尔第（Giuseppe Verdi）创作出歌剧《茶花女》（*La Traviata*，1853 年），而法国作家穆杰（Henri Murger）的小说《波希米亚人》（*Scenes of Bohemian Life*，1848 年）也促使普契尼（Giacomo Puccini）创作出歌剧《波希米亚人》（*La Bohème*，1896 年）。结核病甚至影响了时尚的审美观，比如在脸上铺施粉底以达苍白效果、穿着紧身马甲以模仿瘦削的美态。

从人们渴望的死法也能看出痨病在文化上的影响力。在“善终”（Good Death）想法当道的 19 世纪，用重剂量鸦片减轻慢性结核病的痛楚，完全体现“善终”的要义，如凯莱赫（Allan Kellehear）教授指出的，一切都是为了缓慢、无痛的死亡 [1]。垂死之人在逐渐走完自己的最后一程前，仍有充裕的时间打理后事、学会和上帝和平相处，并和家人道别。他们的身形日益苍白、单薄，却也可能变得更漂亮，在生命的终点慢慢接近前，学会拥抱死后的世界。各种不同文化原型中的夙愿，都鲜少反映在司空见惯的现实上，但“善终”主宰了整个维多利亚时代的文学艺术，从丁尼生（Tennyson）的《亚瑟王之牧歌》（*Idylls of the King*），到各种狄更斯式的临终场景，无一不是怀抱这样的期待。死神可能就躲在下一个转角磨刀霍霍，在这样的世界上人类自然很希望得到善终，而非被丑恶的霍乱迅速又羞辱地夺去生命。

1882 年 3 月 24 日，德国细菌学家科赫（Robert Koch）对柏林生理学会（Berlin Physiological Society）宣布，他已经确认了引发结核病的细菌。科赫的说法迅速为欧洲和美国医学界采纳，到了 19 世纪末，大多数医师都认同结核病本质上是一种传染病。然而，在旧思想的迷障还未完全破除前，仍有人坚持结核病可能带有遗传成分，他们诉诸“消耗性体质”的概念，辅以“种子和土壤假说”（什么样的种子，就长在什么样的土壤里），认为结核菌只会感染那些体质较弱或先天性代谢有缺陷的人。而科赫

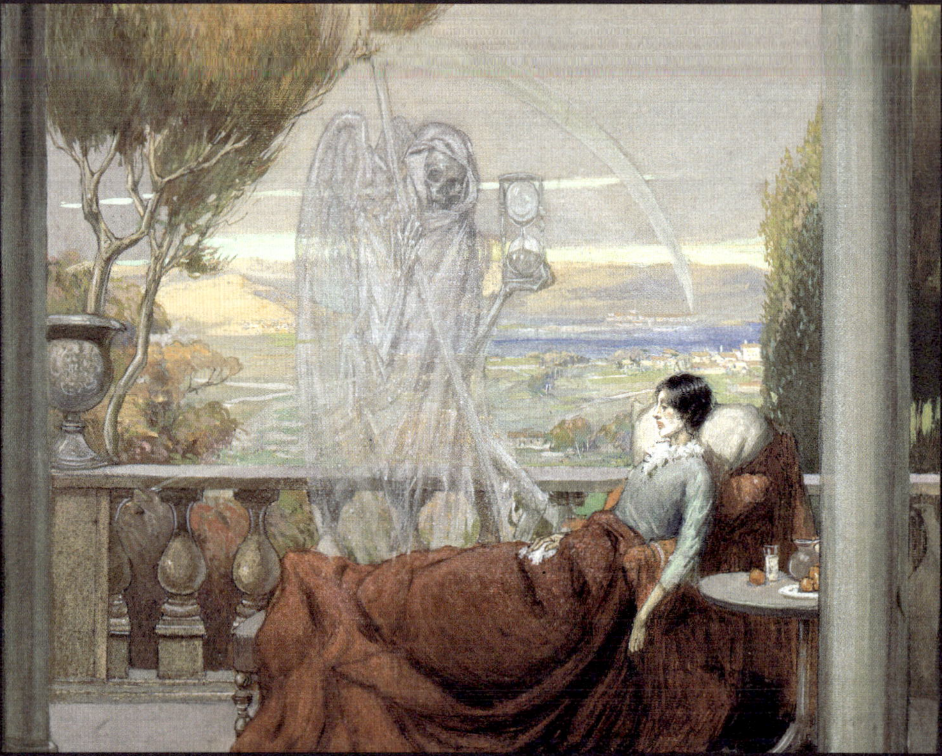

Ⓐ

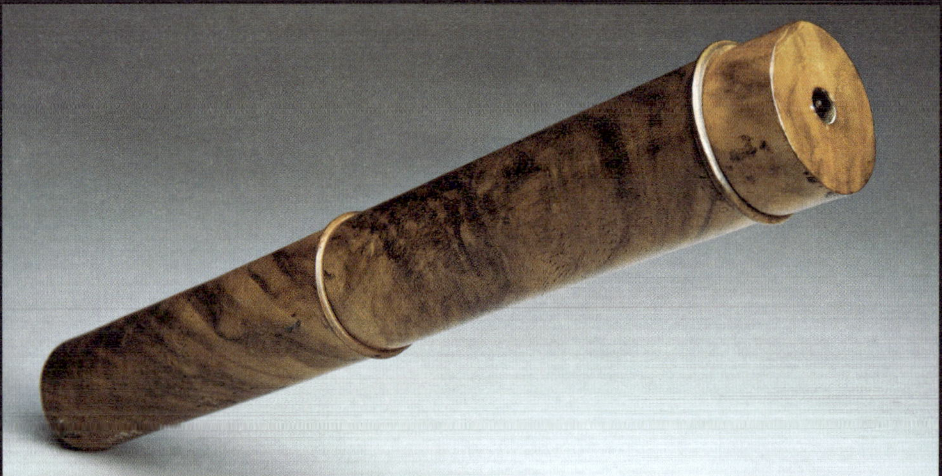

Ⓑ

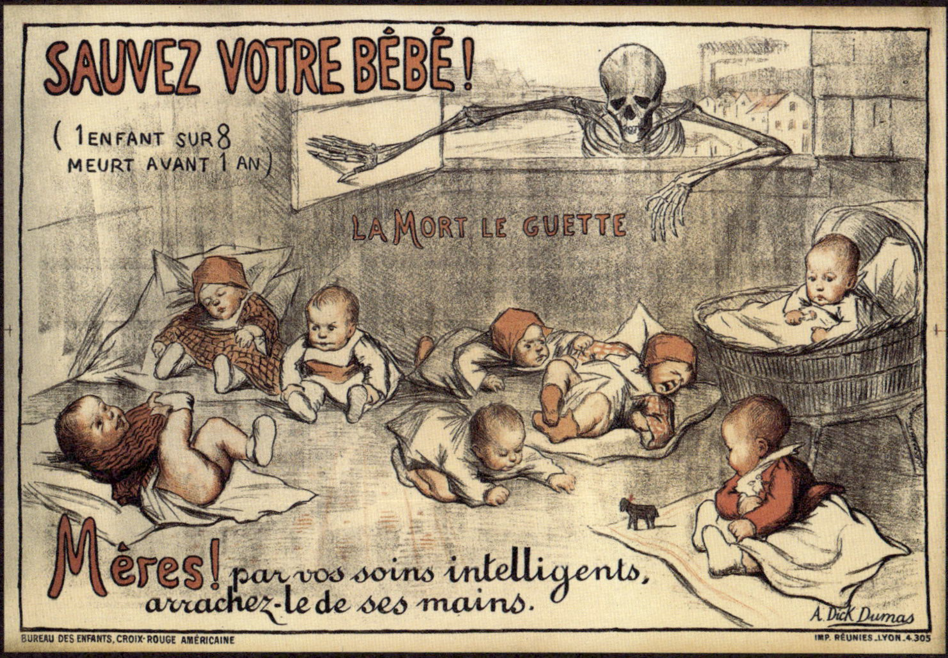
SAUVEZ VOTRE BÉBÉ!
(1 ENFANT SUR 8
MEURT AVANT 1 AN)
LA MORT LE GUETTE
Mêres! par vos soins intelligents,
arrachez-le de ses mains.
A. Dick Dumas
BUREAU DES ENFANTS, CROIX-ROUGE AMÉRICAINE
IMP. RÉUNIES, LYON. 4.305

Ⓒ

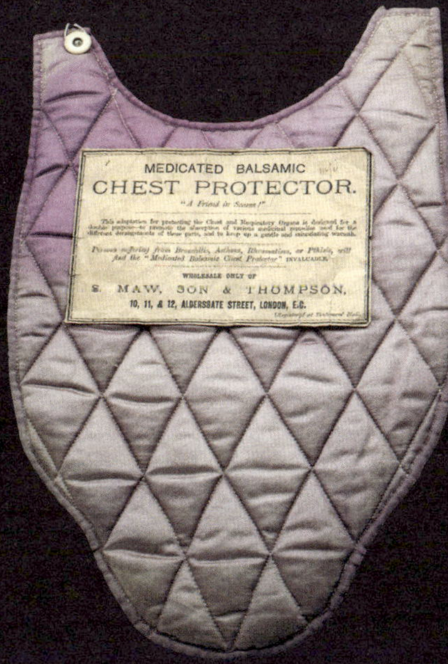
MEDICATED BALSAMIC
CHEST PROTECTOR.
WHOLESALE ONLY OF
S. MAW, SON & THOMPSON,
10, 11, & 12, ALDERSGATE STREET, LONDON, E.C.

Ⓓ

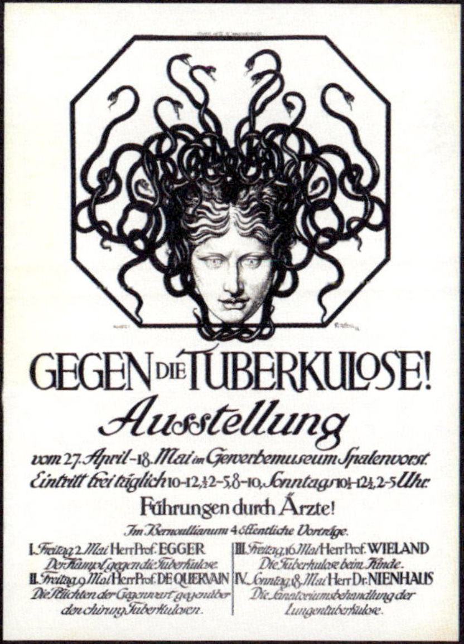
GEGEN DIE TUBERKULOSE!
Ausstellung
vom 27. April – 18. Mai im Gewerbemuseum Spalenvorst.
Eintritt frei täglich 10–12, ½2–5, 8–10, Sonntags 10½–12½, 2–5 Uhr.
Führungen durch Ärzte!
Im Bernoullianum 4 öffentliche Vorträge.
I. Freitag 2. Mai Herr Prof. EGGER
Der Kampf gegen die Tuberkulose.
II. Freitag 9. Mai Herr Prof. DE QUERVAIN
Die Pflichten der Gegenwart gegenüber den chirurg. Tuberkulosen.
III. Freitag 16. Mai Herr Prof. WIELAND
Die Tuberkulose beim Kinde.
IV. Sonntag 18. Mai Herr Dr. NIENHAUS
Die Sanatoriumsbehandlung der Lungentuberkulose.

Ⓔ

对结核病因的研究虽然让医学界达成共识，但他在 1890 年提出用结核菌素（tuberculin，一种细菌的甘油提取物）对付结核病的方式，却被证明无效。

19 世纪 60 年代起，德国医师将那些富裕的结核病人送到疗养院或设备齐全的私立医院，这些院所通常位于深山，环绕着松林和海岛，当然还有新鲜的空气。19 世纪末到 20 世纪初，疗养院大举进驻西方世界的农村地区，其中大多由私人设立，仅有少数是国家资助兴建。结核病人可以根据医嘱多休息以期恢复体力，也能吃得好、睡得饱，更能游泳或享受日光浴，并以散步进行复健。或以外科手术使感染的肺脏塌陷，让患者得以休息。科赫的研究发表后，疗养院也借由隔离感染者获得额外的好处，且鼓励疗养院的病人多呼吸含杂酚油或石碳酸的蒸汽，以期杀死细菌。弗里德里希·耶森（Friedrich Jessen）医师位于瑞士达沃斯（Davos）的疗养院，为 20 世纪最伟大的结核病文学作品——托马斯·曼（Thomas Mann）的《魔山》（*The Magic Mountain*，1924 年）提供了场景。但是，接受疗养院长期照顾的效果并不比在家里好多少，而且较穷的患者在最后阶段可能更渴望舒适的环境，而非待在济贫医院冷清的隔离病房。

结核病的发病率于 19 世纪末开始下降，最有可能的原因是城市中贫苦大众的营养状况和生活条件得到改善，但是羞于诊疗的心理驱使医师和患者隐瞒病情也是一个因素，何况统计数字也显示结核病依旧和贫困紧紧相连。随着英国渐渐让出工业和军事的主导地位，帝国子民在身体与智慧上也出现衰颓，更放大了对大英帝国毁灭的恐惧。20 世纪初，德国和美国崛起成为世界大国，一些英国评论家开始怀疑：大英帝国甚至整个西方，是否集体染上了某种结核病，掉进无尽的深渊中？

1 Allan Kellehear, *A Social History of Dying*, Cambridge University Press, 2007.

Ⓐ 白死病：这幅水彩画由库珀（Richard Tennant Cooper）所绘，完成于 19 世纪末或 20 世纪初，以拟人化的骷髅天使描绘象征死亡的结核病。骷髅天使带着象征死神的镰刀和沙漏，出现在孱弱的年轻女子面前，而女子卧病在床，只能斜倚阳台俯瞰美丽的风景。

Ⓑ 倾听肺部：这个抛光三段式木质听诊器，同法国医师雷奈克于 1816 年发明的听诊器是同一类型。这个听诊器属于加谢（Paul Gachet）医师，其最著名的事迹是在画家梵高（Vincent van Gogh）自杀前几个星期为他治病。

Ⓒ 幼儿的夭折：这幅彩色版画为艺术家杜玛丝（Alice Dick Dumas）所绘，由美国红十字会在法国发行，以脏乱的工业城市景象（在此画中以死神的骷髅像代替）凸显幼儿面临的健康威胁。

Ⓓ 绝望的药方：一副“加药香脂护胸”，以预防肺结核感染为卖点，在 19 世纪末的伦敦贩卖。

Ⓔ 1913 年巴赛尔科学博物馆的展览海报，结核病化身为美杜莎（Medusa）僵硬、带有蛇发的头。

Ⓕ 1905 年的海报，患有结核病的女孩向病友伸手，邀他们一同到松林里呼吸新鲜的空气。这幅海报是为巴黎世郊区一间儿童疗养院募集资金所绘，图中出现蜷曲围绕树干的蛇可能代表结核病的某些特征。

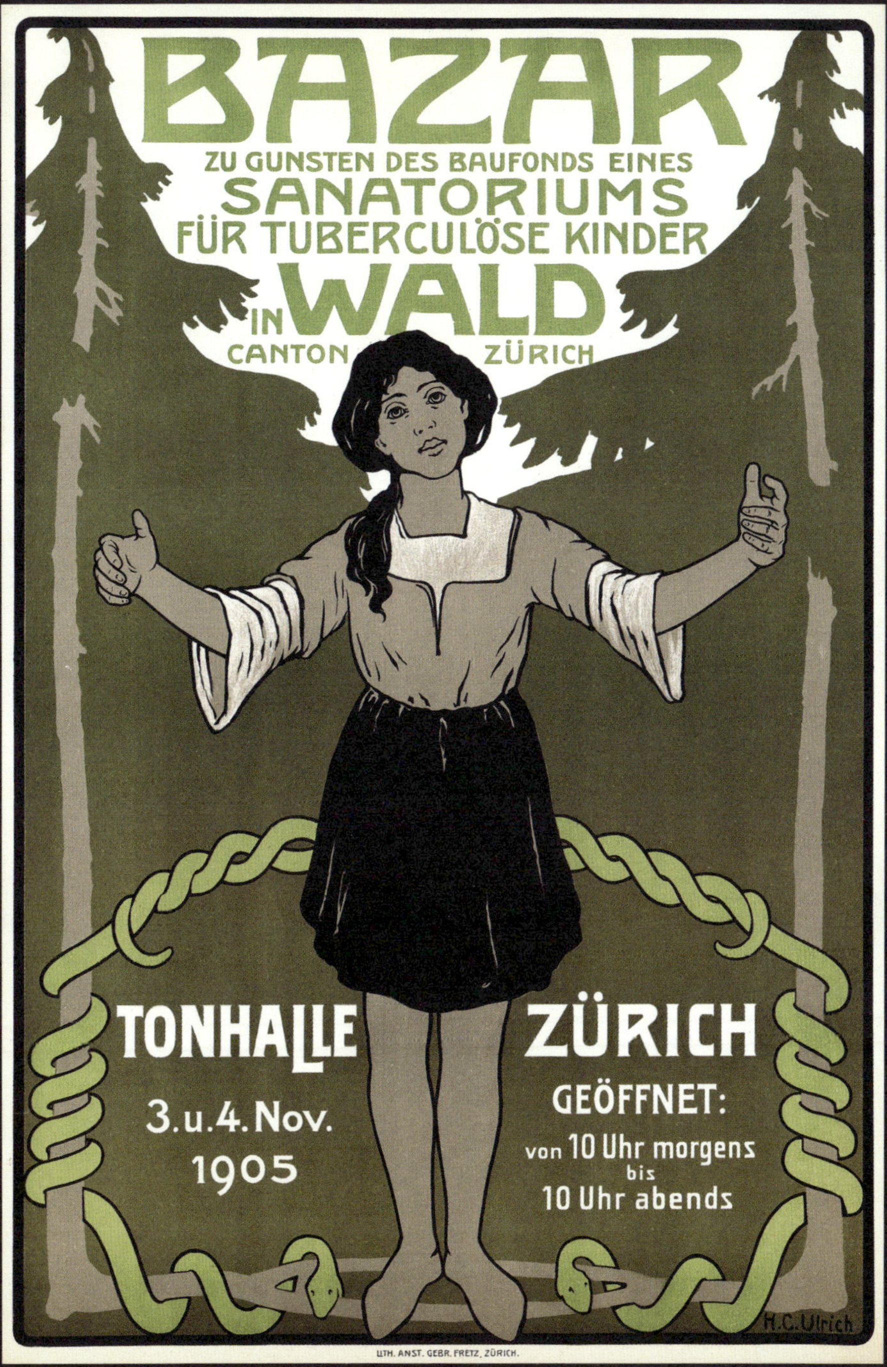
BAZAR
ZU GUNSTEN DES BAUFONDS EINES
SANATORIUMS
FÜR TUBERCULÖSE KINDER
IN WALD
CANTON ZÜRICH
TONHALLE ZÜRICH
3. u. 4. Nov.
1905
GEÖFFNET:
von 10 Uhr morgens
bis
10 Uhr abends
H.C. Ulrich
LITH. ANST. GEBR. FRETZ, ZÜRICH.
Ⓕ

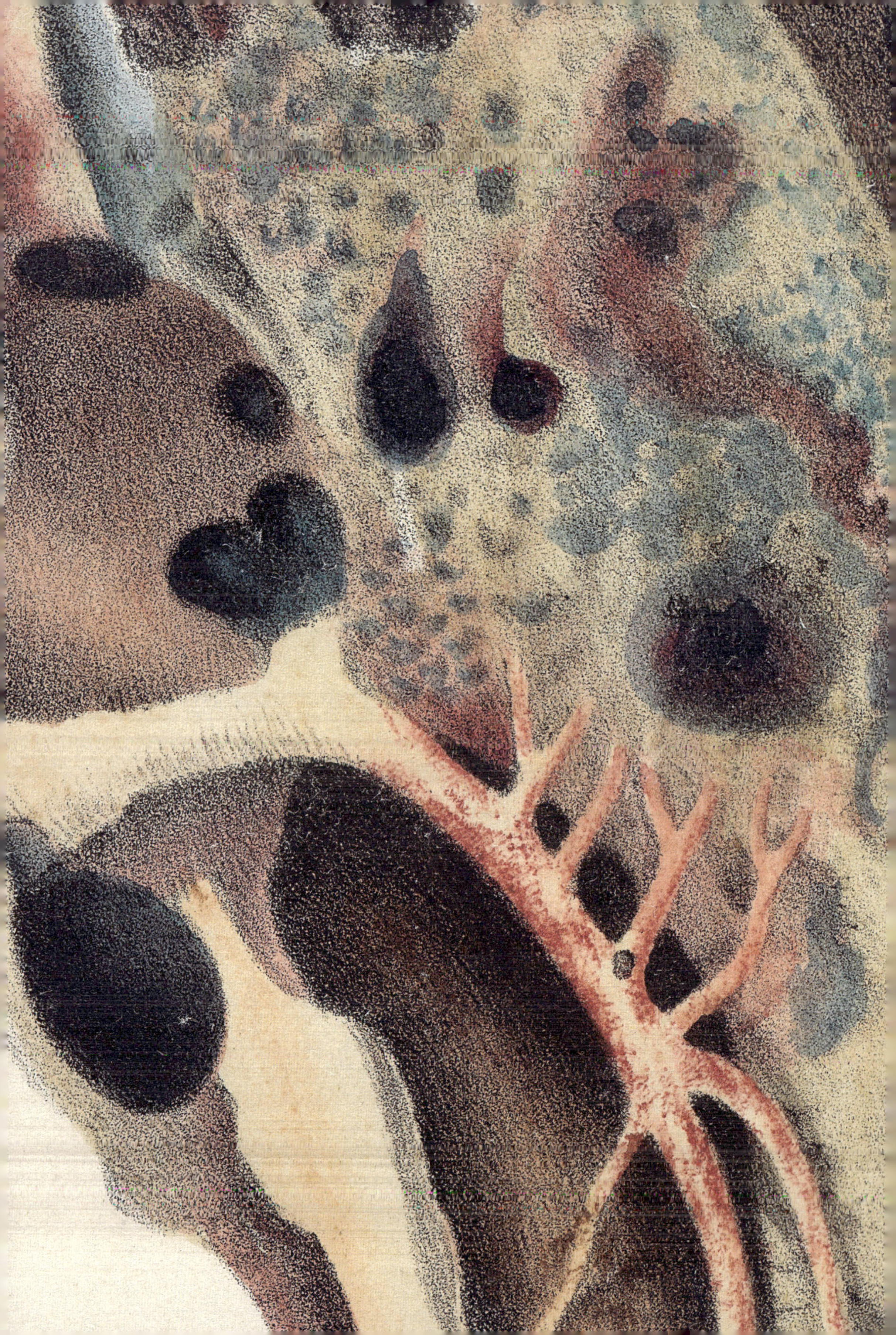

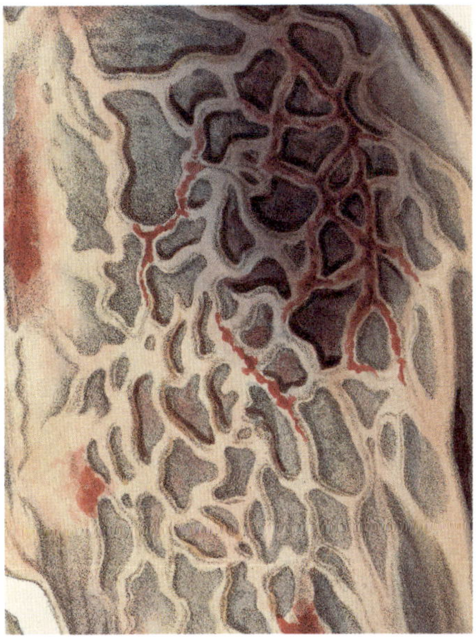

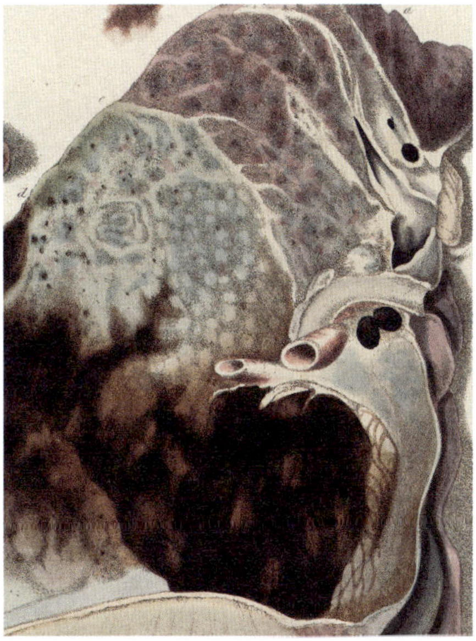

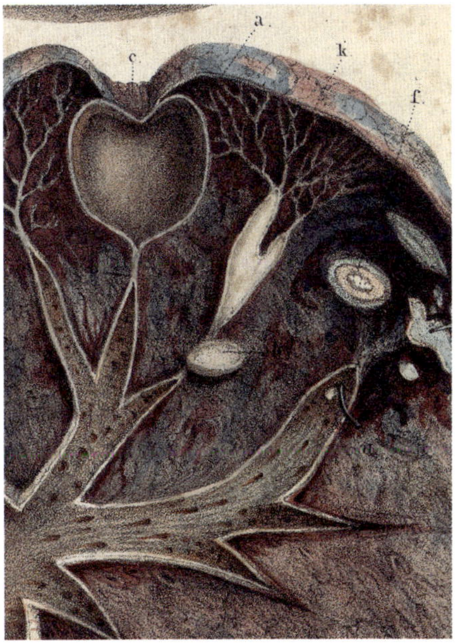

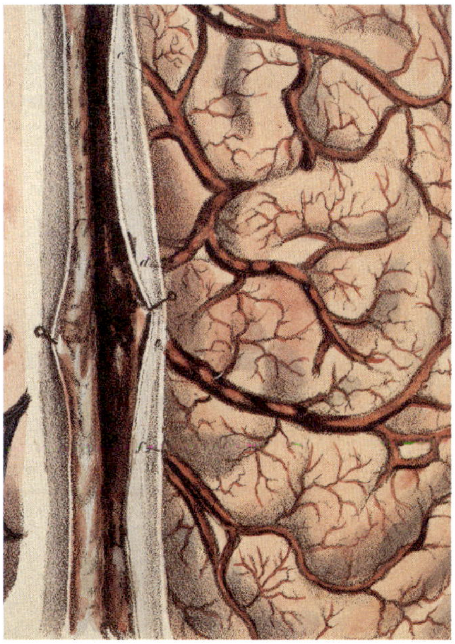

对页：罹患结核病的肺部解剖。原图附注：“下部的固化由灰色的结节性浸润所造成，中心部分有一个大脓肿，上部则有一个被早期坏疽包围的扩展性脓肿。中央脓肿经由一个肺动脉分支横越整个肺部，而胸膜因为发炎而变厚许多。”

上图：患结核病的肺部和大脑剖面图。

后页 | 左图：某些结核病对肾脏的影响。

后页 | 右图：脑部的结核病变。

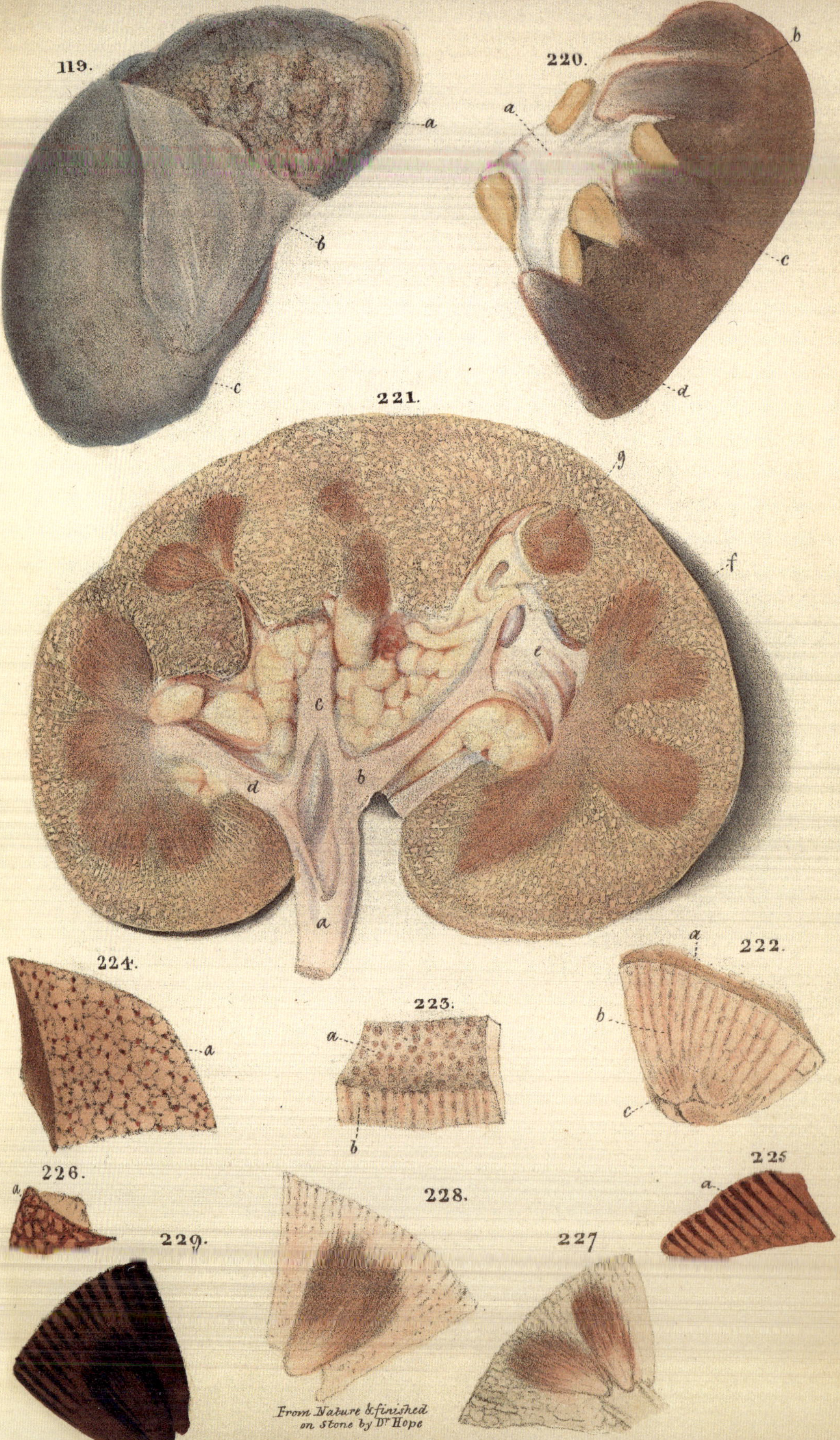
119.
a
b
c
220.
a
b
c
d
221.
a
b
c
d
e
f
g
222.
a
b
c
223.
a
b
224.
a
225
a
226.
a
227
228.
229.
From Nature & finished
on Stone by Dr Hope

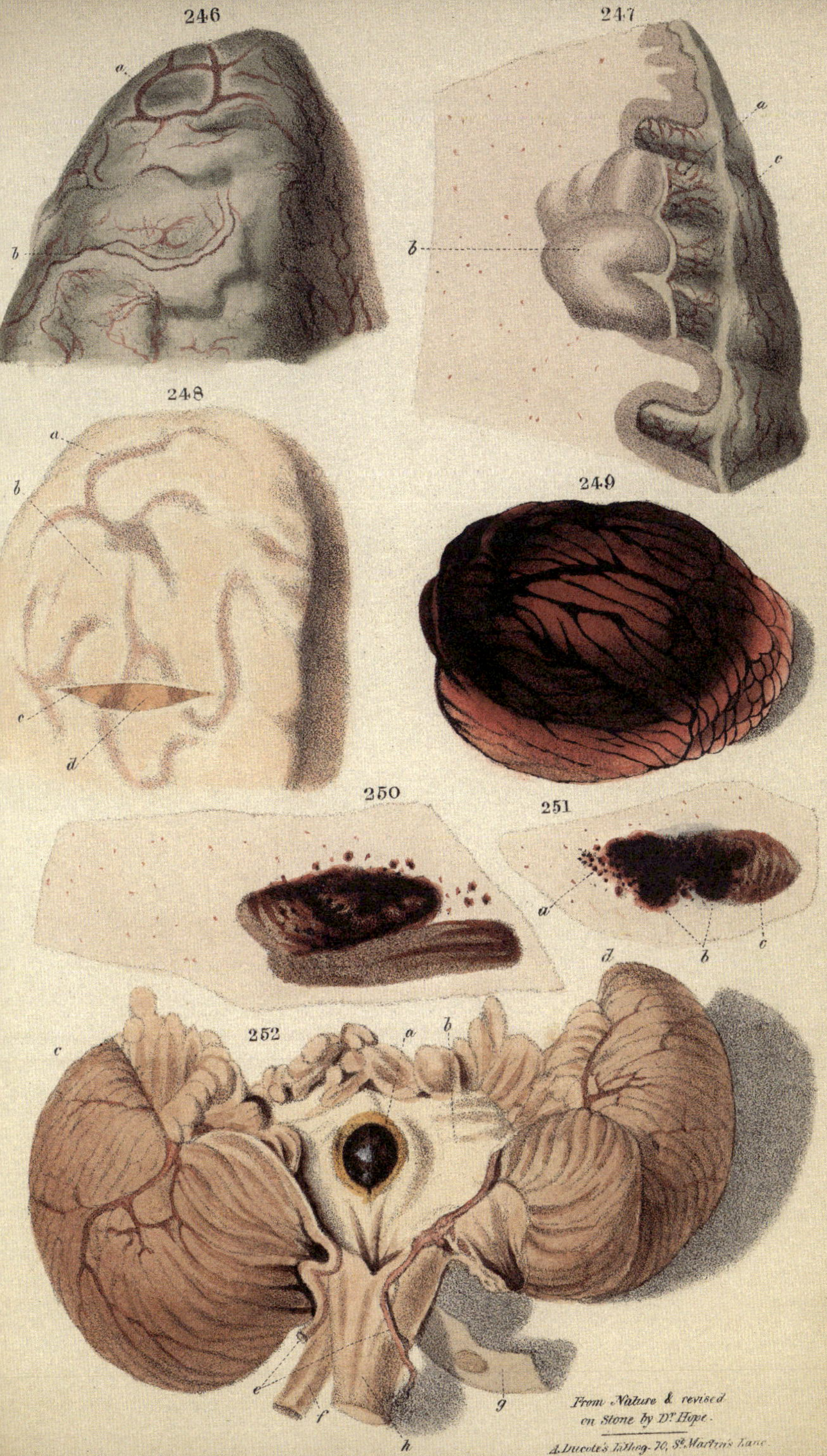

From Nature & revised on Stone by Dr. Hope.

A. Ducote's Lithog. 70, St. Martin's Lane.

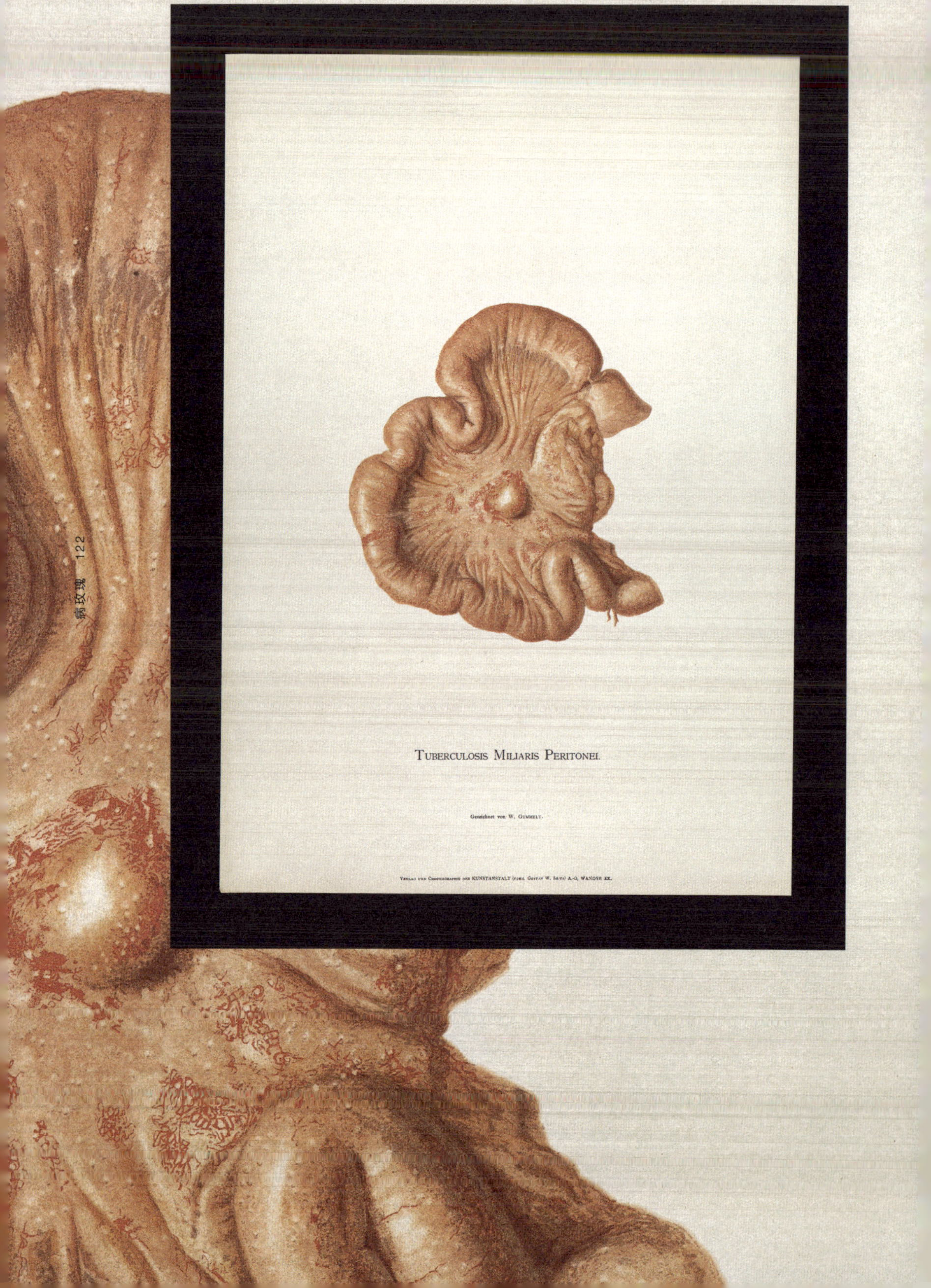
Tuberculosis Miliaris Peritonei
Gezeichnet von W. Gummelt.

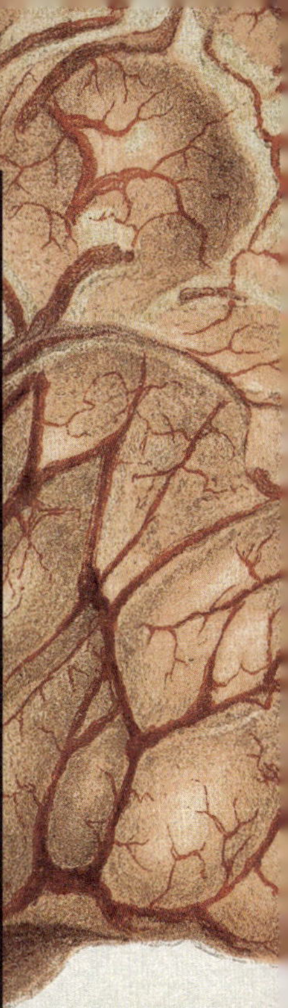

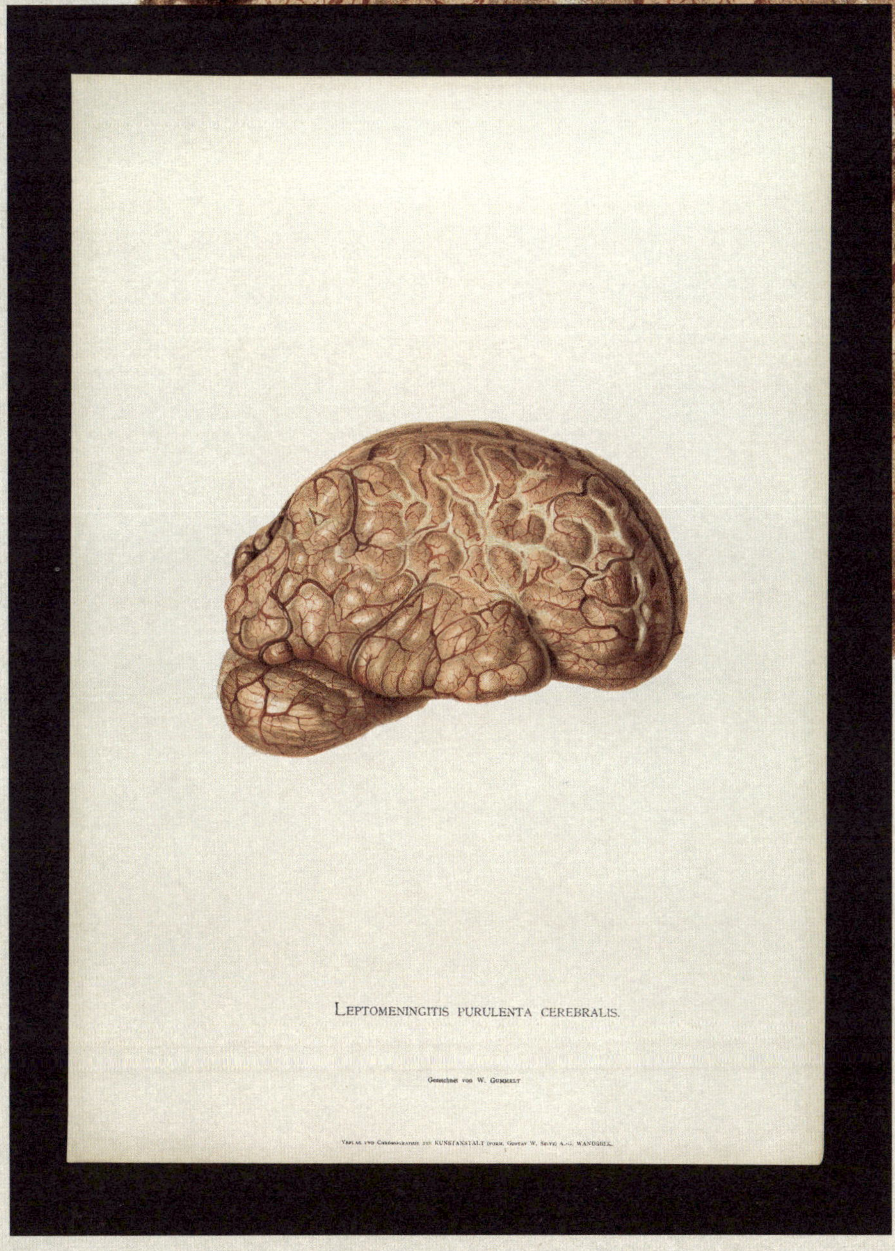

对页：受粟粒状肺结核影响的腹膜和肠道。

上图：结核性软脑膜炎，一种封闭脑膜的化脓性感染。

后页：解剖图显示肺结核外观与影响。

Fig. 1.

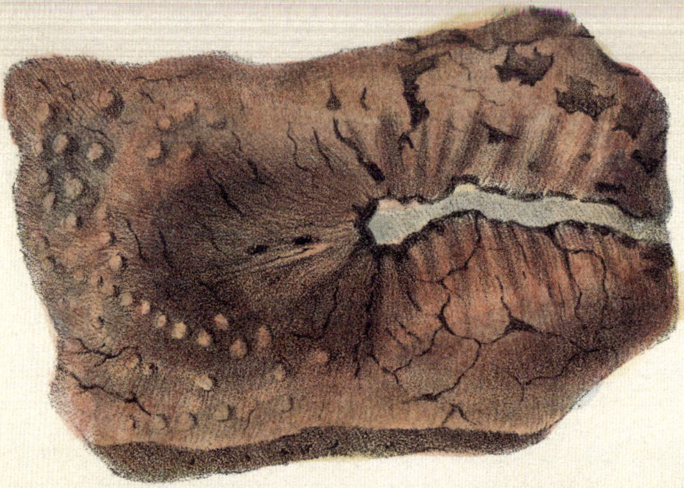

Fig. 2.

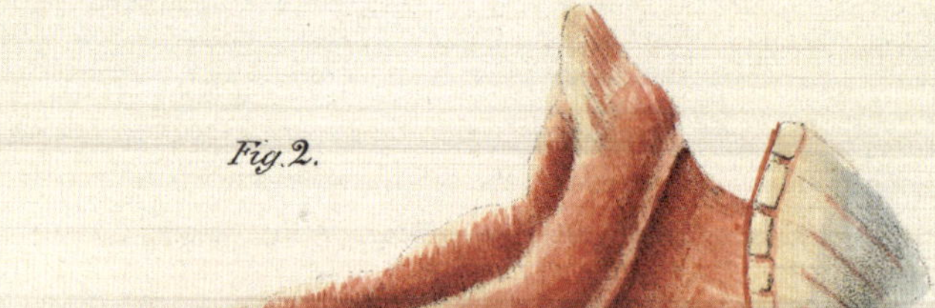

Drawn from Nature
& on Stone by A. Kidd.

Printed by
Childs & Inman

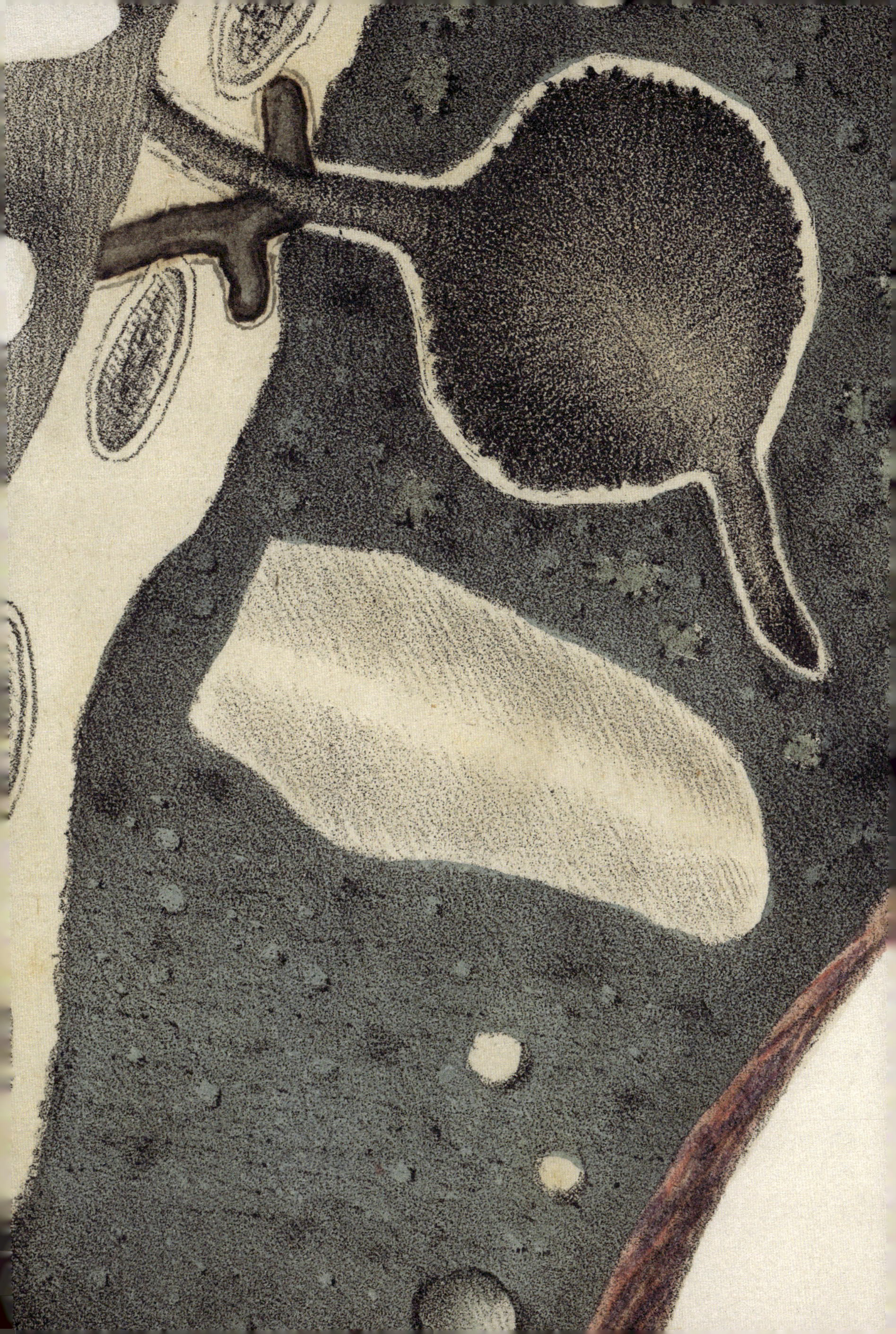

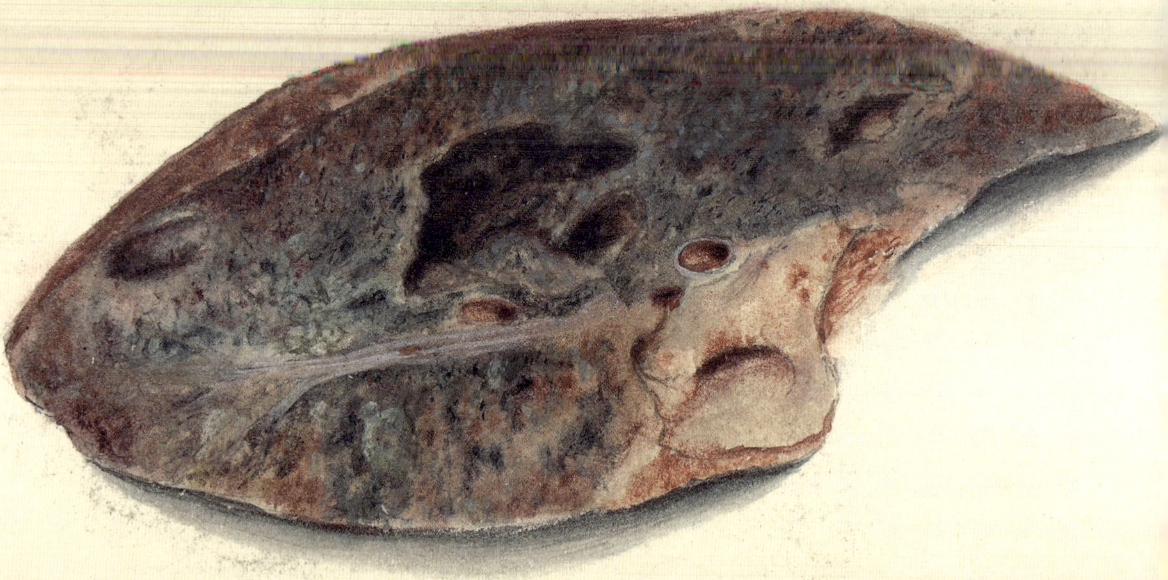

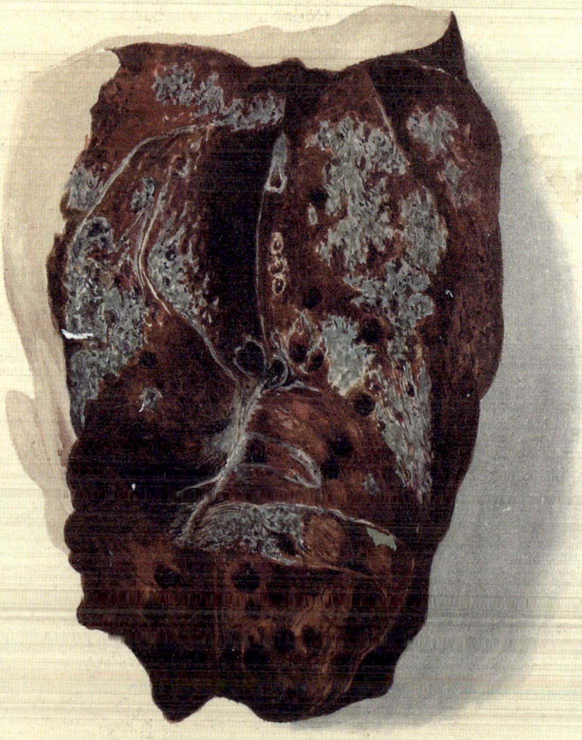

上图：一名死于肺结核病人的肺部解剖。巨大的空洞即是结核，这些节瘤像墙壁般隔开了其他组织，正是结核病的典型特征。

左图：肺部结核病解剖图，图中可见弥漫性的栓塞血斑。患者应处于病危阶段且有咯血症状。

对页 | 上图：一名孩童的肺部解剖，显示出粟粒状（播散性）结核病征。**左下**：一个男孩脾脏解剖，他的肺、肝等器官存有结节；此图显示脾脏内的大量弥漫性结节性沉积物。**右下**：一块带有结核空洞的肺部组织。

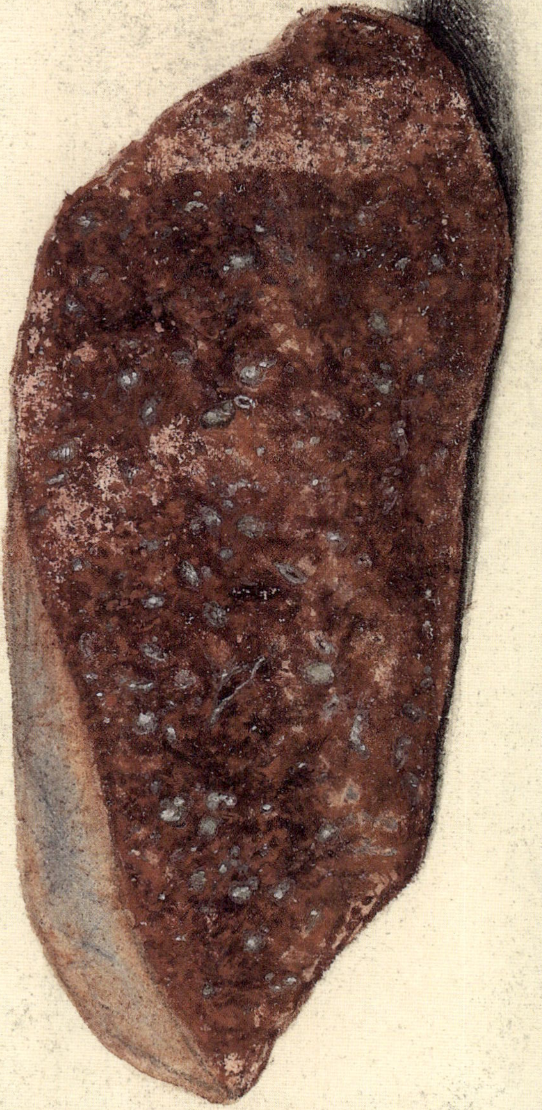

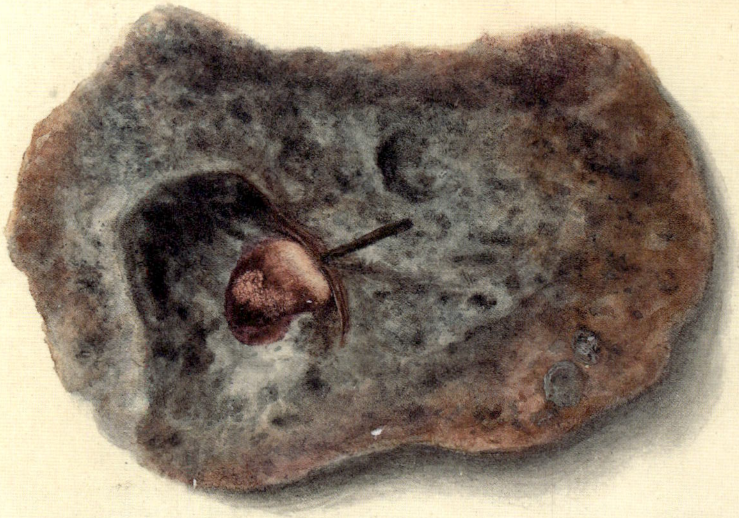

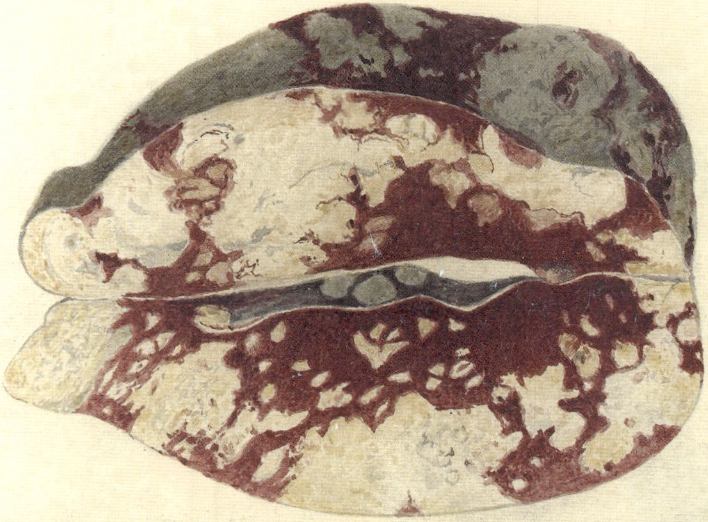

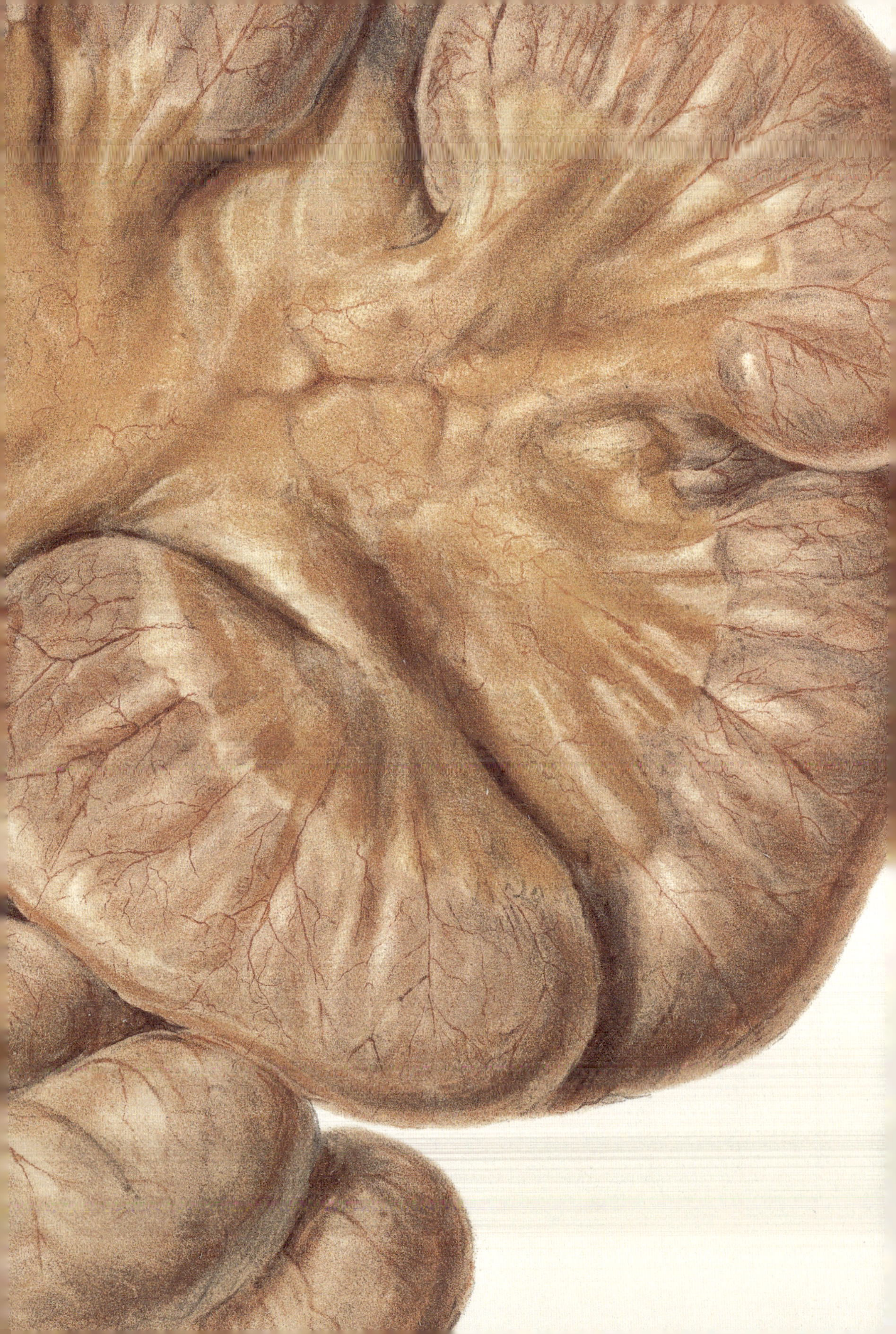

V

霍　乱

CHOLERA

畅行的恶疾

A FREE TRADE IN DISEASE

在 19 世纪的历史中，霍乱是全球的噩梦。光是英国就有 13 万人死于霍乱，其他多数西方国家死于此病的人数加起来也接近这个数字。更可怕的是，印度死于霍乱的人数竟超过 2000 万。1817 年起，欧洲各国政府眼睁睁看着霍乱与不断增长的恐惧，离开孟加拉国这个起源地，缓慢又无情地向西移动。《评论季刊》（*Quarterly Review*）的一篇社论曾经这么形容霍乱：

> “摧毁地球的最可怕瘟疫之一……万一这个恶疾真正在英伦岛上生根、发芽、蔓延开来，其造成的恐惧将非同小可，甚至财产损失都难以估算。”

在 19 世纪中叶的政治和文化中，霍乱的角色是巨大又显著的。在英国，它掀起了一场公共卫生、政治意识形态和医疗济贫的革命，而且不断成为当时《泰晤士报》（*The Times*）、《柳叶刀》（*The Lancet*）期刊和狄更斯小说的主题，以及许多小牌雇佣文人或煽动性文宣的创意来源。霍乱理所当然地成为这段时期的代名词，历史学家至今仍将 19 世纪中叶称为“霍乱年代”。

然而从人口统计学的角度来看，霍乱在欧洲的影响没有明确的年代界线。它虽然是流行病，但蔓延的程度不如肺结核，而英国在超过 40 年的时间内也只遭逢四次流行（1831—1832 年、1848—1849 年、1853—1854 年，以及 1866 年）；而 19 世纪死于霍乱的人数，其实也远少于死于结核病或童年期夭折的人数。即便在 1831—1832 年的疫情高峰期，霍乱也仅是当时的第三大常见死因，同 300 年内重回数十次、第一次肆虐就带走约三分之一欧洲人口的黑死病相比，还是小巫见大巫。那么，在这“亚洲霍乱”背后，究竟隐藏着什么样的特殊恐惧？

首先让我们来看看这个病名。“亚洲霍乱”（Asiatic cholera）反映了一般认知上这种疾病的来源，但更透露了帝国主义的倾颓。对多数欧洲大国来说，19 世纪无论是在战争、迁徙、探险与贸易等方面，都是不断进步的时代。乌托邦的想法本就源自于人群的自由迁徙，当然也无法避免疾病随着自由贸易而在各地张牙舞爪。“亚洲霍乱”听起来像一种肮脏的未开化的野蛮人疾病——无论是在苏荷区的贫民窟或加尔各答的“不思地”（bustees，即贫民窟），这种疾病都威胁着象征文明的政权核心。

“亚洲霍乱”流行起来迅猛无比，而且毫不留情，无论健康的成人还是老弱妇孺都无一幸免。开始出现霍乱症状的病患，全都无法逃过在自己稀糊的粪便中死去的命运，但还是有些微的差别：要不是一天内与世长辞，就是半天内。当时的医学能拿来应付的，也不出白兰地、鸦片、放血清淤这些老把戏，而且很多医院理性地（或加以冷嘲热讽）将感染霍乱的病人拒于门外。

而政府观察霍乱的角度与方式更是前所未见，只是无法让人感到心安。19 世纪 30 年代后期，英国人口登记局（General Register Office）开始搜集并公布全国出生和死亡的数据。对许多人来说，这样看待疾病只不过证实了疾病近乎超自然的蔓延和杀人能力罢了，但更严重的是，霍乱有可能威胁已建立的社会和政治秩序。19 世纪的欧洲各国政府担心发生像法国一样的革命，而饥荒、经济衰退和工人阶级政治运动（如宪章运动）也如火如荼地上演，霍乱更放大了这个时代的不安。

霍乱挑战英国这个自由的国度及其政权的可信度，并指责那些（视观察者的政治立场而定）有道德污点的人，让自己和家人生活在污秽之中。或付给工人的薪水如此之少，让工人只能活在污秽之中。在 1857 年金斯莱（Charles Kingsley）的小说《两年前》（*Two Years Ago*）中，一个角色讲明了霍乱的含义：

“我是个恶心龌龊的家伙，一直住在臭气熏天的猪窝，直到自己跟我养的猪一样不闻其臭……我一身是病，大概都是自找的，而我小孩身上的病八成也来自于我。”

尽管如此，吊诡的是，霍乱一点也不新鲜，欧洲医师诊断这类病人也累积了几个世纪的经验。在希波克拉底的世界观里，被干热的黄胆汁（yellow bile，即 choler）主导的身体，个性将变得火暴且易怒，而夏天（或温暖气候）是黄胆汁分泌旺盛的时节，人类成年后体内的黄胆汁也较以往多。因此，“霍乱”（cholera）不一定是种疾病，它可能是季节变化时自然发生的身体净化过程、排除过多的黄胆汁，或是从壮年走向老年的过渡方式。只有当净化的程度超出正常范围，才会成为疾患，并称之为 cholera morbus，字面意义即是“胆病”。

至 19 世纪初为止，关于霍乱最流行的解释是瘴疠论（miasmatic theory），意指霍乱和伤寒这类“污秽疾病”是都市恶劣的生活环境酿成的结果，腐败的污水、垃圾、

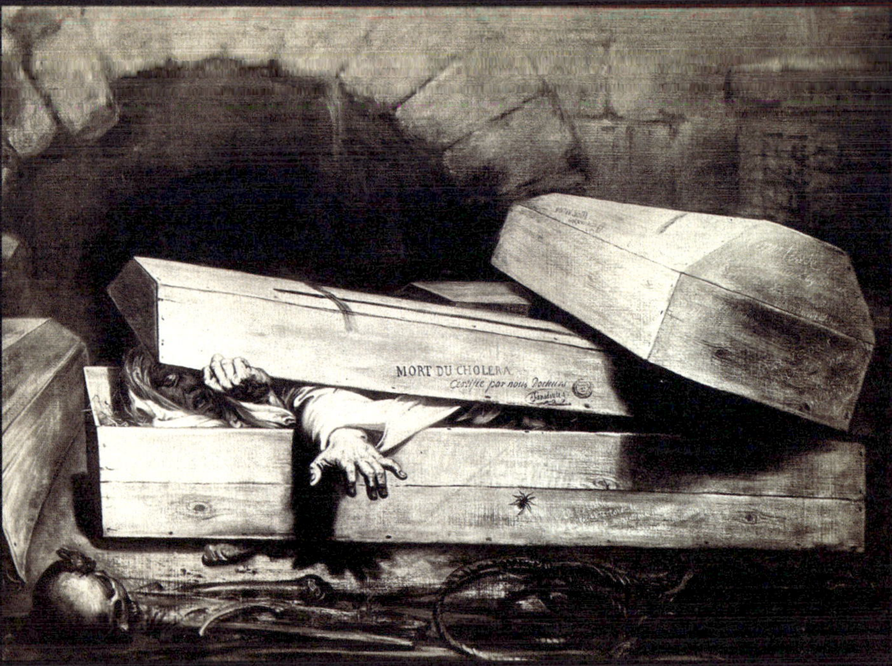
MORT DU CHOLERA

Ⓐ

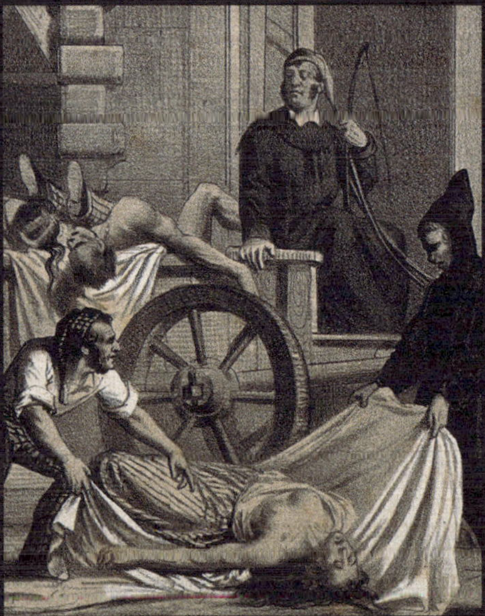

Ⓑ

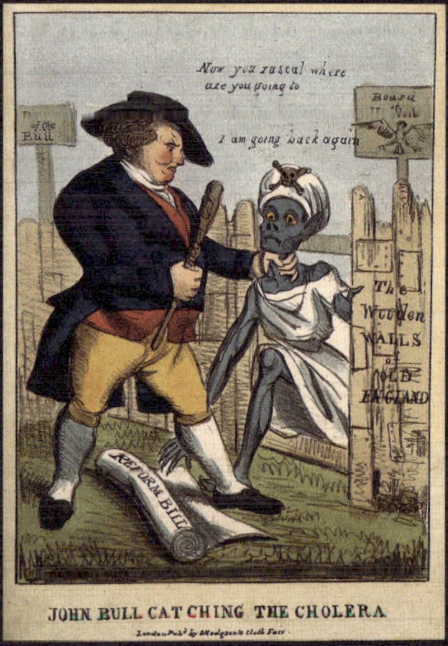
Now you rascal where are you going to
I am going back again
Board
of the Bull
The Wooden WALLS of OLD ENGLAND
REFORM BILL
JOHN BULL CATCHING THE CHOLERA

Ⓒ

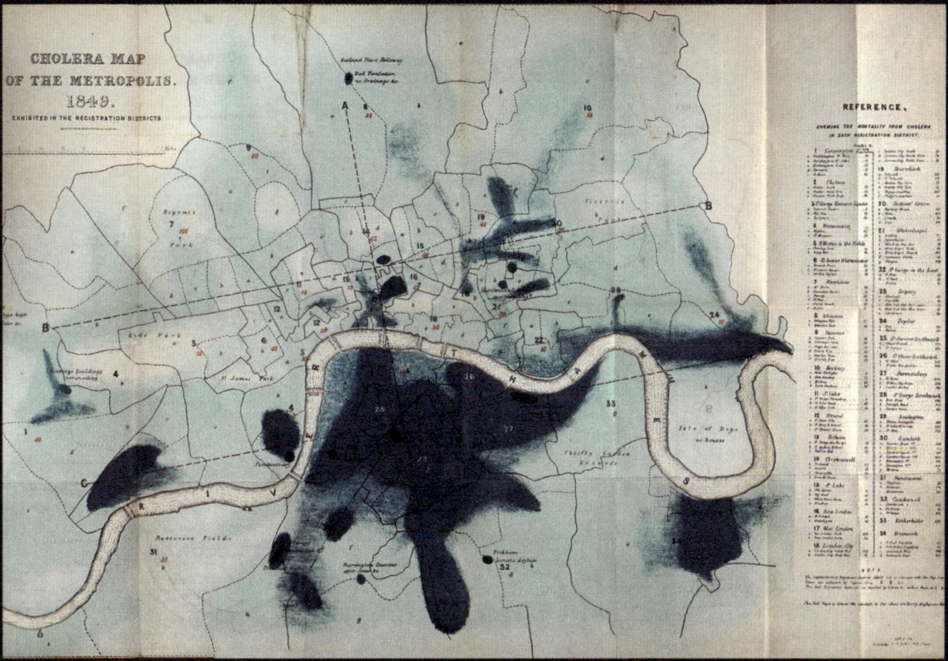
CHOLERA MAP
OF THE METROPOLIS.
1849.
EXHIBITED IN THE REGISTRATION DISTRICTS
REFERENCE,
SHEWING THE MORTALITY FROM CHOLERA
IN EACH REGISTRATION DISTRICT.
Regents Park
Hyde Park
St James Park
Battersea Fields
Isle of Dogs
RIVER THAMES

D

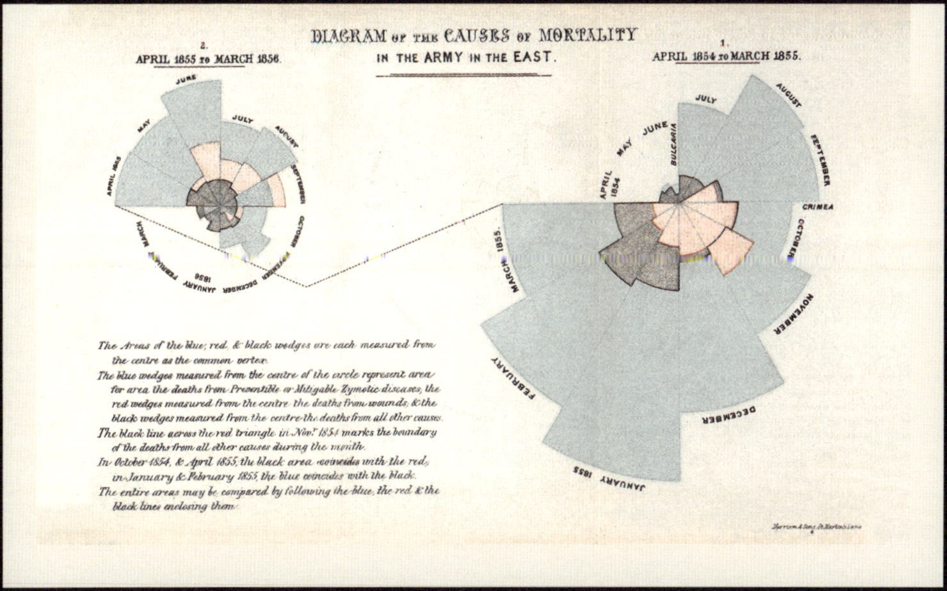
DIAGRAM OF THE CAUSES OF MORTALITY
IN THE ARMY IN THE EAST.
2.
APRIL 1855 TO MARCH 1856.
1.
APRIL 1854 TO MARCH 1855.
APRIL 1855
MAY
JUNE
JULY
AUGUST
SEPTEMBER
OCTOBER
NOVEMBER
DECEMBER
JANUARY 1856
FEBRUARY
MARCH
APRIL 1854
MAY
JUNE
BULGARIA
JULY
AUGUST
SEPTEMBER
CRIMEA
OCTOBER
NOVEMBER
DECEMBER
JANUARY 1855
FEBRUARY
MARCH 1855.
The Areas of the blue, red, & black wedges are each measured from the centre as the common vertex.
The blue wedges measured from the centre of the circle represent area for area the deaths from Preventible or Mitigable Zymotic diseases, the red wedges measured from the centre the deaths from wounds, & the black wedges measured from the centre the deaths from all other causes.
The black line across the red triangle in Novr 1854 marks the boundary of the deaths from all other causes during the month.
In October 1854, & April 1855, the black area coincides with the red, in January & February 1855, the blue coincides with the black.
The entire areas may be compared by following the blue, the red & the black lines enclosing them.
Harrison & Sons, St. Martin's Lane

E

墓地，甚至是活人的身体，都会散发出有毒的蒸汽或瘴气（miasmas）。这个理论奠基于查德威克律师（Edwin Chadwick）于1842年发表的《关于英国劳动人口的卫生情况》（*Report on the Sanitary Condition of the Labouring Population of Great Britain*），同时引发了一场公共卫生与公权体制的革命。1834年英国政府推出新《济贫法》，建立了全国性的济贫院法制化体系，但查德威克反对其中的道德和政治马尔萨斯主义。相反地，他提倡另一种公共医疗改革方案：好好清理工业城市。他的理由是，如此才能将疾病和贫困一举扫出。

关于霍乱，最具实证精神的解释是传染病的细菌说（germ theory），但在当时却也像是模糊的臆测，甚至还有些一厢情愿。难道这横跨各大洲的疾病，是移动性细小微粒造成的结果？如果这些具传染性的粒子随处可见，为何还是有人逃过一劫？在科赫和巴斯德（Louis Pasteur）的实验细菌学被下一代人广泛接受以前，并没有标准化的技术将微生物加以分类、隔离或研究。微生物学家仰赖比较透过镜头看到的成像绘图，但既然是绘图，他们意见出现分歧也不意外。全科医师兼麻醉师斯诺（John Snow）在1855年的《霍乱传播模式研究》（*On the Mode of Communication of Cholera*）第二版中，采用创新的流行病学研究1854年苏荷区暴发的霍乱疫情，证明霍乱和污水直接相关（图Ⓖ）。但斯诺的研究几乎完全遭到忽略，也没有对19世纪的医学和公共卫生发展进程产生任何影响。德国细菌学家科赫在1883年宣布确证了霍乱弧菌——同时也是确立霍乱菌原说最重要的一步，但他的论文中也对斯诺只字未提。

从现代的眼光来看，霍乱的问题是流行病学和病理学之谜，要用统计数据和灵光乍现的洞察力才能釜底抽薪。但这也是工业城市中生活与自由贸易的问题、维护帝国宰制力和全球海军实力的问题、贫穷的起源和性质的问题，更是医学能否在公共生活与政府体制中发挥应有作用的问题。最讽刺的是，霍乱中的许多问题并非由打着显微镜和细菌说大旗的医师所解决，而是由相信飞沫传染霍乱的律师、政府官员和工程师化解的。

Ⓐ 在这幅1854年维尔茨（Antoine Joseph Wiertz）的版画中，有个人被当成霍乱死者误葬后从墓穴中醒来。

Ⓑ 卡斯塔尼奥拉（Gabriele Castagnola）所绘的版画，描绘1835年意大利巴勒莫（Palermo）地区霍乱死者的安葬情形。

Ⓒ 这幅彩色版画描绘"约翰牛"（John Bull，统称英国人）抵抗霍乱侵袭英国，并将霍乱拟人化为印度移民，顺带讽刺1832年的《改革法案》（Great Reform Bill）。

Ⓓ 这张地图显示1848—1849年霍乱在伦敦的病例分布。值得一提的是，南部地区居民由于直接饮用泰晤士河的污水，所以病例极多。这个观察和斯诺的研究有异曲同工之妙。

Ⓔ 南丁格尔（Florence Nightingale）在1858年的《影响英国军队健康、效率以及医院行政的笔记》（*Notes on Matters Affecting the Health, Efficiency, and Hospital Administration of the British Army*）中使用了创新的极坐标圆饼图，显示克里米亚战争期间英国军人死于霍乱和传染病的人数远多于战事中的伤亡人数。

Ⓕ 霍乱肆虐19世纪中叶伦敦拥挤、肮脏的工业贫民窟。这幅木刻版画来自英国公益慈善协会（National Philanthropic Association）1850年的第五次报告。

Ⓖ 斯诺的《霍乱传播模式研究》（1855年，第二版）将某次霍乱疫情中苏荷区的死亡人数绘成地图，结果显示大多数死亡病例都分布在公共水泵附近。

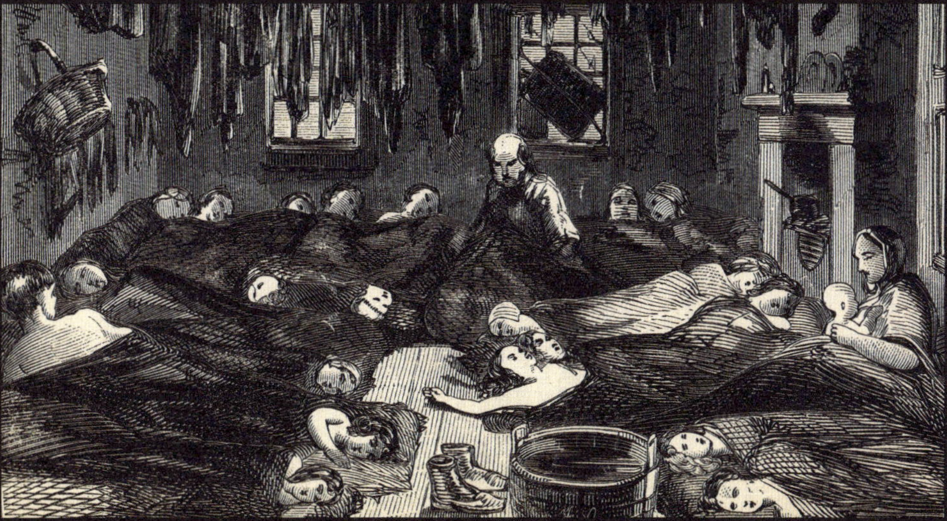

F

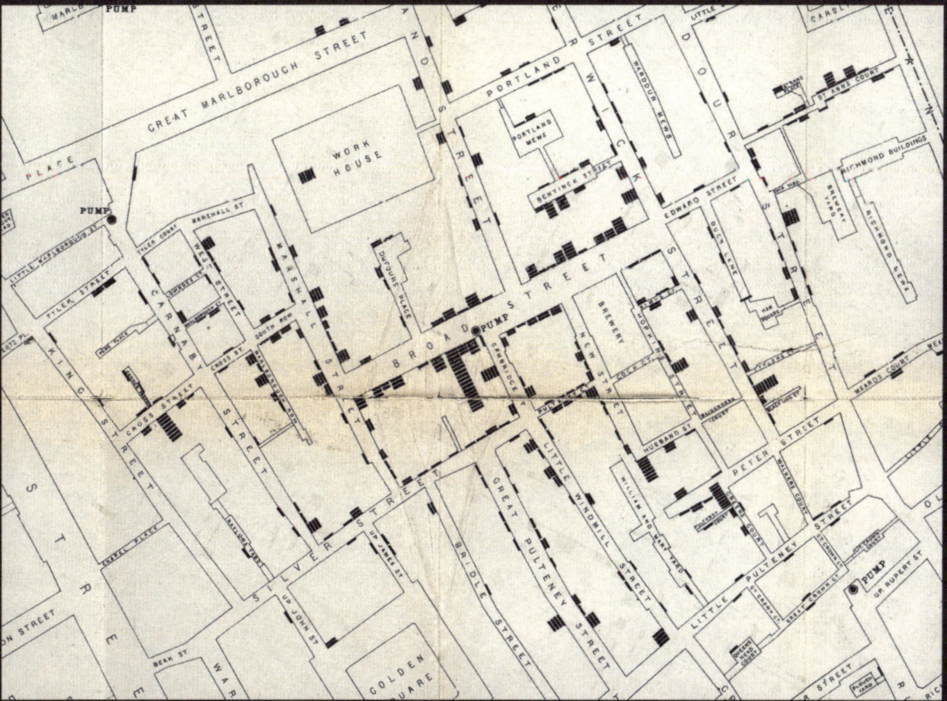

PUMP
GREAT MARLBOROUGH STREET
PORTLAND STREET
WORK HOUSE
PORTLAND MEWS
BENTINCK ST
WARDOUR MEWS
ST ANNS COURT
RICHMOND BUILDINGS
EDWARD STREET
BREWERY YARD
RICHMOND MEWS
PUMP
MARSHALL ST
TYLER COURT
LITTLE MARLBOROUGH ST
TYLER STREET
CARNABY STREET
MARSHALL STREET
DUFOURS PLACE
SOUTH ROW
BROAD STREET
PUMP
CAMBRIDGE ST
NEW STREET
BREWERY
DUCK LANE
KING STREET
CROSS STREET
CROSS ST
SILVER STREET
GREAT PULTENEY STREET
LITTLE WINDMILL STREET
BRIDLE STREET
WILLIAM AND MARY YARD
HUSBAND ST
PETER STREET
MEARDS COURT
WALKERS COURT
LITTLE PULTENEY STREET
PUMP
UP RUPERT ST
UP JAMES ST
UP JOHN ST
CHAPEL PLACE
BEAK ST
GOLDEN
PLOUGH YARD

G

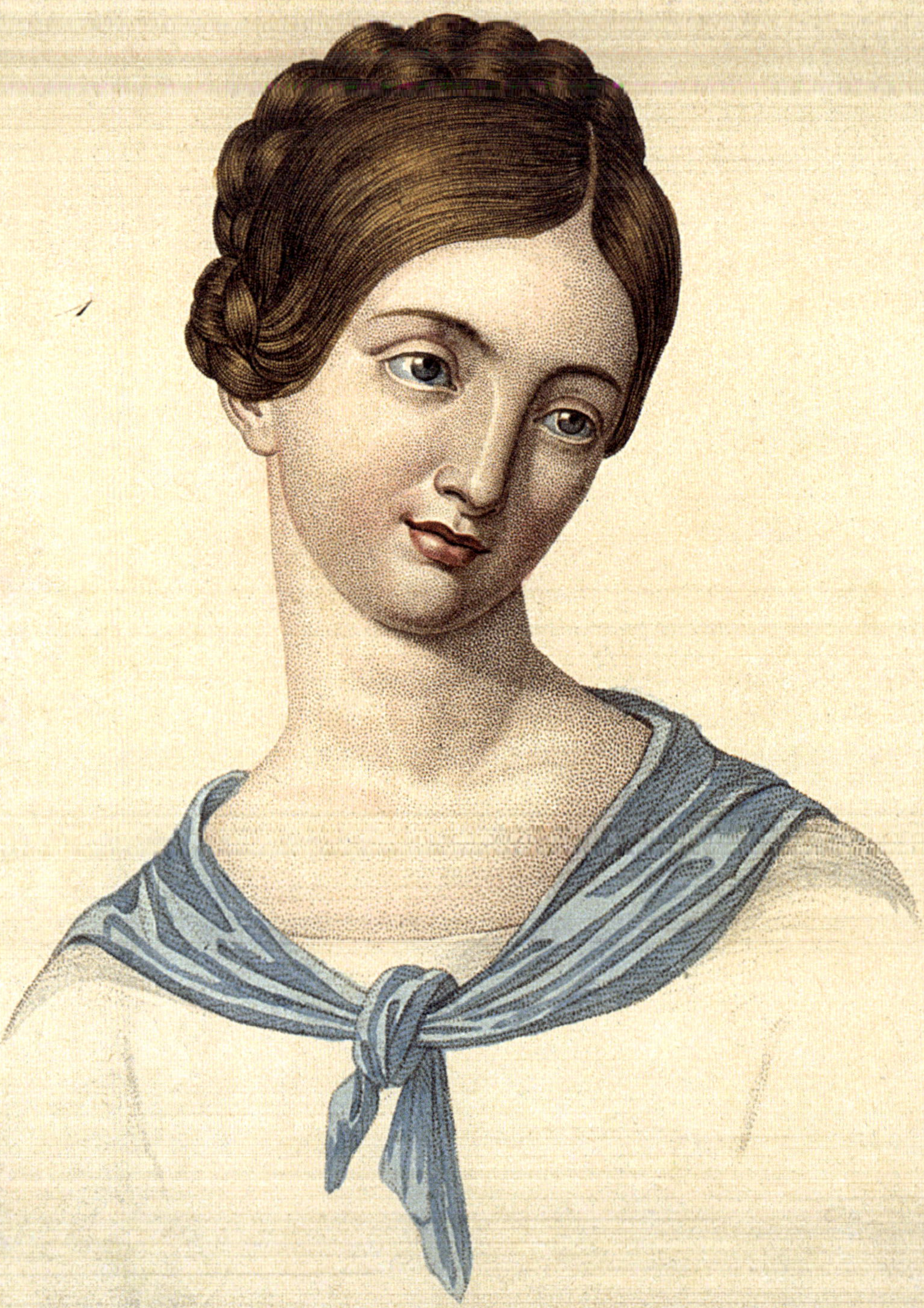

Giovane Viennese di 23. Anni

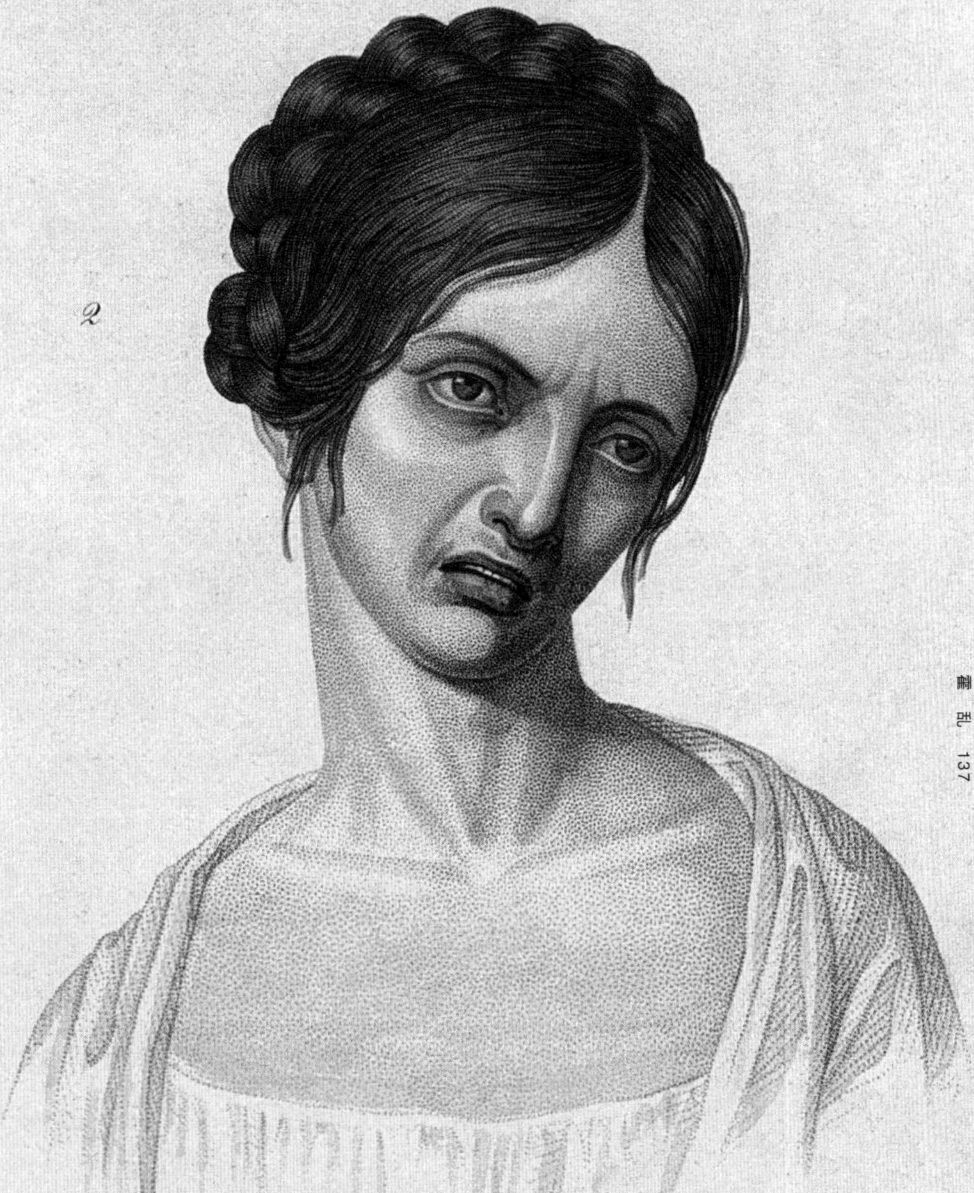

1831 年欧洲首次暴发霍乱时，一名 23 岁的维也纳女子染病前后的比较。根据原图附注，绘制第二幅图像时，她染病仅一小时，而图像完成四小时后她就撒手人寰。

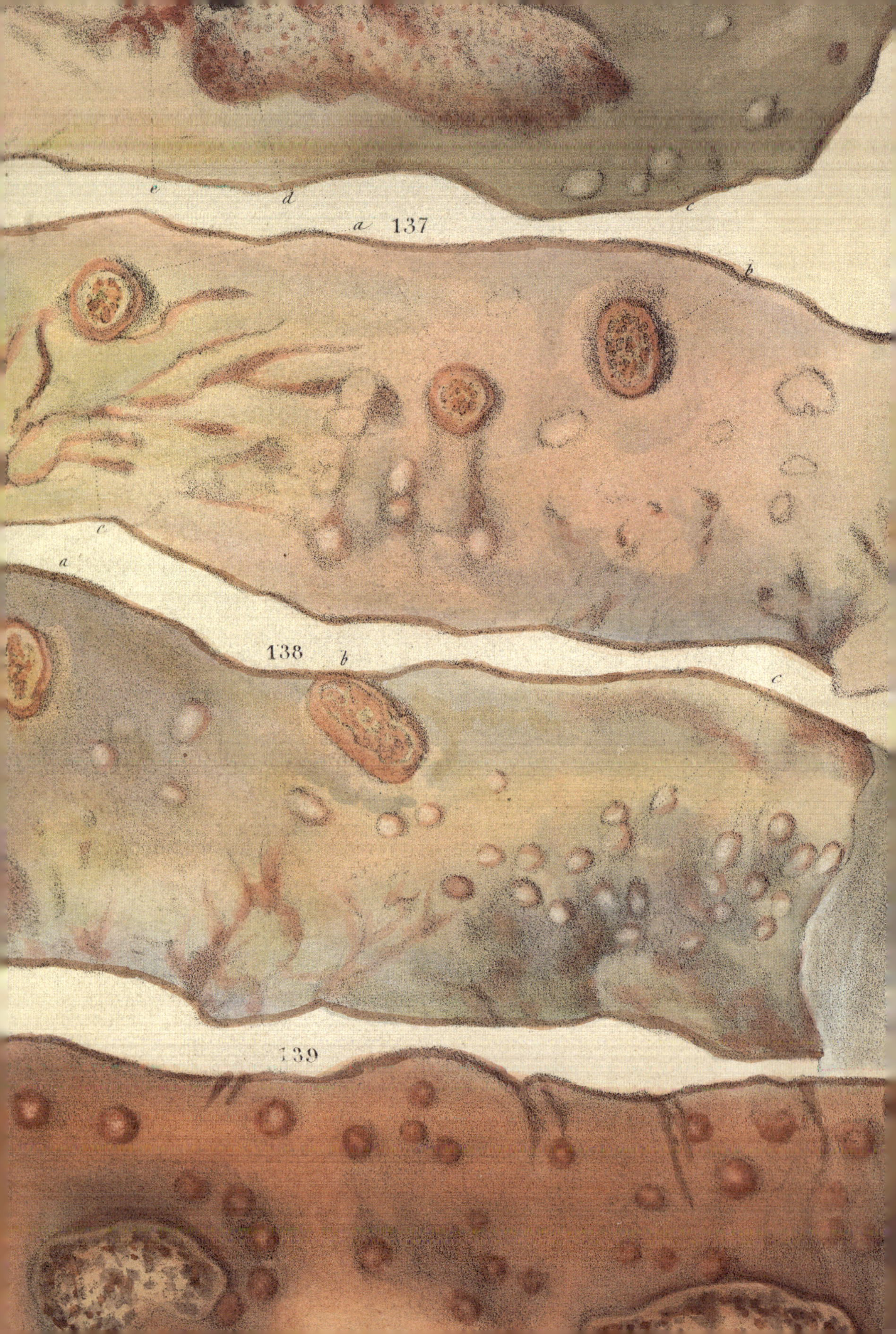
e
d
c
a
137
b
c
a
138
b
c
139

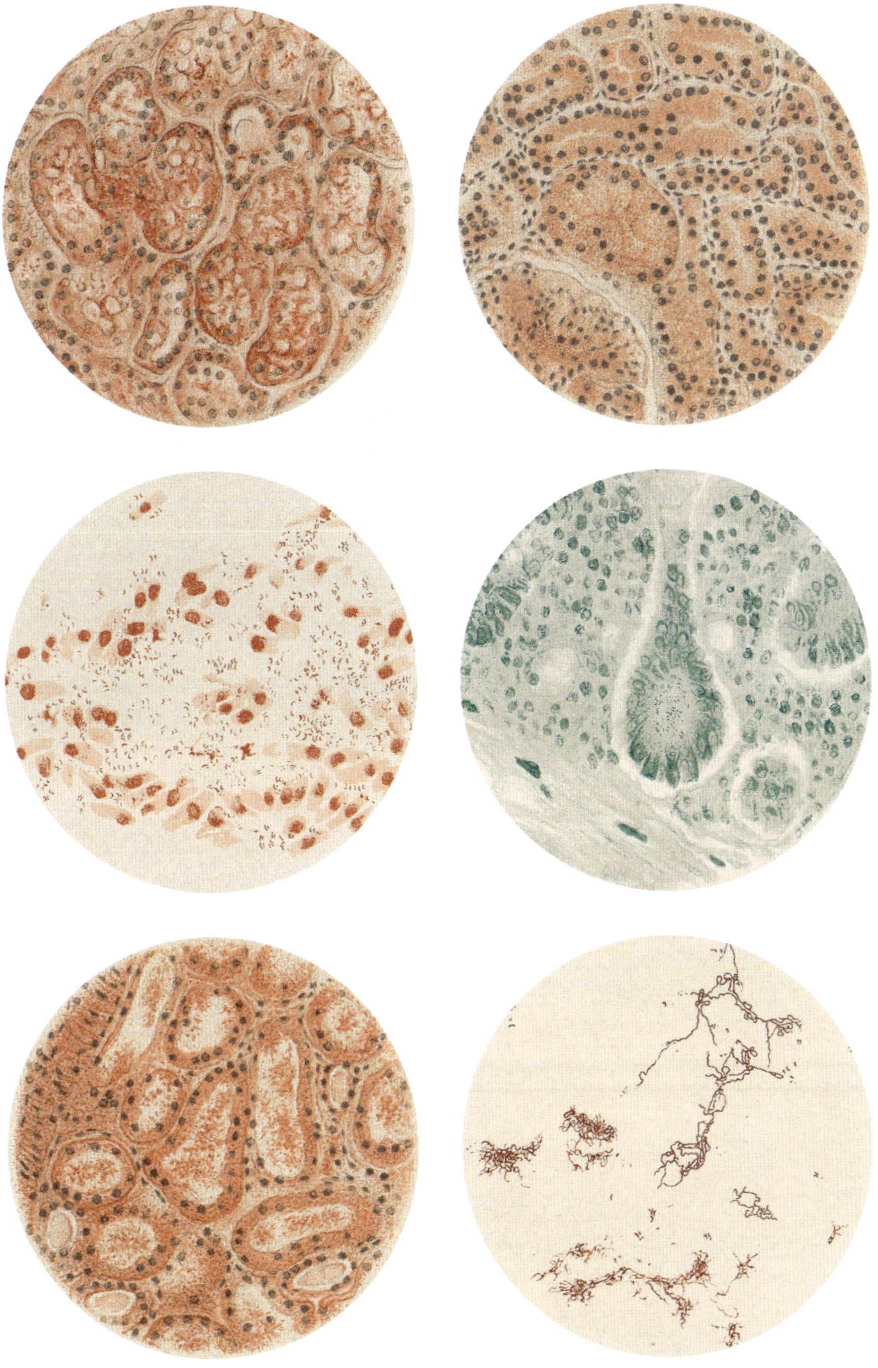

对页：霍乱在各种身体组织中引发的脱水现象。

上图：显微切片显示，霍乱造成的脱水对肾脏和肠组织的影响。

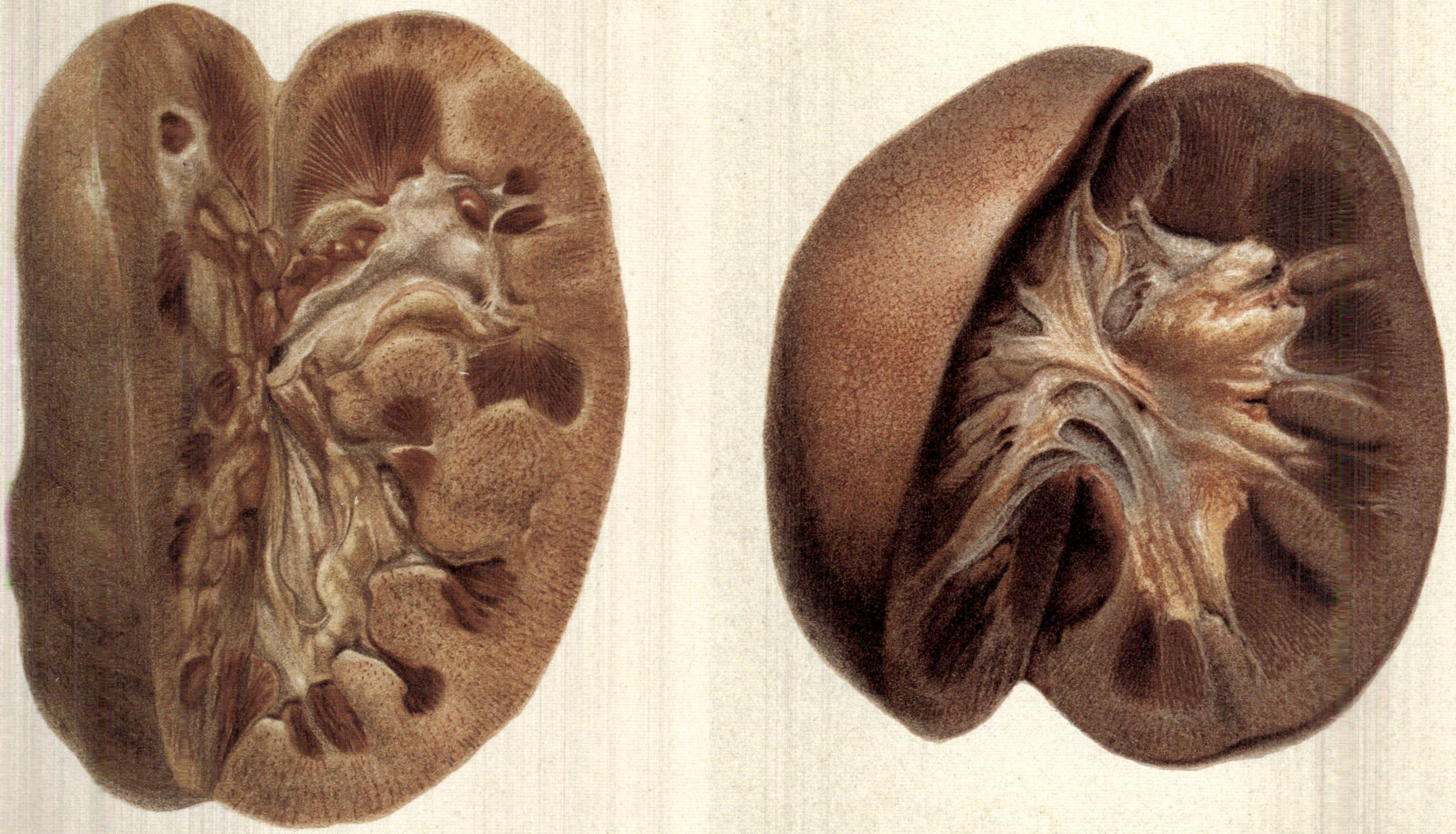

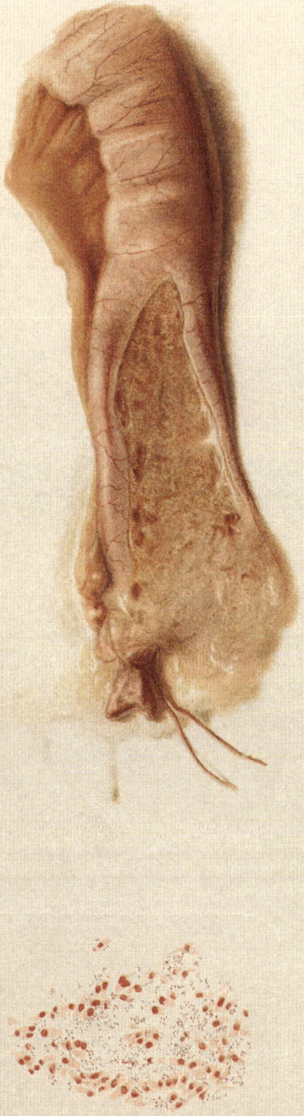

Ileum cum Contentis. – Bacilli Kochii cum Epitheliis ex Contentis.

(CHOLERA ASIATICA.)

Gezeichnet von W. Gummelt.

Verlag und Chromographie der KUNSTANSTALT (vorm. Gustav W. Seitz) A.-G., WANDSBEK.

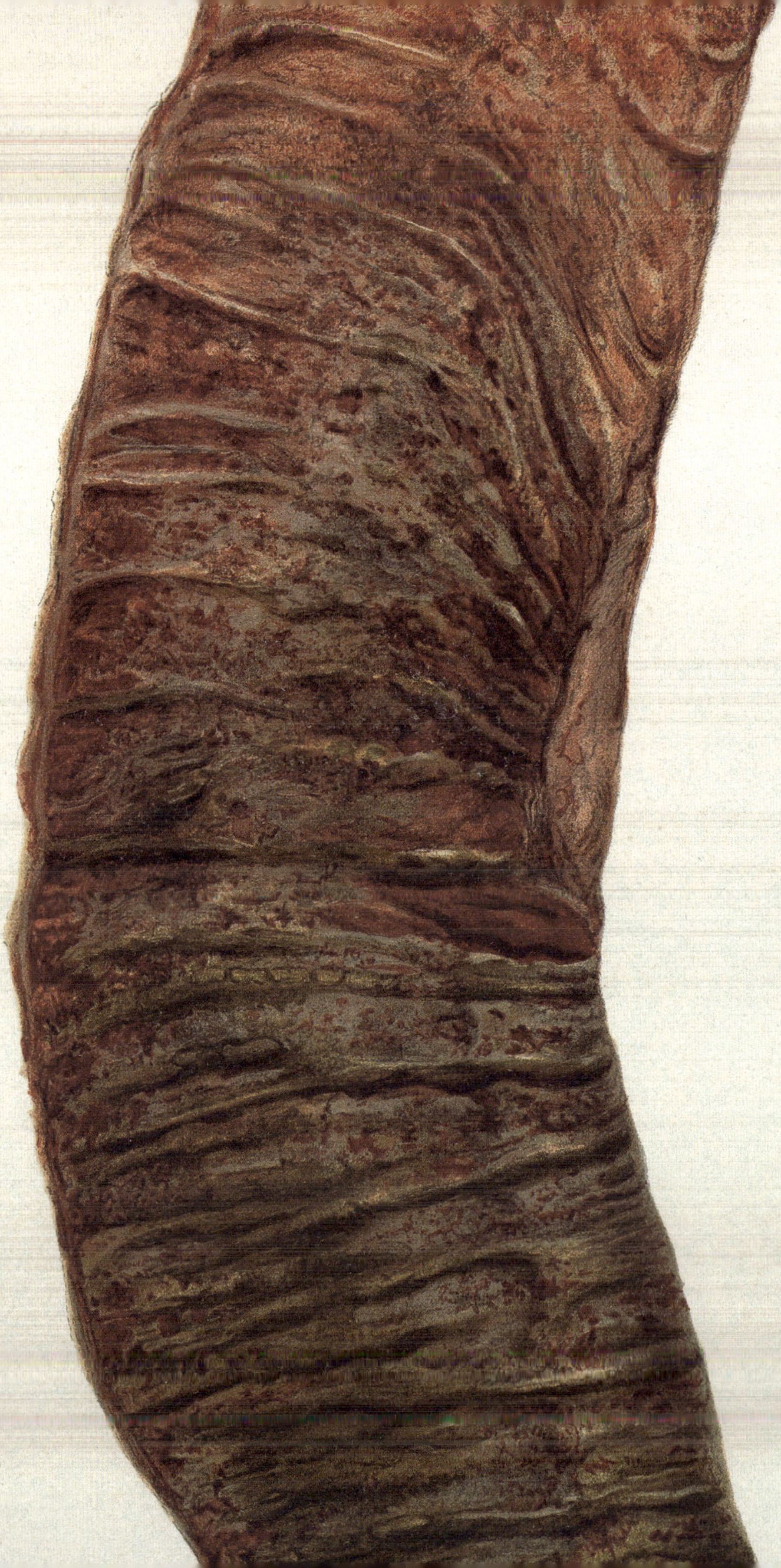

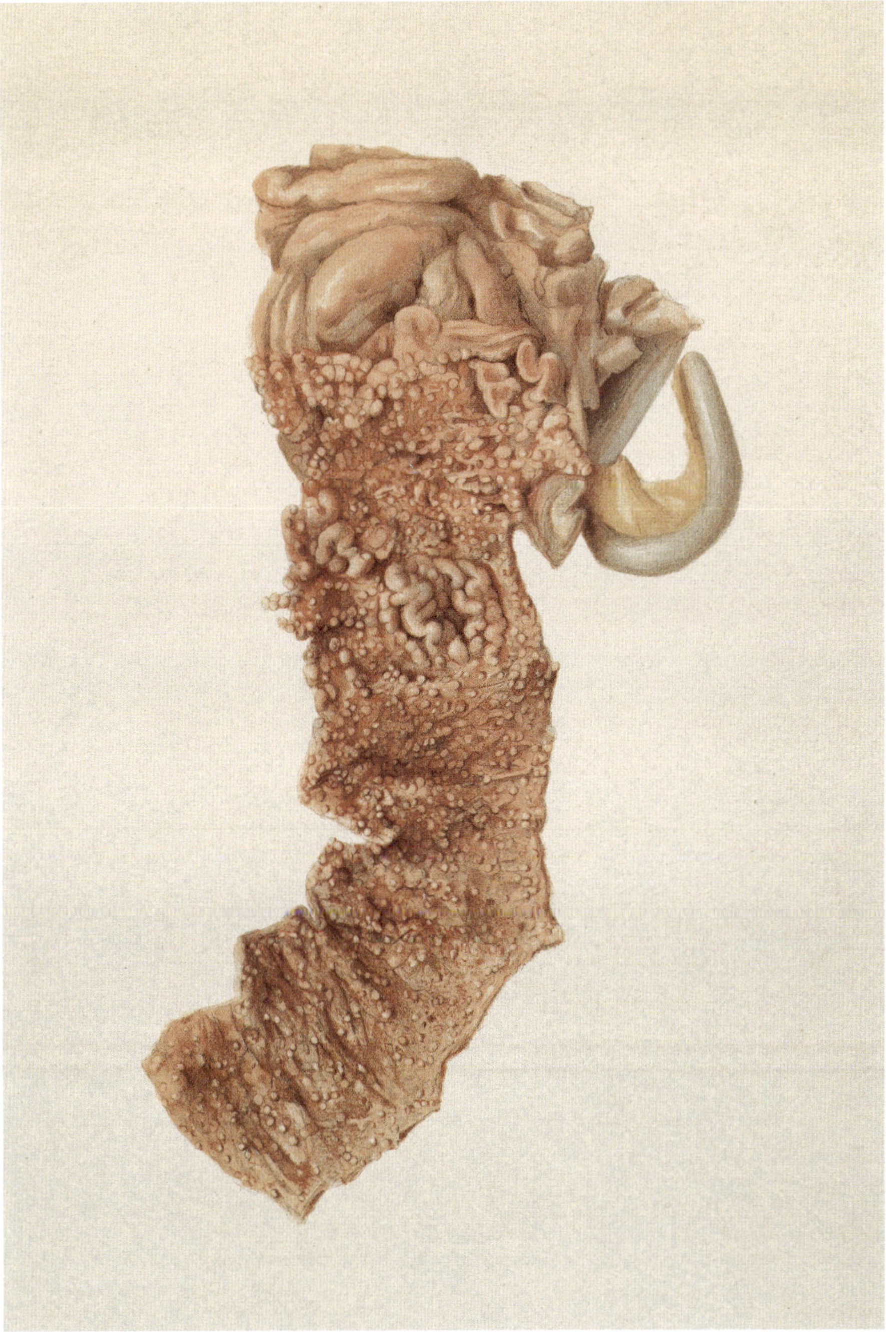

前页 | 左图：一幅霍乱病人的肾脏梗塞解剖图。
前页 | 右图：一名霍乱死者的解剖结果，显示了移除的部分肠道与内容物。
对页：霍乱死者的部分肠道表现与解剖图。
上图：霍乱患者的肠道内膜解剖图。

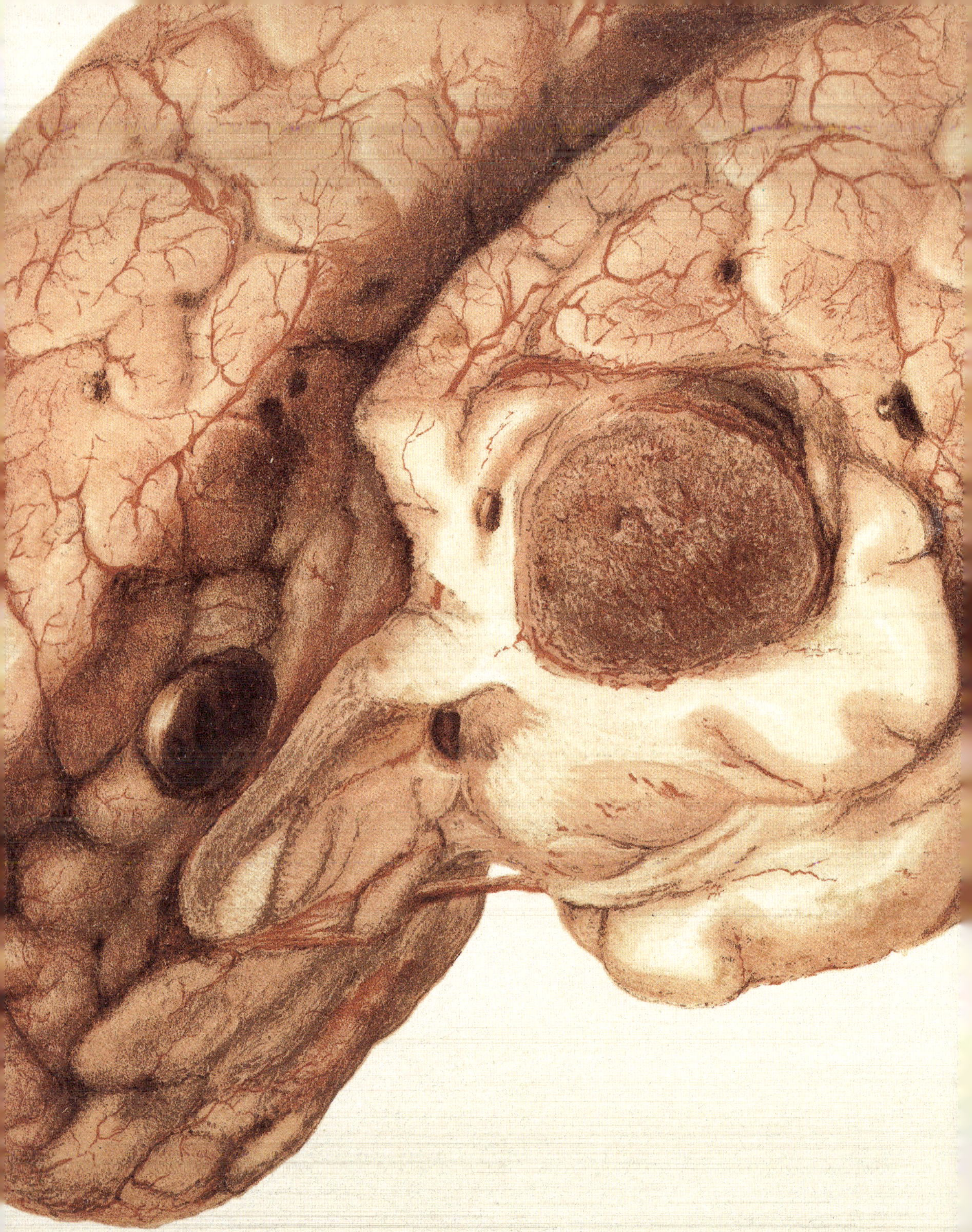

VI

癌症

CANCER

巨蟹之螯

THE CLAWS OF THE CRAB

当 19 世纪的医师踏入公共卫生和政治领域时，他们也用各种新方式谈论身体，将身体比喻为繁忙的都市或秩序井然的民族国家。而癌症就是阴险的政治疾病，也是身体政治对自身的反叛，唤醒潜伏于日常生活中躁动与毁灭性的力量。维持秩序——也就是患者身心的适当平衡，始终是医学的主要功能之一。但在一个经济成长开始失控的年代，工业城市的景观出现巨变，而生活在其中的工人阶级也发出日趋激进的政治异议。癌症，就象征着政治界和医学界即将面临的困难。

在传统古典医学里，癌症被认为是过多性寒、苦涩的黑胆汁严重失衡所造成的疾病。古希腊名医希波克拉底也为这种症状取了个希腊名字：karkinos，即拉丁文的 cancer，因为肿瘤内可能蔓延的分支静脉就像是螃蟹伸展出的脚和螯。在近代早期的解剖学家和医师重新思考身体的典型架构后，才明白疾病是创伤或长期慢性疼痛导致发炎症状失控的结果。

在巴黎医学的革新体制下，癌症成为一种疾病的原型——至少以其实体形式来看，是一个确实的病灶。技术娴熟的医师可在病人体检时察觉，或在病人死后送上解剖台时，发现它在身体组织内增生具体、物质性的病灶。比沙则认为，癌症是一种身体组织进行修复时，生理过程出错酿成的根本性疾病。经过整个 19 世纪，细胞（不再是组织）成为身体的最基本结构，德国的实验室也用显微镜主导了临床视角，癌症的关注焦点也就更显清晰了。

德国微生物学家施旺（Theodor Schwann）在 1839 年的著作《关于动植物的结构和生长一致性的显微研究》（*Microscopic Investigations on the Accordance in the Structure and Growth of Plants and Animals*）中提出了一个统整的生命体细胞学说。在进行研究时，施旺突然对胚胎的发育感到十分着迷：一个受精卵怎么可能从骨骼到大脑增生出那么多不同的成体组织？另一位德国内科医师菲尔绍（Rudolf Virchow）归纳了施旺的研究并发展出细胞病理学理论，怀疑肿瘤可能增生于多种结缔组织中发现的未分化胚胎细胞。在波恩工作的解剖学家魏尔德耶（William Waldeyer）也认为菲尔绍的理论大抵正确，但他认为肿瘤根源于肺、肠和许多其他器官快速增长的内衬上皮细胞。

到了 19 世纪中叶，医学界逐渐凝聚出一个共识：癌症是一种细胞分裂所产生的疾病。以菲尔绍的细胞病理学理论为根基进行显微研究，就可由发源细胞的类型进行肿瘤分类，例如，发源于脂肪细胞的就是脂肪瘤，起源于肌肉细胞的即是肌瘤，源于软骨细胞则称软骨瘤，依此类推。研究人员也借由观察细胞繁殖的速度和肿瘤的完整性区分良性和恶性肿瘤，同时也比较白血病等其他类型的非实体癌细胞——这是一种白血球细胞失控增生的疾病，许多医师都在自己的笔记里描述这类疾病，菲尔绍在 1856 年将这类癌症统称为“白血病”。

然而，在这样的共识下，癌症的导因和性质——特别是扩散全身的方式，仍引发许多争论。恶性肿瘤患者的解剖报告显示，体积较小、外观相同的肿瘤，会扩散至全身其他部位，但这究竟是癌细胞在体内的殖民，还是肿瘤在其他组织分泌出某种毒素、籽苗、“恶体质”（dyscrasia）或是致病种子（seminium morbi）诱发了癌症？结核病和某些癌症之间的相似性，可能代表疾病发作时的共同病程吗？

肿瘤与结核病类似，似乎无法归结出单一的具体原因。18 世纪的医师认为某些类型的肿瘤和特定致病因素有关，如吞云吐雾造成鼻癌、清扫烟囱时大量接触烟灰引发阴囊癌。而 19 世纪末，针对工厂劳工的研究更指出某些化学物质会致癌，如苯胺和磷。然而，大多数癌症没那么容易解释，而统计研究也显示，19 世纪癌症的发病率持续不断成长。

发病率无情地增加，正是癌症医院数量显著增长的原因。欧洲迎来宗教改革后，癌症（以及性病）是民间最早需要专业机构进行治疗的疾病之一。酿酒商威特布莱德（Samuel Whitbread）在 1792 年捐赠了第一间癌症专科病房给伦敦的米德尔塞克斯医院（Middlesex Hospital）；1802 年，一群医师在伦敦成立了第一个癌症专业协会：癌症性质调查和治疗协会（Society for Investigating the Nature and Cure of Cancer）。而其中较有影响力的则是马斯登（William Marsden）在 1851 年成立的伦敦癌症医院（London Cancer Hospital），最初仅是一间诊疗室，1862 年始开放受理住院病人。马斯登是一名外科医师，他在 1828 年开设伦敦第一间免费医院。在爱妻死于癌症

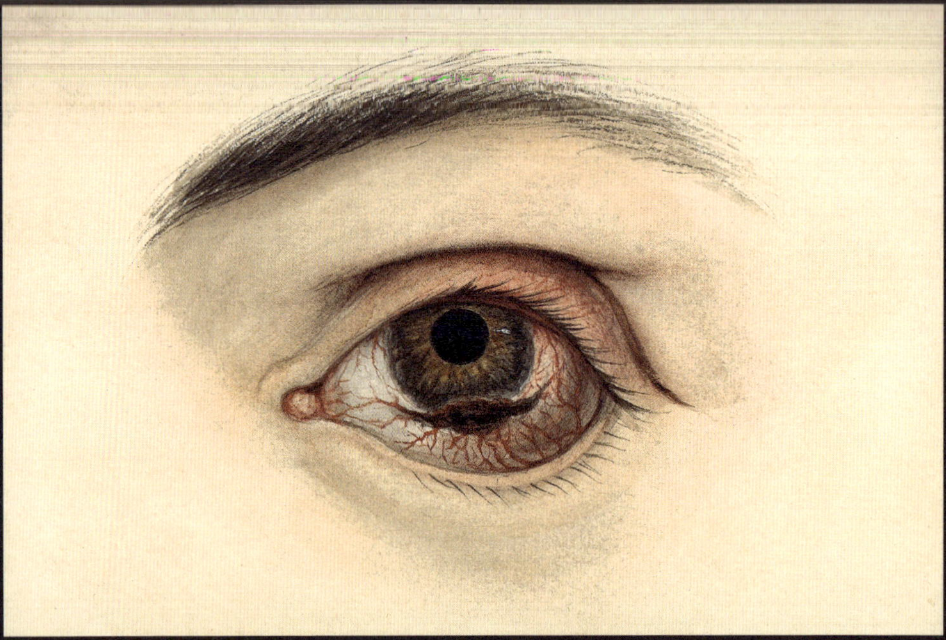

Ⓐ

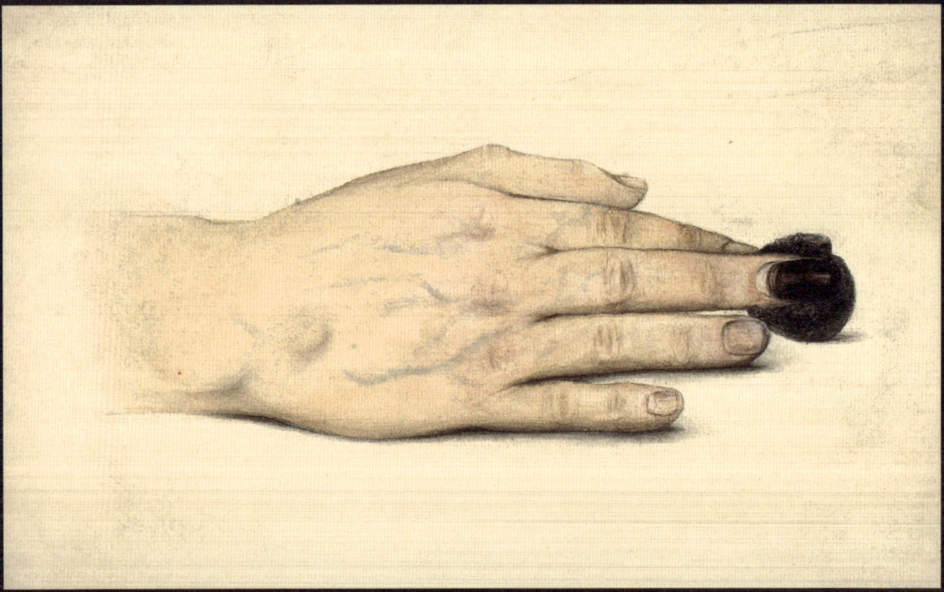

Ⓑ

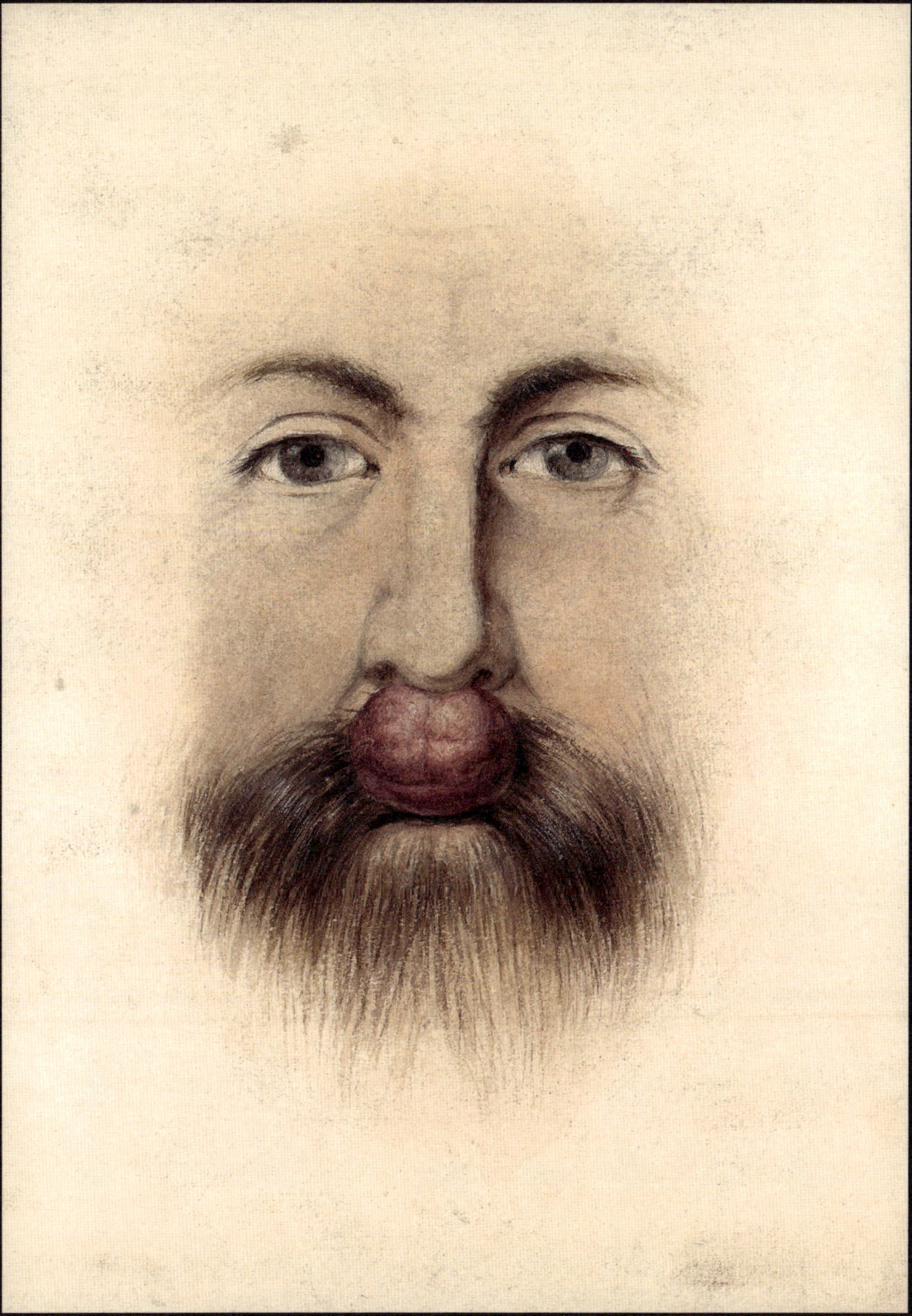

后，他深受感召并付诸实际行动成立癌症专科医院。数十年后，欧美的工业城市大多拥有自己的癌症专科医院。

19 世纪末，在癌症专科医院工作的外科医师，任务是彻底执行侵袭性扫除手术，目的是将肿瘤完全切除干净。于是，罹患宫颈癌或卵巢癌面临的就是接受完整的子宫切除术，罹患胃癌就得全胃切除，罹患乳癌则切除整个乳房和部分胸腔壁。几个世纪以来，手术一直是对付癌症的主要治疗手段，而面对大型良性肿瘤，则可以不用打开胸腔或腹腔进行手术。即使在麻醉技术出现后，大多数人仍相当惧怕手术治疗，一方面是手术台始终笼罩着一股死亡的阴影，另一方面是手术后将要面对缺少器官或肢体残缺的生活。而且手术成功率仍然很低，奥地利医师毕罗特（Theodor Billroth）曾估计，在他所有的乳癌患者中，只有少于 5% 的人能存活三年或三年以上。

在其他疾病的导因一一确认后，临床医师和科学家受到鼓舞，开始寻找更温和、更有效的疗法。在所有新疗法中，放射疗法似乎特别受青睐，而且在第一次世界大战前，许多大城市医院都设立了镭研究学院。X 光仪器和镭疗法可以抑制甚至消除肿瘤生长，但医师很快就受到放射线的教训，那就是脱发和烧伤等副作用，而且放射线本身甚至会诱发癌症。

最重要的是，医学面临癌症的挑战后，再度掀起古代医学哲理中关于何谓“治愈疾病”的争论。在希波克拉底的思想传统里，治愈即是原本受干扰的体质回复到平衡状态；然而在细菌说里，医学重新定义为医师和疾病之间的战斗，而治愈的意义是医师获得最后的胜利，也就是将患者体内的细菌或肿瘤彻底扫除。科学医学的权威就是建立在它承诺发展出这种治愈疾病的方式，而这点到了今天仍没有太大改变。20 世纪的癌症研究人员，已经可以更仔细掌握病程、透过放射疗法和化学疗法延长病患寿命，还能更精准估计来日多寡。但面对许多不同癌症，他们往往仍无法达成细菌学说意义上所谓的确实“治愈”。就像医学中许多不同领域一样，长期管理和每日护理带来的严峻考验，在难度上已经超越了语言和临床战场上的策略。

Ⓐ 一名女子的左眼，显示黑色素瘤穿过结膜和巩膜，并沿角膜下边界持续增长。

Ⓑ 患有黑色素肉瘤的中指。附带说明：“患者手指虽已截去，在手术后 10 个月仍死亡，死因是该病在腋窝腺体复发。”

Ⓒ 一名病患的脸部，上唇出现复发性上皮肿瘤。根据原图所附说明，绘图完成的五年前该病患就移除过类似的肿瘤。

Ⓓ 这些图中病人的名字都被记录下来，是相当不寻常的事情。其中这幅绘于 1829 年的精致水彩画显示格莱戴尔先生（Mr Gledell）罹患了“侵蚀性溃疡”，现在此病称为基底细胞癌。此图也是《罹患重病的利兹世家》（*Gentlefolk of Leeds with Grievous Illnesses*）系列画的其中一幅。

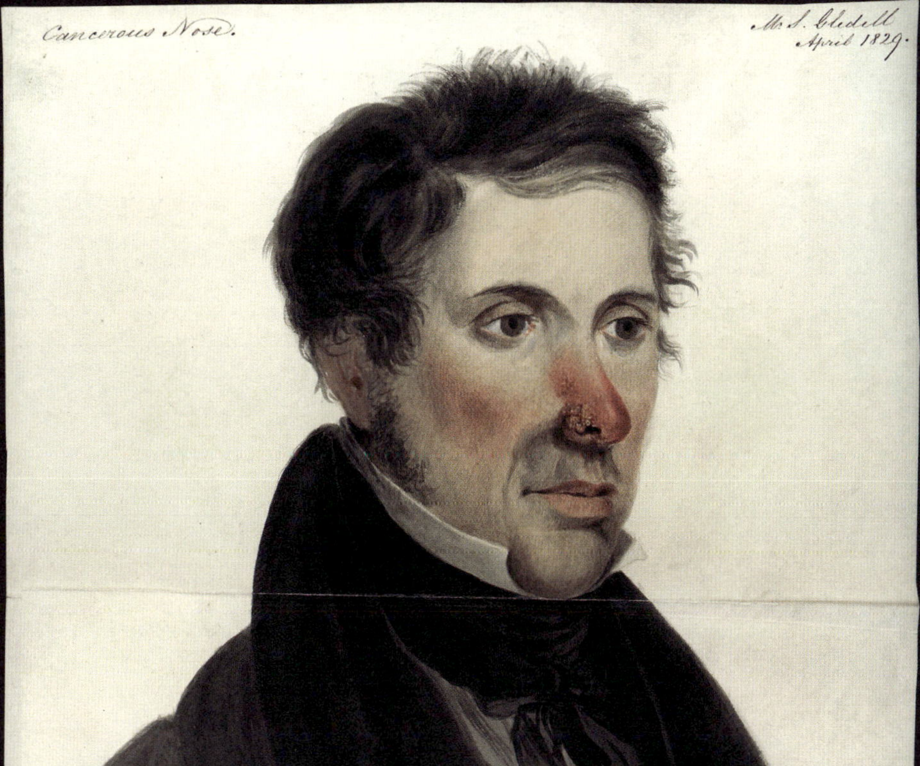
Cancerous Nose.
Mr S. Cledell
April 1829.

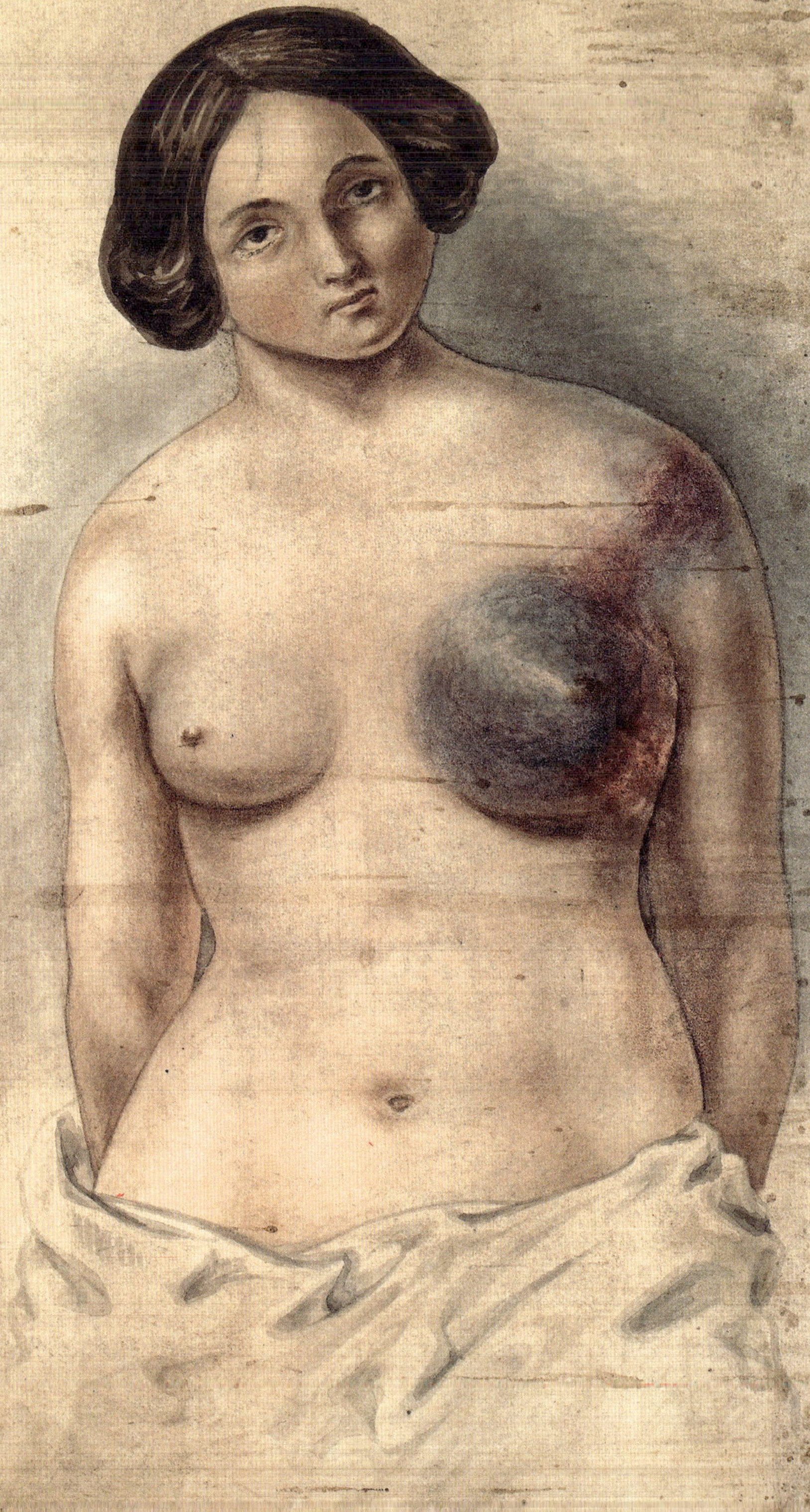

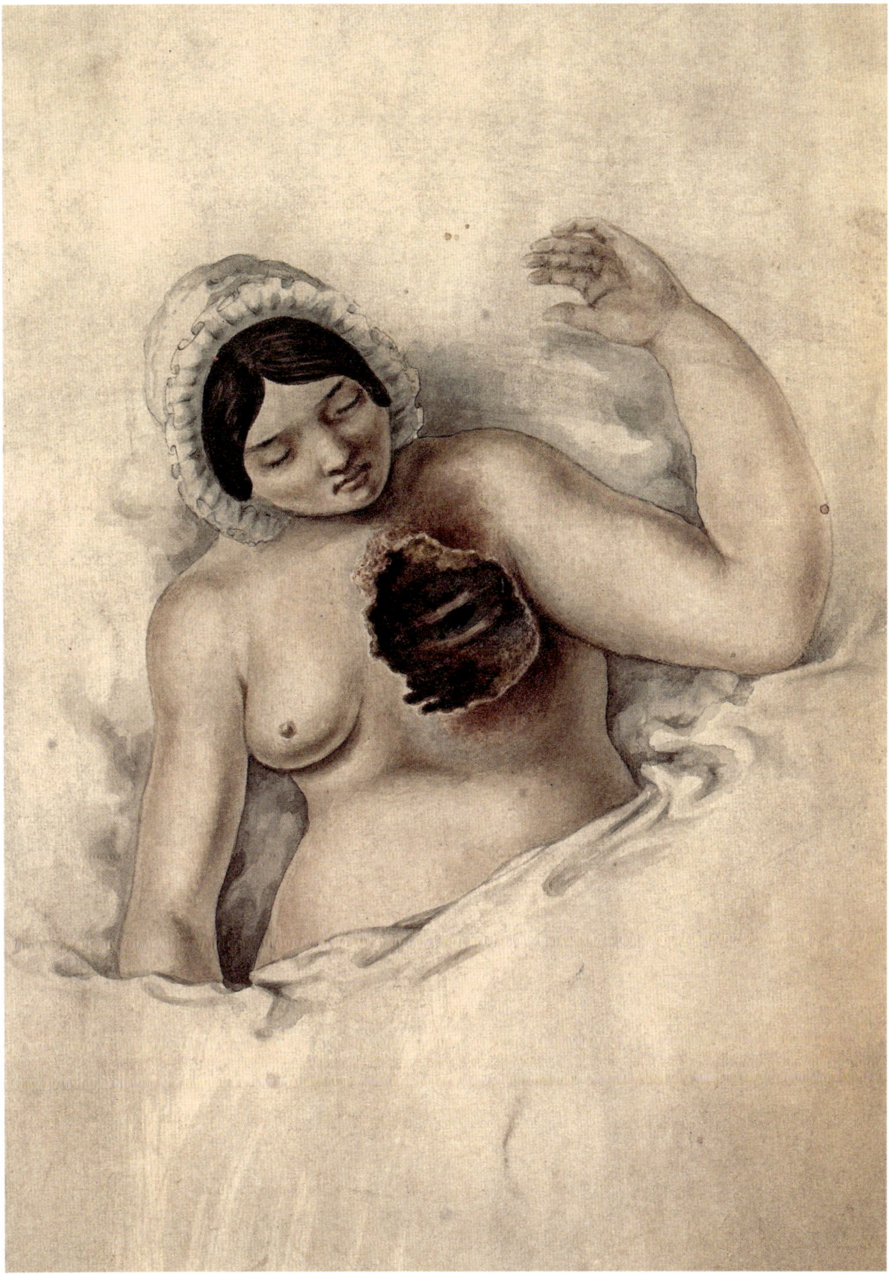

对页：为乳癌所苦的女性。
上图：一名女性的乳房组织已经坏死、溃烂，留下暴露出的胸部肌肉和胸腔。

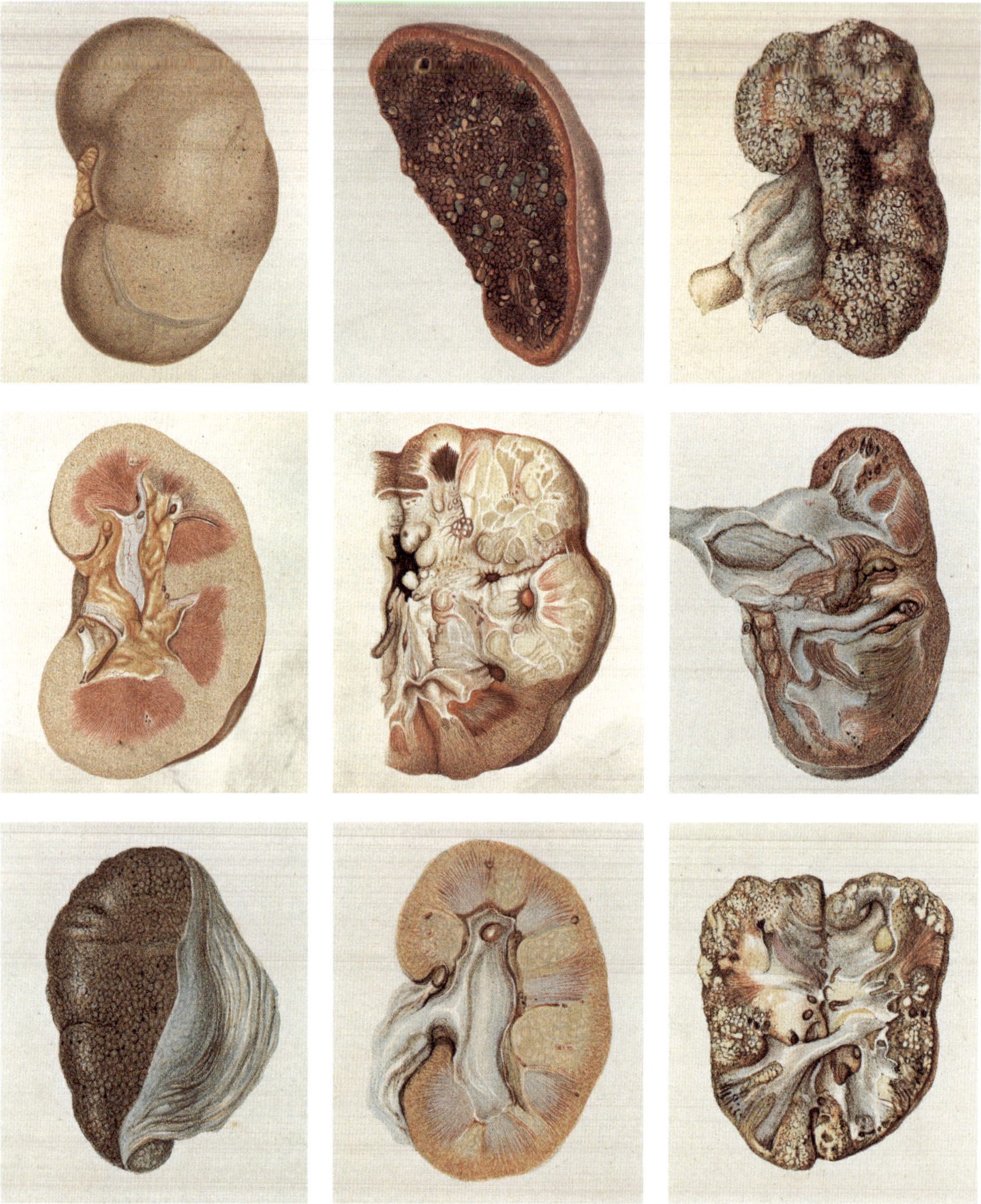

上图： 侵袭肾脏的各种癌症。
对页： 侵袭不同器官的各种癌症。
后页 | 左图： 各种组织中的转移性生长。
后页 | 右图： 肠道、肺部和其他组织的原发性与转移性生长。

Plate III.

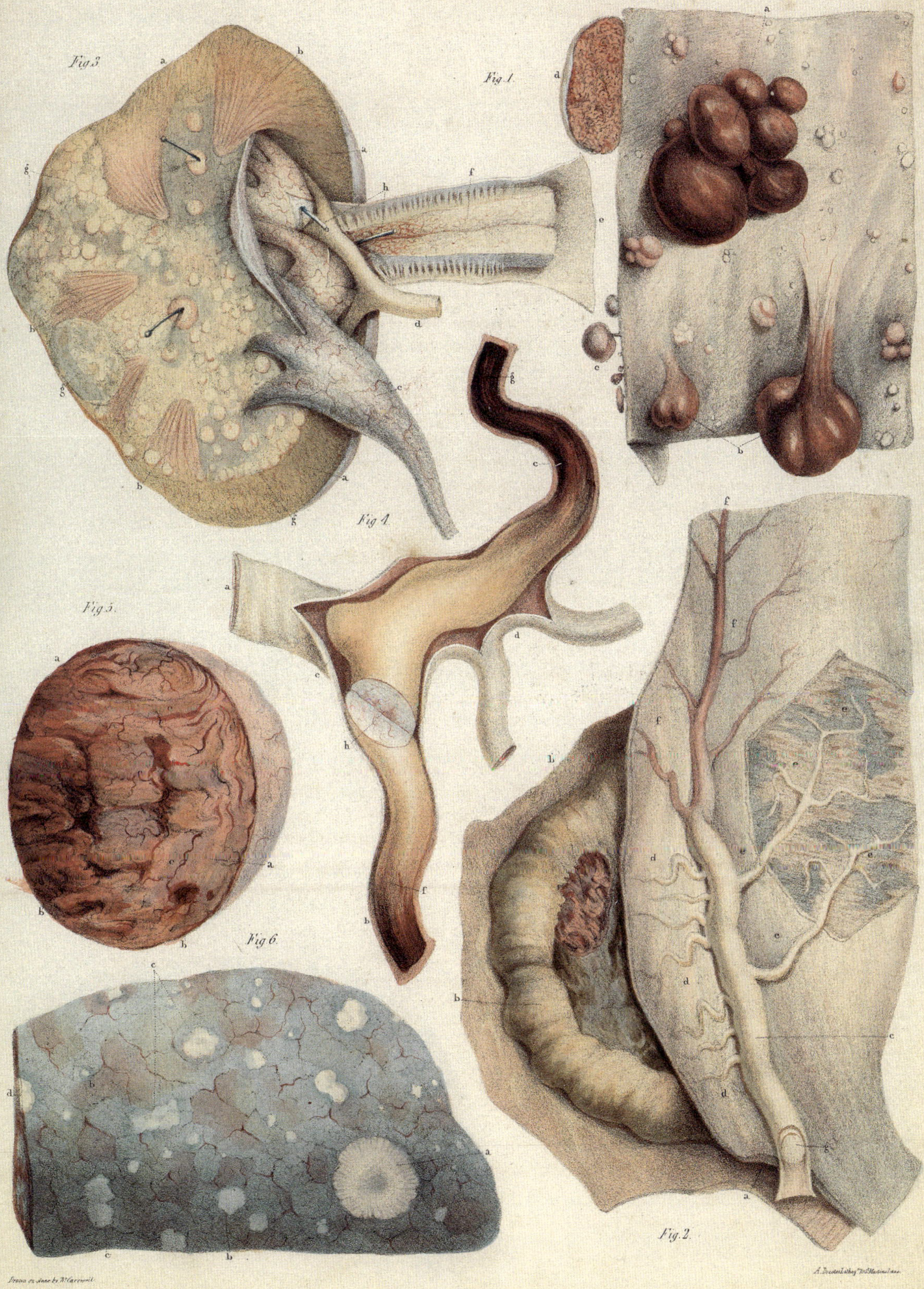

Drawn on stone by Dr Carswell.

A. Ducote Lithog. 70 St Martins Lane.

Plate 1.

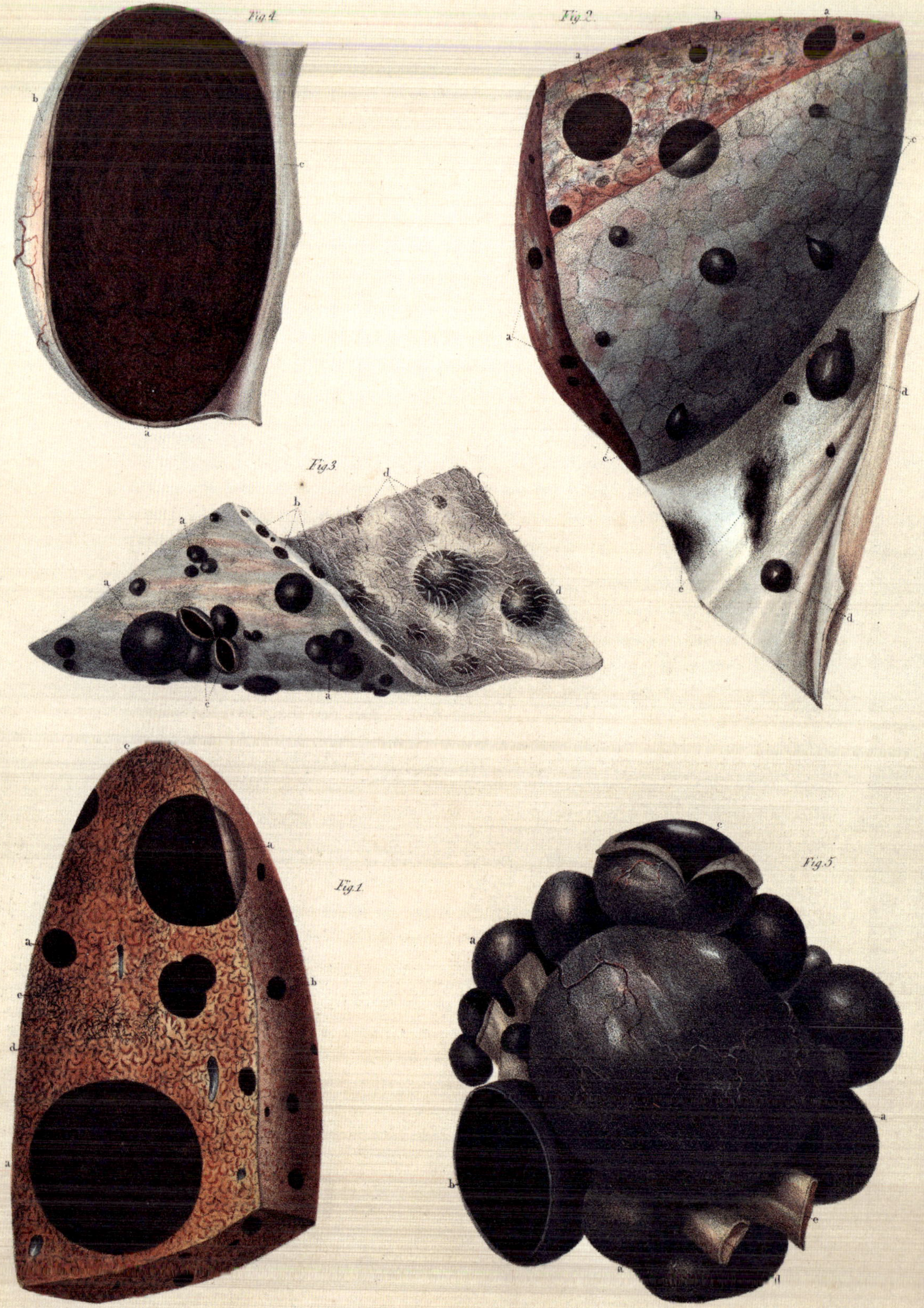

Drawn on stone by R. Carswell.

A. Ducôte Lithog. 70 St. Martins Lane.

Plate III.

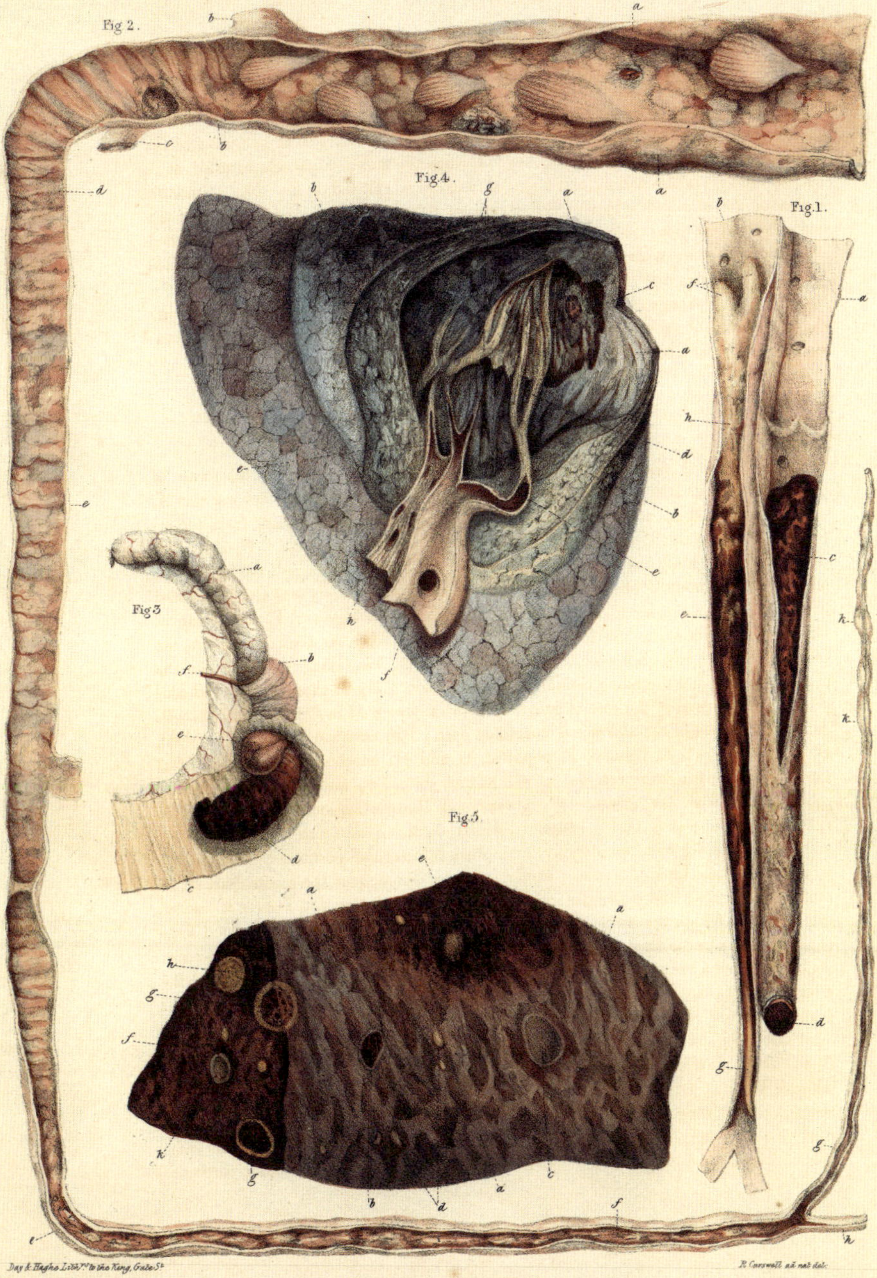

Day & Haghe Lith^rs to the King, Gate St.

R. Carswell ad nat del.

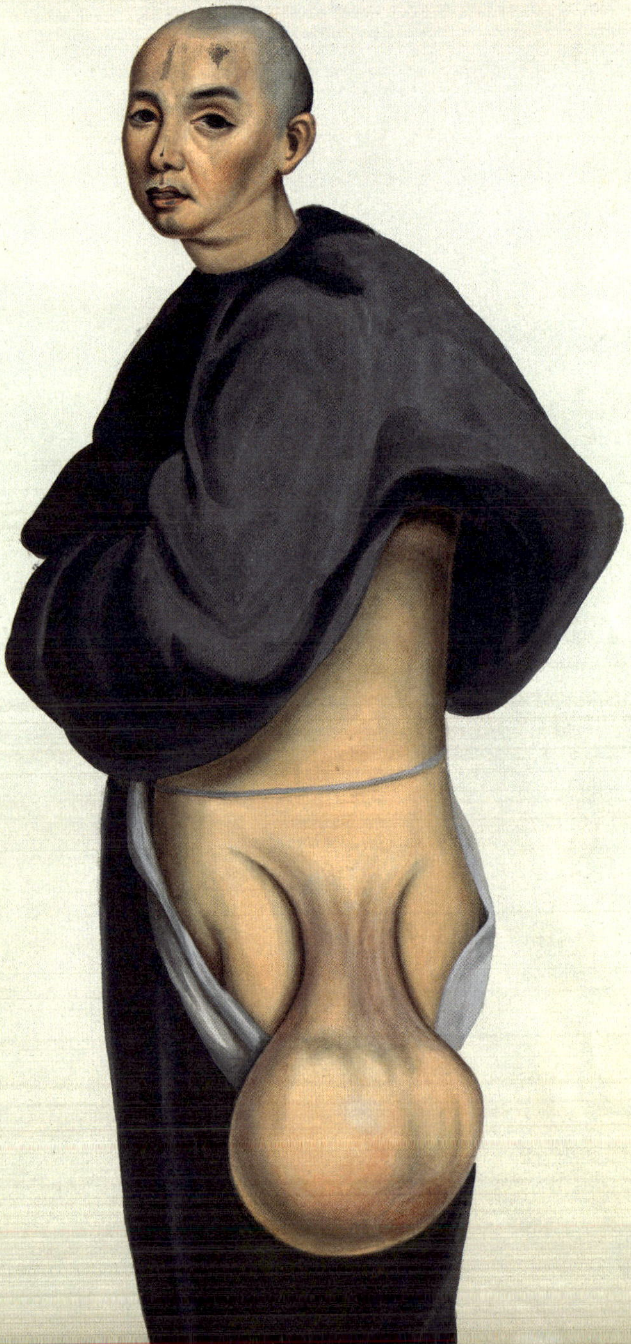

1835 年，美国医师伯驾（Peter Parker）在中国广州市开了一家医院，他委托通草画画家关乔昌描绘院内的患者长达五年。

对页：一名男子的大型臀部悬垂肿瘤。**下图**：一名男子的大型脸部悬垂肿瘤。

后页 | 左图 | 左上：球形颈部肿瘤。右上：额前肿瘤。

左下：盖住眼睛的肿瘤。右下：躯干左边的肿瘤。

后页 | 右图 | 左上：右耳后下方的肿瘤。右上：颈部悬垂肿瘤。

左下：左手臂上的肿瘤。右下：脸部左边的悬垂肿瘤。

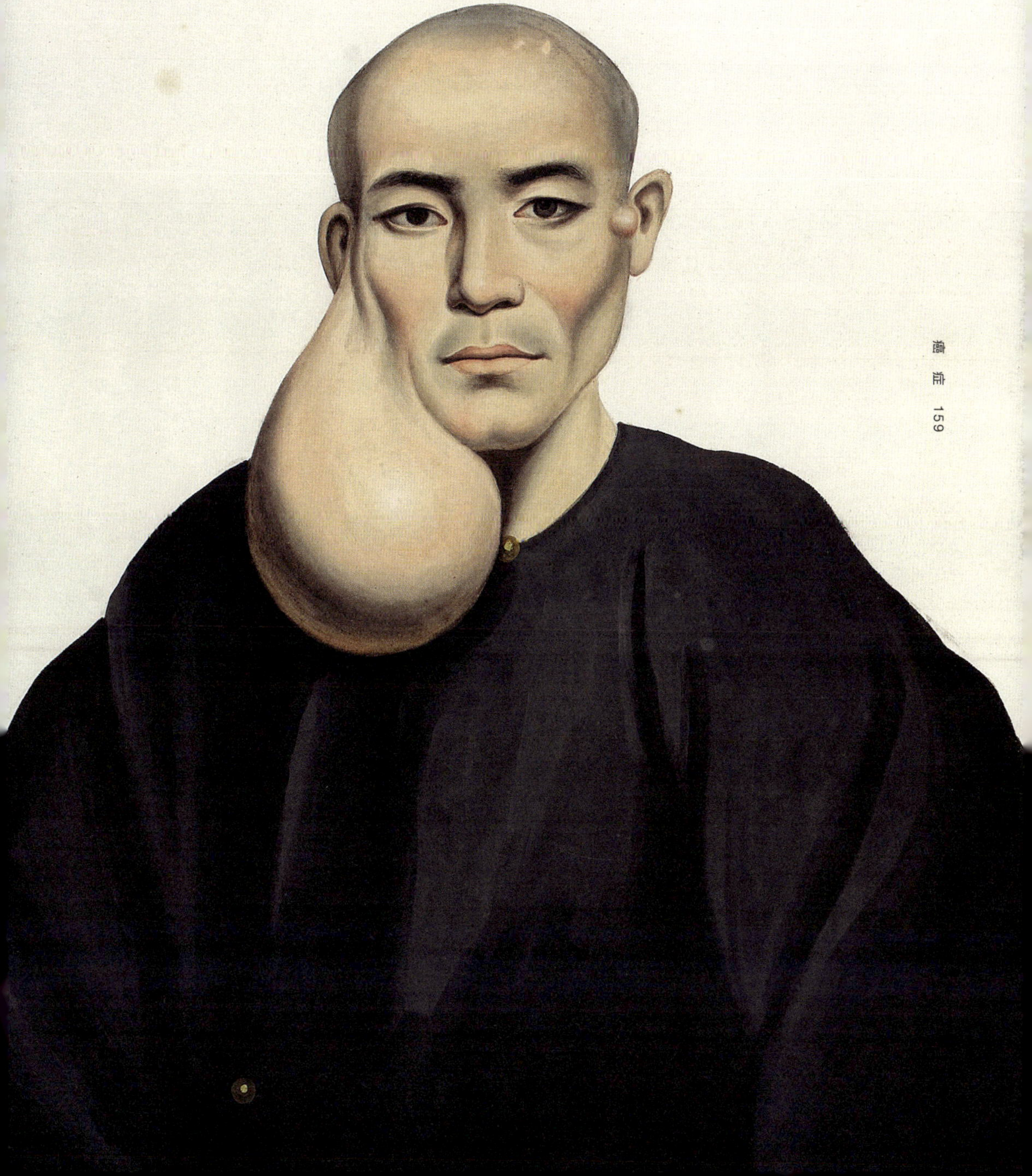

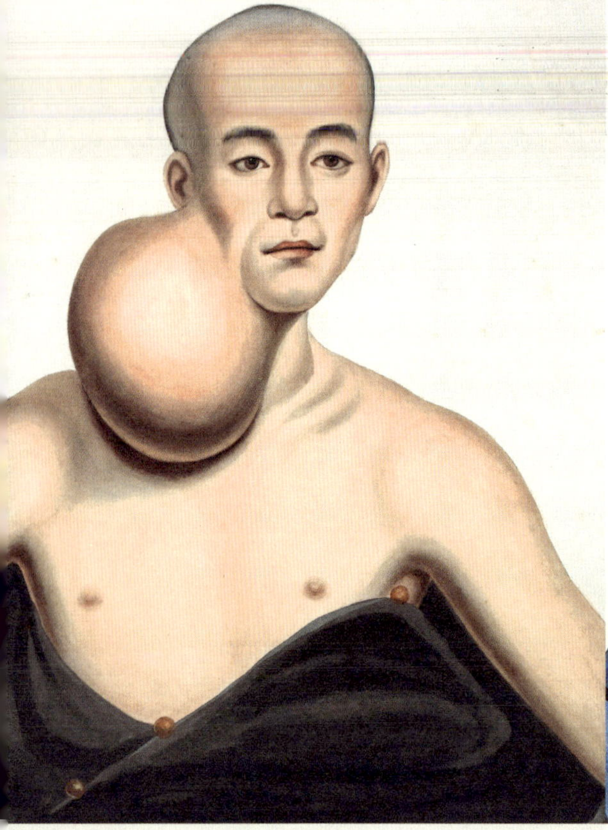
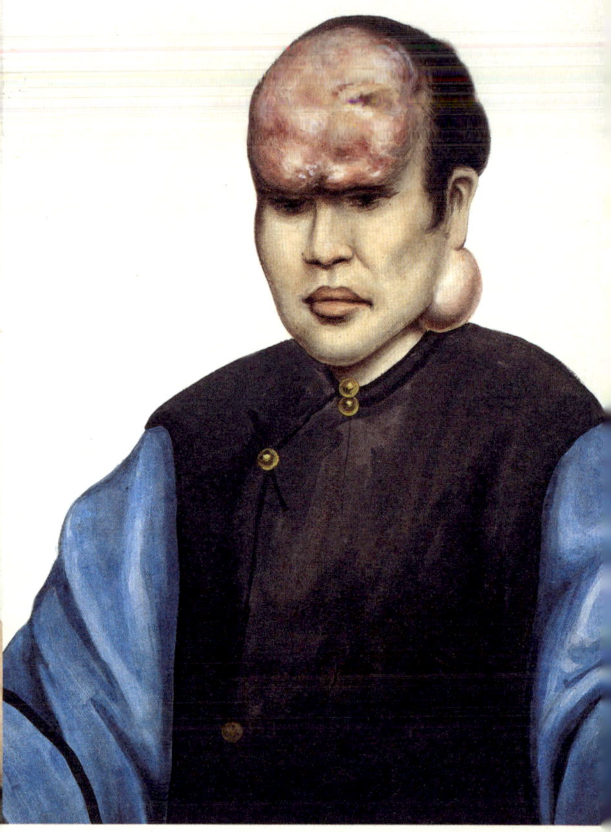
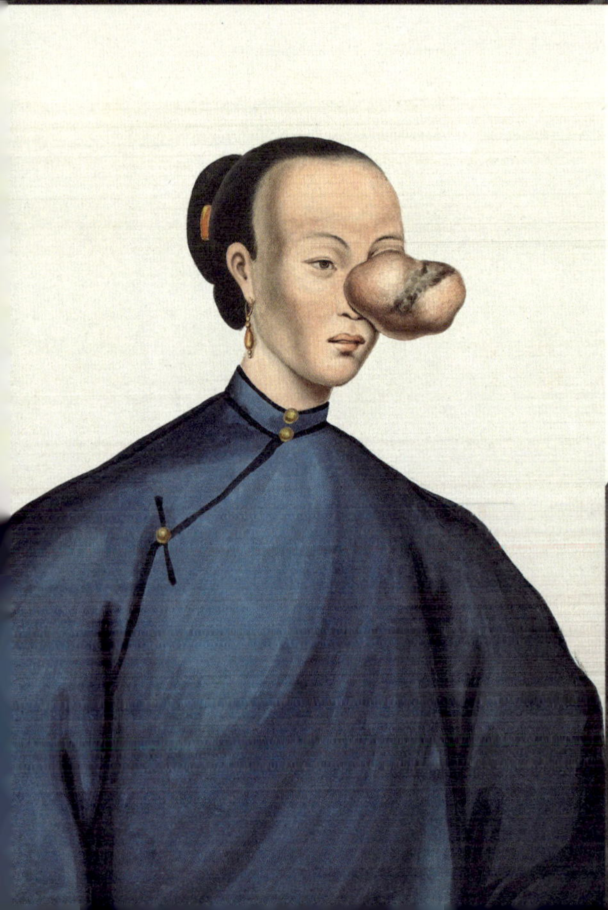
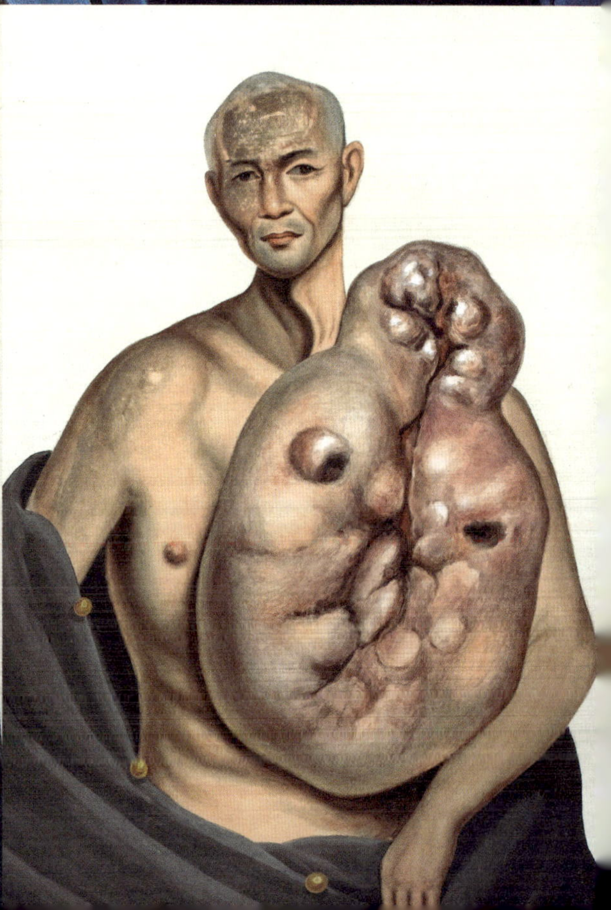

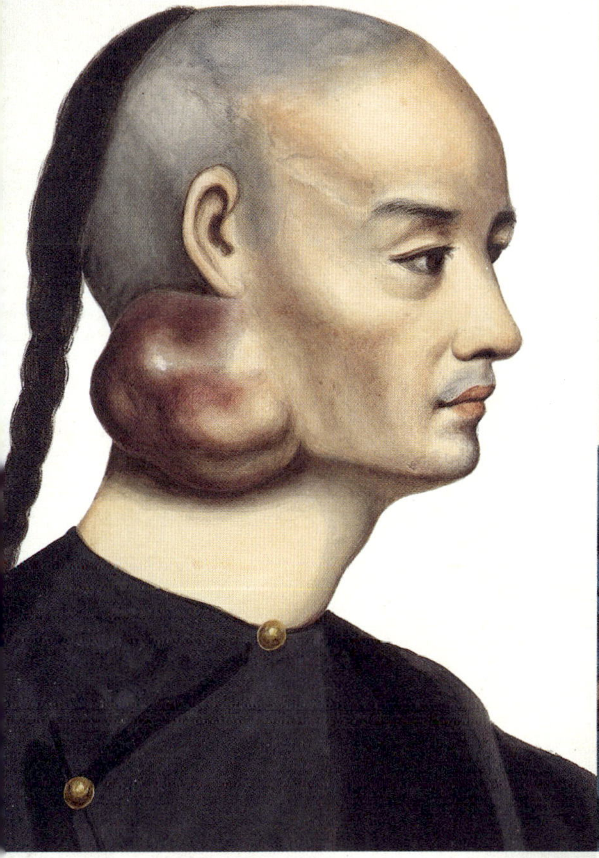
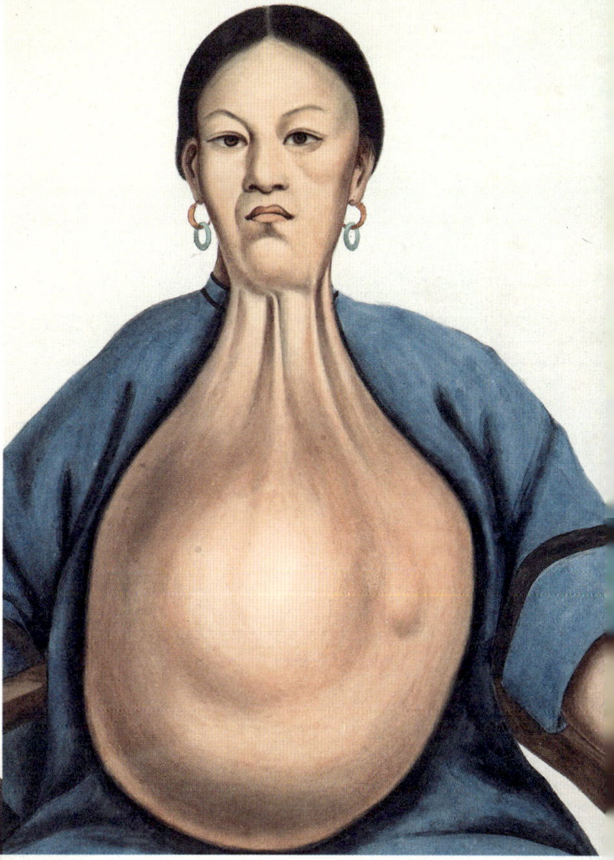
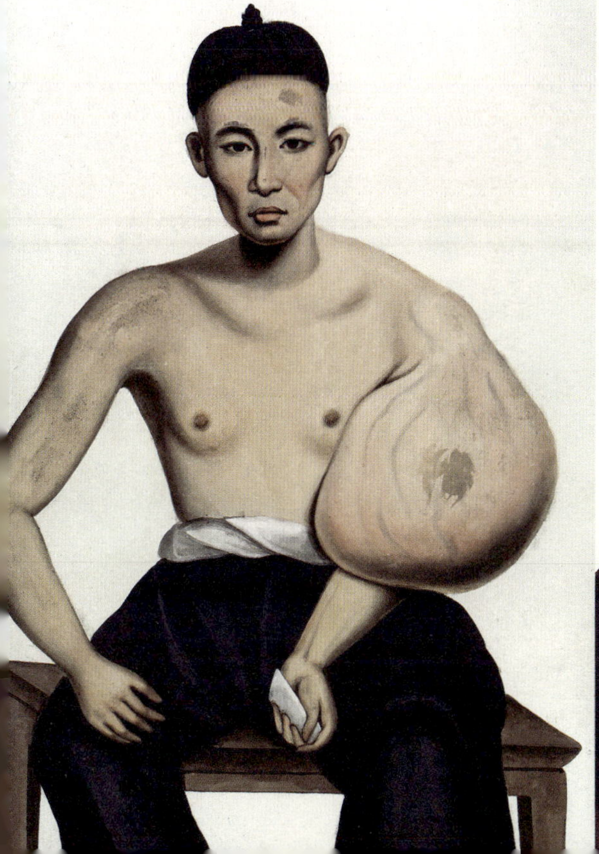
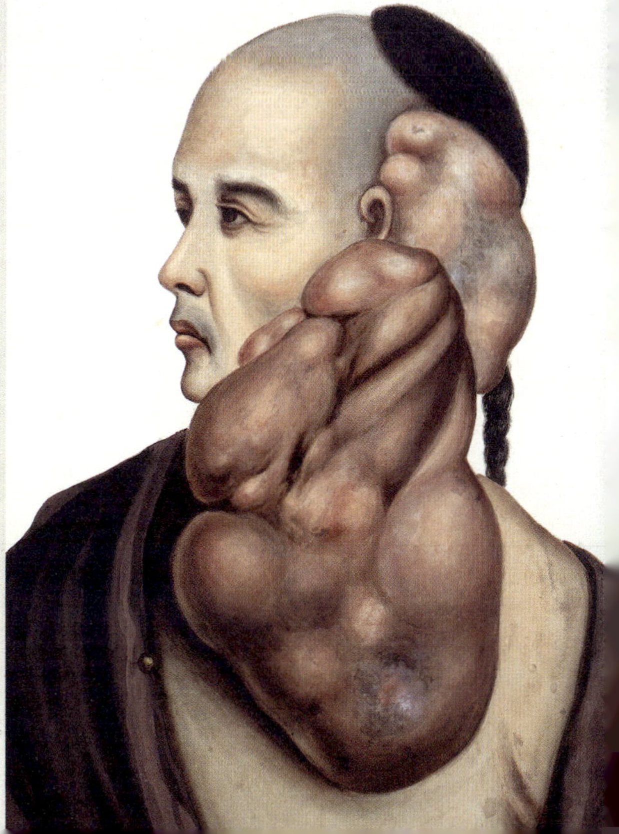

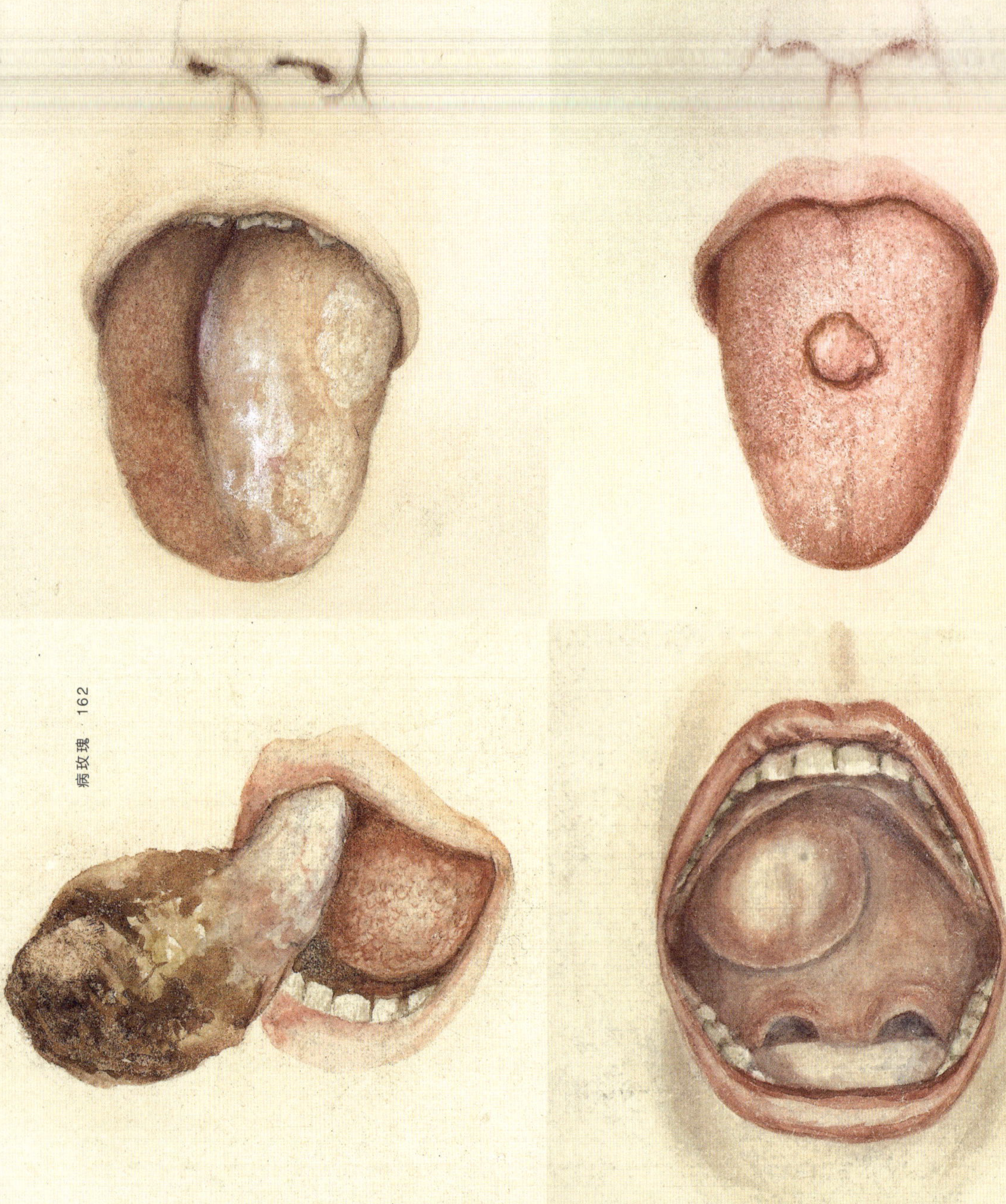

左上：一名癌症患者的舌背出现肿瘤，造成舌头左半部肥大（hypertrophy）；根据医疗记录，肥大的肇因乃是癌症造成的血管发炎。
右上：一名 3 岁半幼童的舌头，呈现出微小的乳突状复发肿瘤。
左下：一个幼童的脸颊内侧嘴角处冒出柔软、呈圆形的细胞肉瘤。
右下：一名 24 岁女子的上腭长出肿瘤。据医疗注记所述，这个肿瘤最初认为是软骨瘤，但切除后发现是纤维腺瘤。

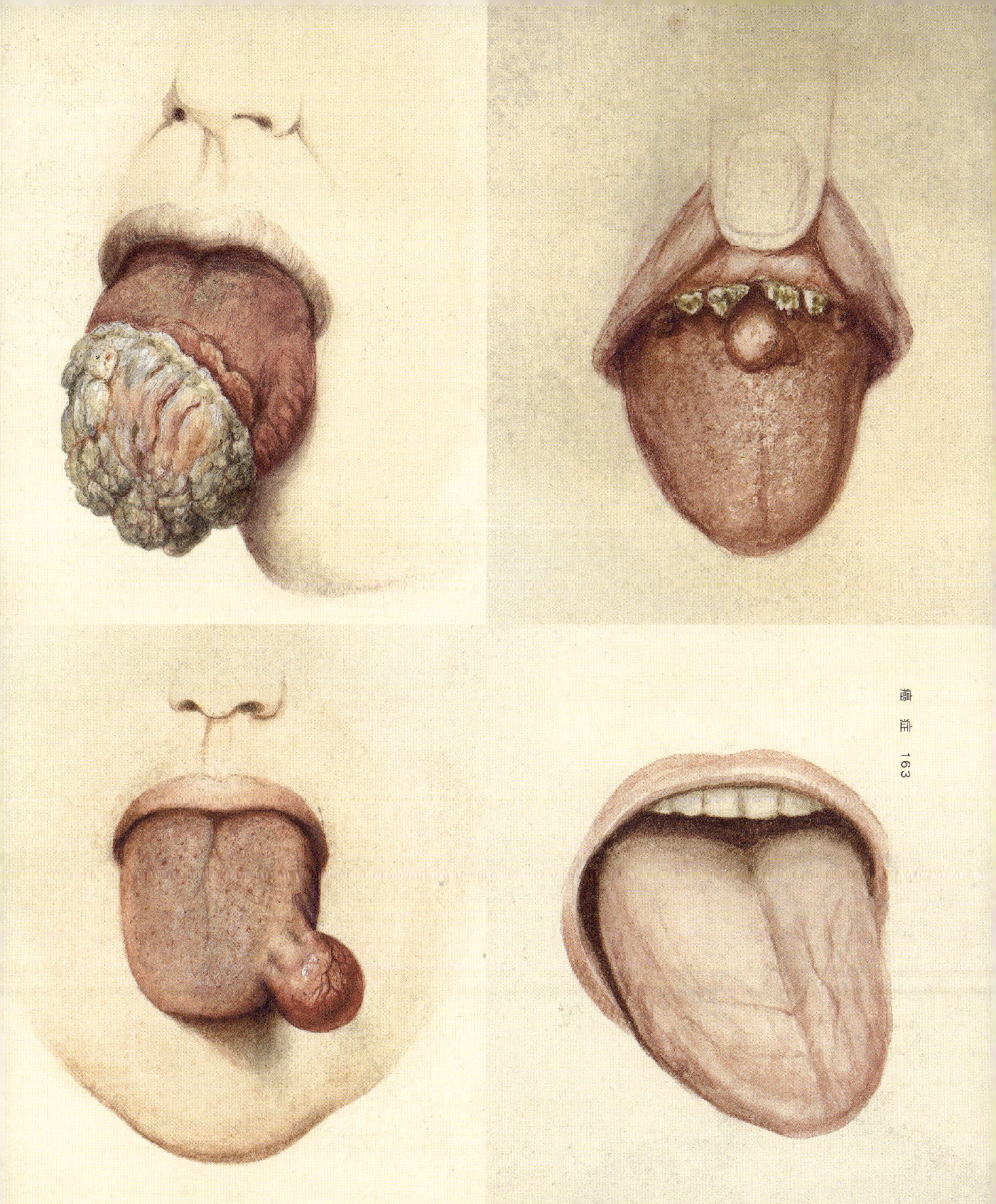

左上：晚期舌癌。

右上：从另一角度观察左页右上的肿瘤。

左下：先天性带蒂的肿瘤，从舌头的左侧缘前部开始增生。根据所附说明，切除肿瘤后的显微镜检查显示这是一个软纤维瘤——以现代的观点来看，并不算是癌症。

右下：描绘一名 50 岁男子的水彩画。这名男子的舌头左侧出现偏侧萎缩与瘫痪的症状，是由颈部左侧深处的恶性肿瘤所导致。但其舌头任何一侧的味觉都不受影响，也无任何其他瘫痪。

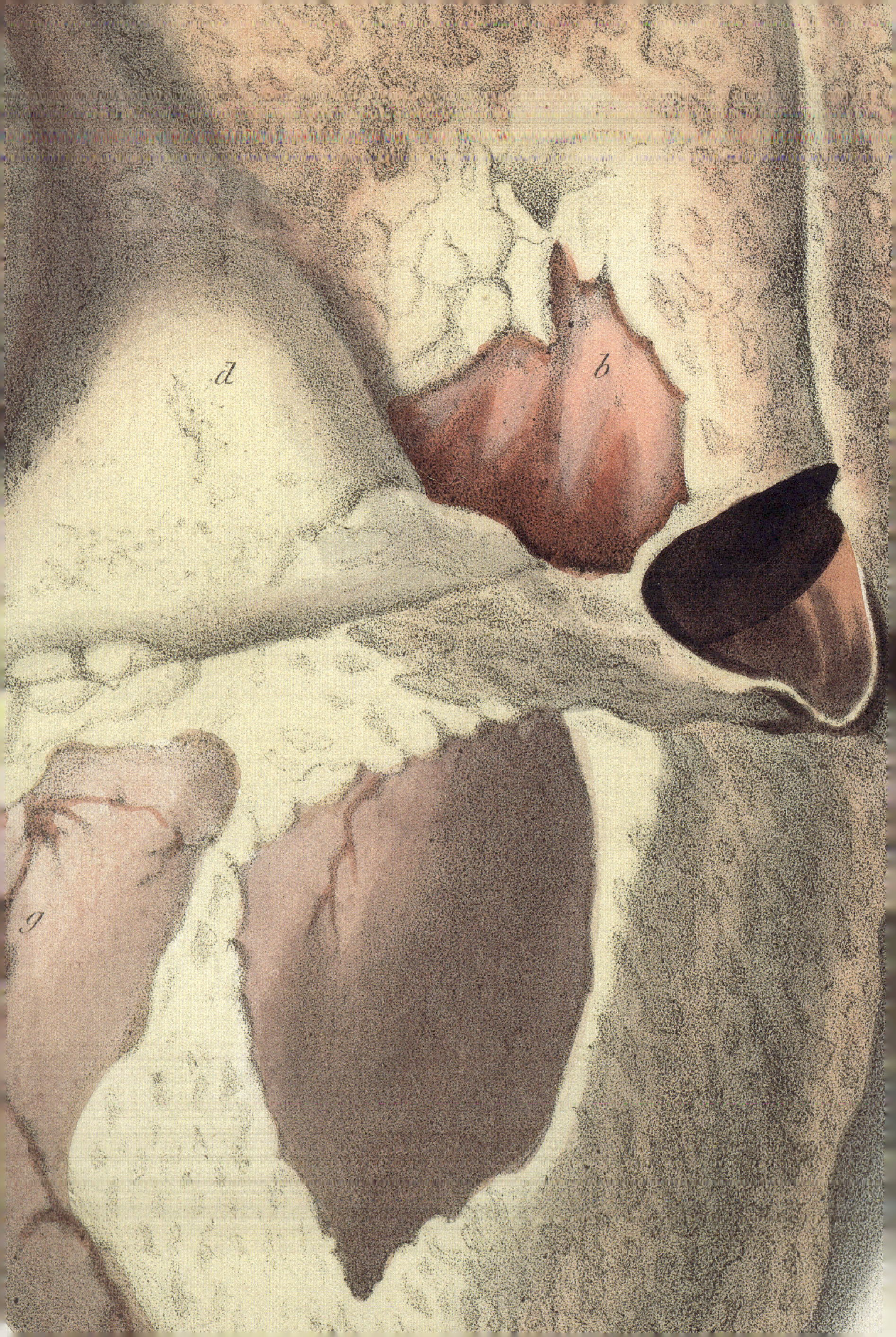
d
b
g

VII

心脏病

HEART DISEASE

血冠杂音

CROWNS AND MURMURS

在西方的医学传统里，从 1628 年哈维证明血液循环到 19 世纪晚期“新心脏学”的提出，对心脏及其在体内作用的基本思维（不过就是一具肌肉泵）并未发生根本性的变化（图Ⓐ)。然而，听诊器和心电图（electrocardiogram，即 ECG）等诊断工具，却在保持健康或治愈疾病方面双双改变了观察这个强大器官的医学方式。实验生理学和显微镜学提供关于血液及其运输、愈合与免疫方面的新思维，并终结了 2000 年来放血治疗的历史传统，而界定生命的结束通常也视心跳是否停止而定，显示西方文化已经认可医学在生与死之间担任仲裁者的角色。

18 世纪的解剖者从哈维的研究出发，阐明身体变化可能会改变心脏的功能。法国解剖学家维厄森（Raymond Vieussens）和同时期的罗马解剖学家兰奇西（Giovanni Maria Lancisi），在检查死于水肿的患者尸体时，都发现心脏大瓣膜处有管腔狭窄（瓣膜缩小）的症状。18 世纪末在苏格兰出生、后居于伦敦的医师贝利（Matthew Baillie）认为心脏瓣膜的增肥和生长与某些类型的风湿病有关；而顶尖的巴黎心脏科医师柯维萨特（Jean-Nicolas Corvisart）则拼凑出心脏衰竭的样貌与机制，认为水肿及肺积水是心脏功能损坏所造成的。其他医师则采取比较传统的路线，把注意力放在症状上，而非潜在的病理变化。1768 年，英国医师赫伯登（William Heberden）在英国皇家医师学会的讲座上，仅使用症候学理论就区分出心绞痛（angina pectoris）和其他类型胸痛的不同。赫伯登指出，心绞痛只在运动后才会发生，而且“男性最容易得这种疾病，特别是年过半百后”。

然而，对维也纳内科医师奥恩布鲁格（Leopold Auenbrugger）来说，看得到的症状和看不到的病灶都能以敲叩的方式判断。奥恩布鲁格发现，只要敲叩病人的胸口（这想法启发自他观察父亲测试旅馆酒窖中葡萄酒桶的满度），就能查证心脏的大小和胸腔内的积水。他为敲叩诊疗法所写的拉丁文论文《叩诊人体胸廓诊断胸腔内疾患的新方法》（*Inventum Novum Ex Percussione Thoracis Humani Ut Signo AbstrusosInterni Pectoris Morbos Detegendi*）早在 1761 年就已发表，但始终默默无闻，直到被柯维萨特在 1808 年译为法文后才广为人知。叩诊与巴黎医学的原则相辅相成，于是柯维萨特的学生、在巴黎受训的医师雷奈克，在 1818 年研发出了听诊器。雷奈克最初用这根类似木制长笛的东西来研究肺病，但他很快就发现这长笛也可以用来聆听心跳。

听诊是一种解读体内元素和定位体内声音的技巧，要上手并不容易。然而一旦学会听诊，诊疗就会变得非常有效率。雷奈克的英国弟子霍普（James Hope），曾写过听诊教科书，并在 1831 年发表了《心脏和大血管的疾病论述》（*A Treatise on the Diseases of the Heart and Great Vessels*）。在这部庞大的著作里，霍普主要统整了 100 年来心脏解剖与病理研究，以及他个人对听诊的所思所见。譬如他在作品中指出，风湿热的独特心脏杂音是由瓣膜损坏所导致，而贝利早在数十年前就观察到心脏瓣膜损坏的症状（后证实心脏杂音其实是细菌感染的结果）。即使脉搏这项古老的体质平衡指标，也能重新以这个角度探讨。两名爱尔兰医师斯托克斯（William Stokes）和亚当斯（Robert Adams），发现心输出量锐减与随之而来的低迷脉搏会导致突然晕厥，这个疾病现被称为阿－斯综合征（Adams-Stokes Syndrome）。

19 世纪中叶起，实验室科学开始取代巴黎医学的解剖室，成为临床研究的最前端，生理学尤其是个中翘楚。生理学强调的是功能，鼓励医师和科学家把目光放在心脏组织结构性病变，并且重新思考心脏作为泵的能力。实验室技术也可以用来研究心脏的功用，这些技术都奠基于德国人路德维希（Carl Ludwig）发明的波动曲线记录器（kymograph）。这种记录器是一个用纸覆盖的滚筒，佐以移动的铅笔标记，在 19 世纪晚期成为生理学上的独特工具（图 ⓓ）。法国先锋摄影师和科学家马雷（Étienne-Jules Marey）改良了波动曲线记录器，将之用来记录动脉脉搏，而苏格兰生理学家麦肯齐（James MacKenzie）则借此开发出多功能记录器（polygraph，又称测谎仪），也就是一张连续移动的纸上有几支笔追踪心脏、动脉或静脉不同变化的仪器。像雷奈克的听诊器一样，麦肯齐的多功能记录器创造了另一种方式将脉搏不规则性加以可视化，并更加了解心脏的作用。

讽刺的是，这项工作的技术复杂性，竟让许多顶尖的执业医师难以接

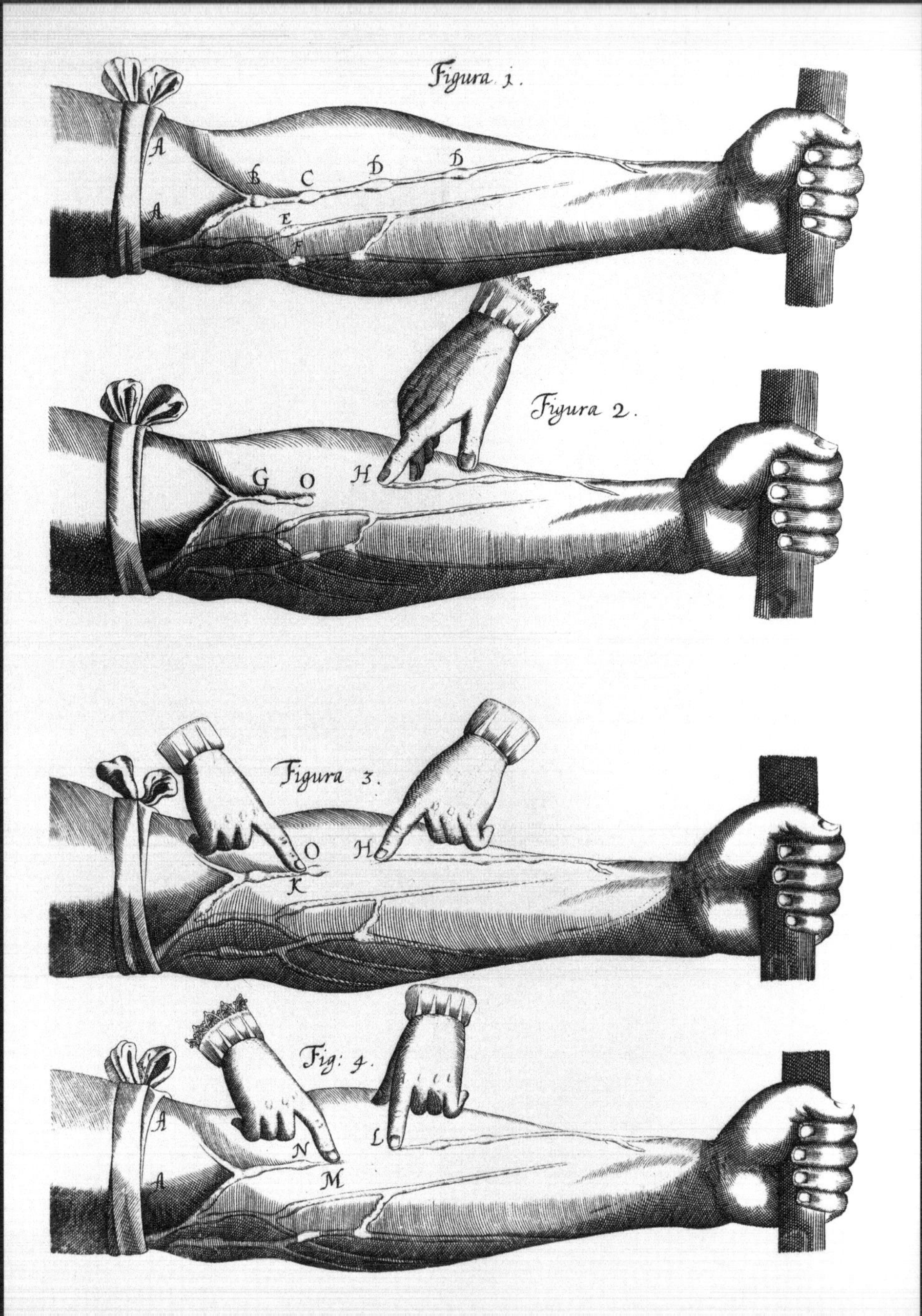
Figura 1.
A
B
C
D
D
A
E
F
Figura 2.
G
O
H
Figura 3.
O
H
K
Fig: 4.
A
N
L
A
M
Ⓐ

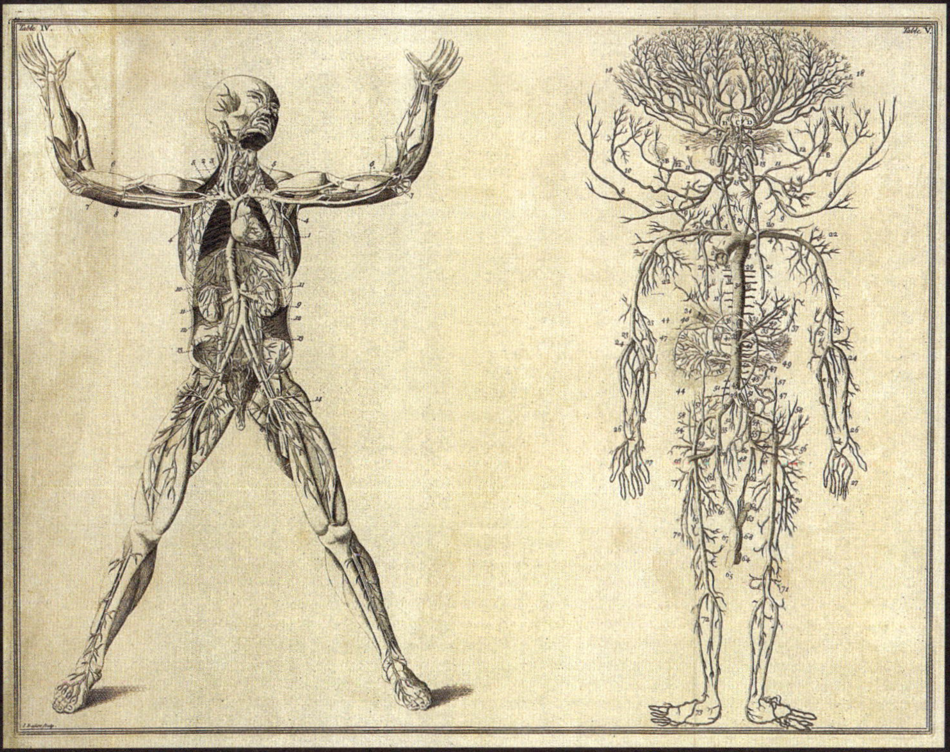
Table IV.
Table V.

Ⓑ

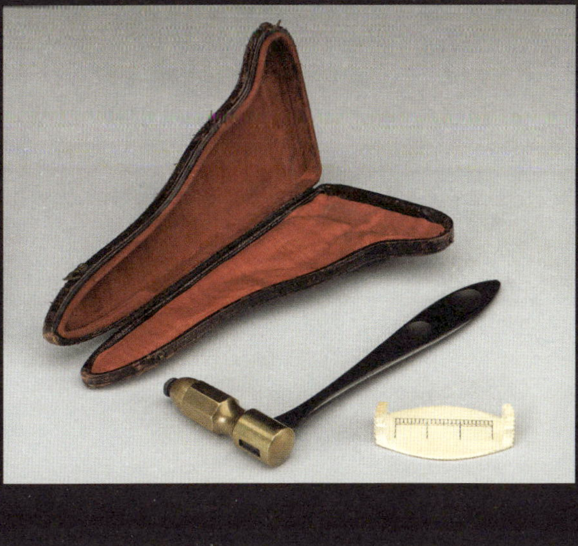

Ⓒ

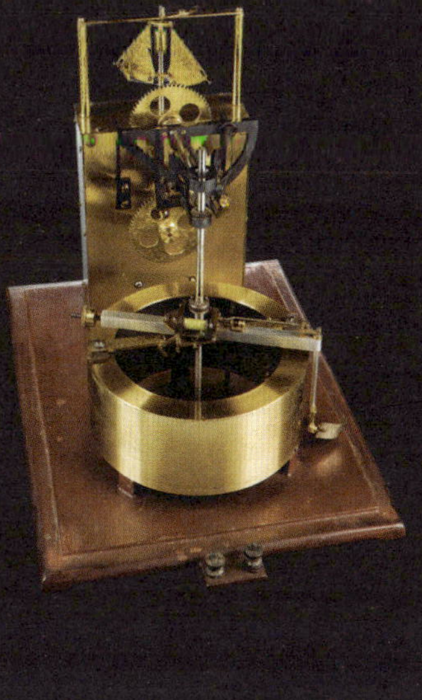

Ⓓ

受。一个世纪以前欧洲的精英医师，拒绝动手检查病人，认为这不但无用且社会观感不佳；后来看到多功能记录器等实验室设备，却又视之为对物理诊断医术的严重威胁，因为他们相当珍视自己在诊间和停尸间练出的一手医术。他们主张老式、人文的“医学艺术”理念，认为这些技术，以及全科医学和外科手术的专科细分，还有国家资金支持与监管力度的增强，都会让行医者思维狭隘，更会成为机器的奴隶，缺乏对人体更广泛的领会。埃因托芬（Willem Einthoven）在 1902 年于德国研发出心电图，记录心脏神经的电化学脉冲，数名欧洲生理学家便将之当作实验室中重要的研究工具，最成功的是伦敦的医师刘易斯（Thomas Lewis）。但是在美国，心电图的魅力主要表现在诊断上。1918—1919 年，芝加哥内科医师赫里克（James Herrick）和史密斯（Fred Smith）使用心电图诊疗冠状动脉疾病，这原本是肉眼感官所做不到的。

19 世纪末，外科医师也开始将注意力转向心脏。几个世纪以来，豪迈地切除患部已成为手术的主要任务：外科医师试图切除所有必须切除的部位，还要尽可能快速并确保患者不死。麻醉和消毒技术在 19 世纪中叶出现，让医史学家波特（Roy Porter）感叹 19 世纪简直是“手术和手术刀的英雄盛世”，也使得手术这个古老的概念能应用在身体越来越多地方（特别是内脏）[1]。19 世纪 90 年代，欧洲的外科医师终于第一次尝试缝补心脏创伤，但人们花了数十年的时间才渐渐接受维修或更换（而不单是移除）受损身体组织的可能性。心脏手术可谓 20 世纪最醒目的成就之一，但它需要细腻的技术和眼光，而 20 世纪初大多数的外科医师却还不具备这样的能力。

[1] Roy Porter, *The Greatest Benefit to Mankind: A Medical History of Humanity from Antiquity to the Present*, HarperCollins, 1997, p. 611.

Ⓐ 心脏的陈述：1628 年哈维《心血运动论》中的菁华部分。这些版画道尽哈维对心脏与血液的看法：血液会循环全身，而心脏则是一个泵。

Ⓑ 18 世纪解剖学家继承了哈维的志业，将动脉和静脉系统详细地绘制出来，如静脉（左图）和动脉（右图）。这些图来自 1745 年詹姆斯（Robert James）医师所著的《医药辞典》（*Medicinal Dictionary*）。

Ⓒ 奥恩布鲁格的叩诊技术让内科医师能借由点碰胸壁和听心音来确定活体心脏的大小。图中这副 19 世纪的英国制叩诊器（percussor），附有精雕细琢的象牙叩诊板（pleximeter），用以测量叩点之间的距离。

Ⓓ 19 世纪末，实验生理学家开发出许多新技术，如图中这具发条波动曲线记录器，能记录并研究心脏的功能。

Ⓔ 心内直视手术在 20 世纪的进展非常仰赖对活体心脏的结构和功能的细部知识，如这些图中所示。本图取自卡斯韦尔于 1838 年出版的《病理解剖》。

Plate III.

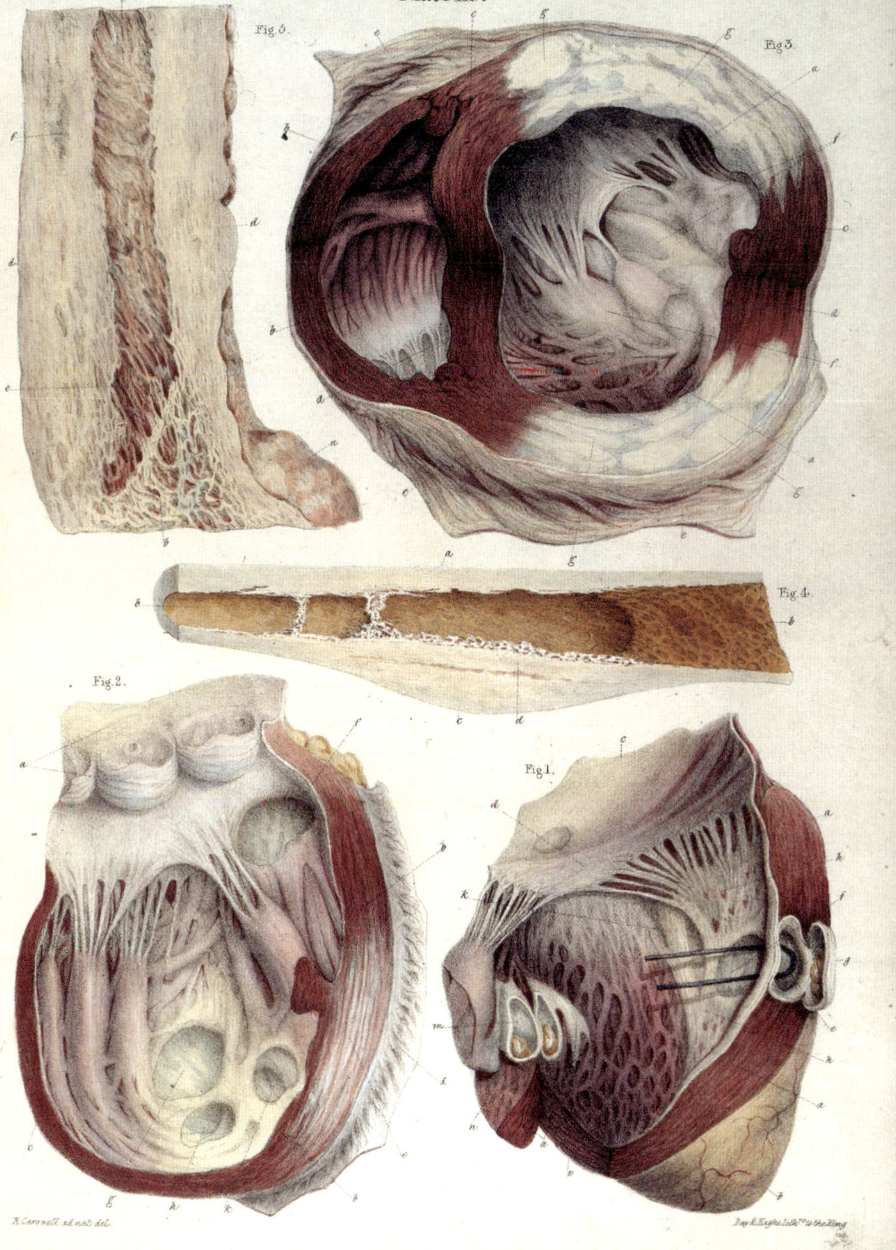

R. Carswell ad nat. del.

Day & Haghe Lithrs to the King

下图：发病的心脏与部分剖面图。
对页：心脏解剖图，呈现瓣膜的各种病症。

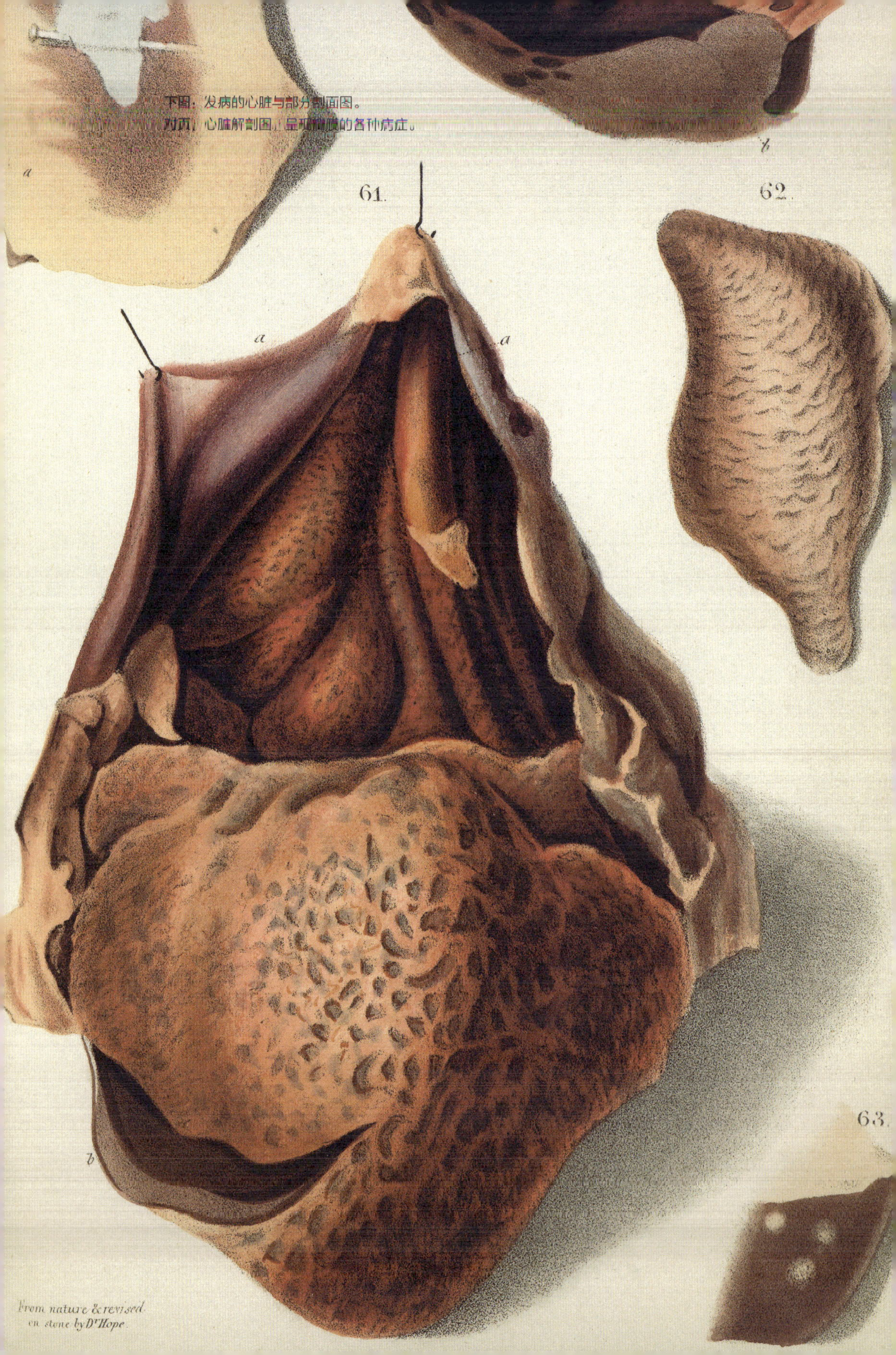

69.

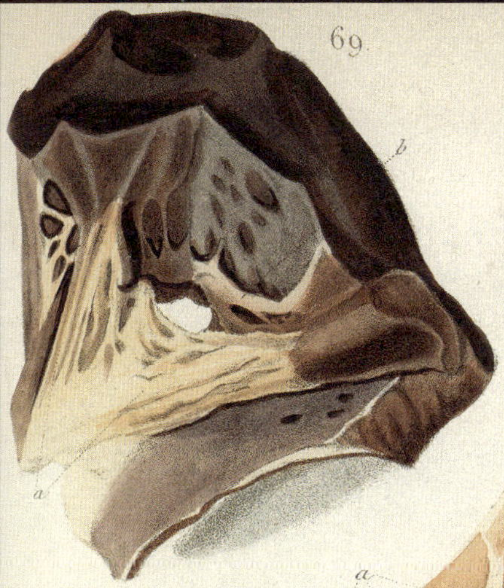

70.

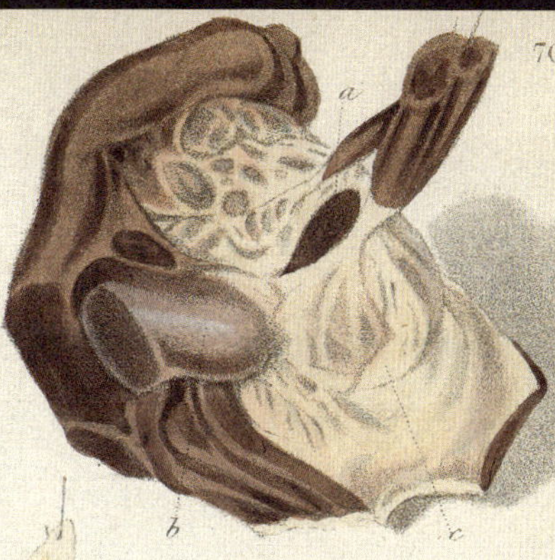

71.

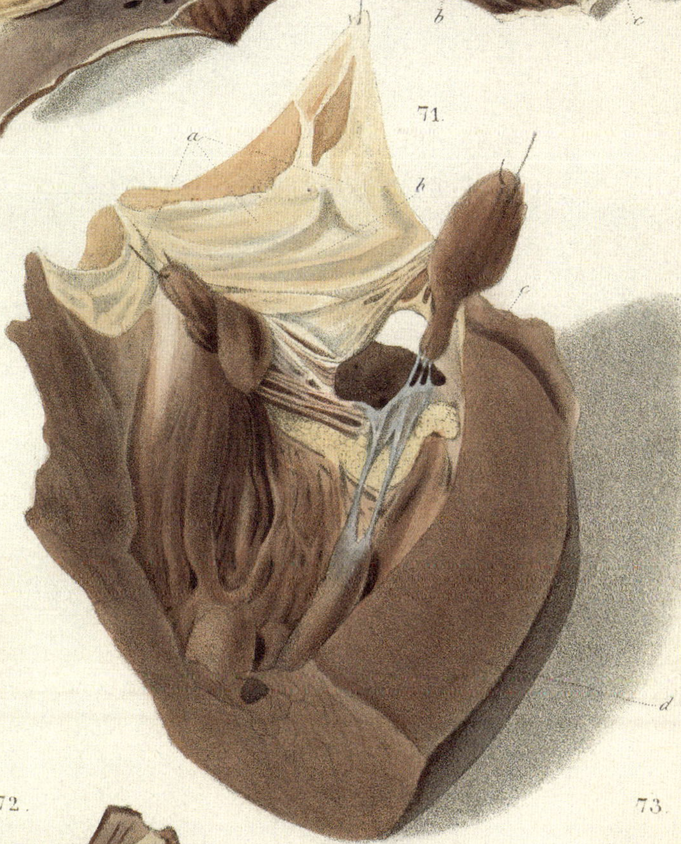

72.

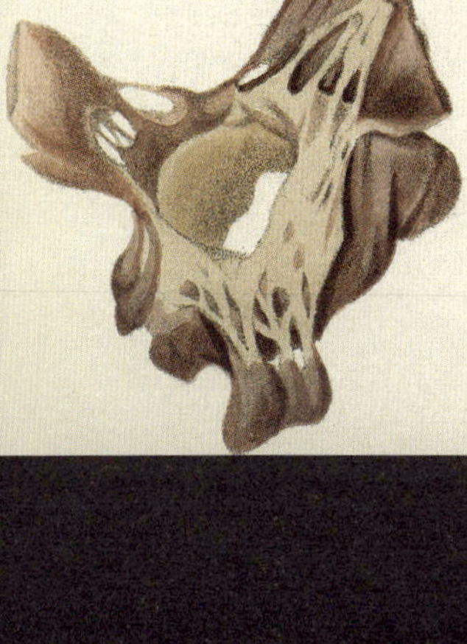

73.

74.

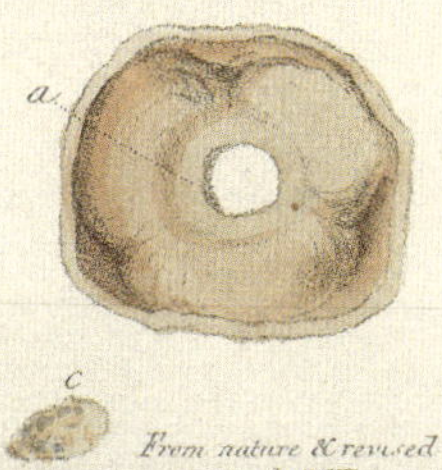

From nature & revised on stone by Dr Hope.

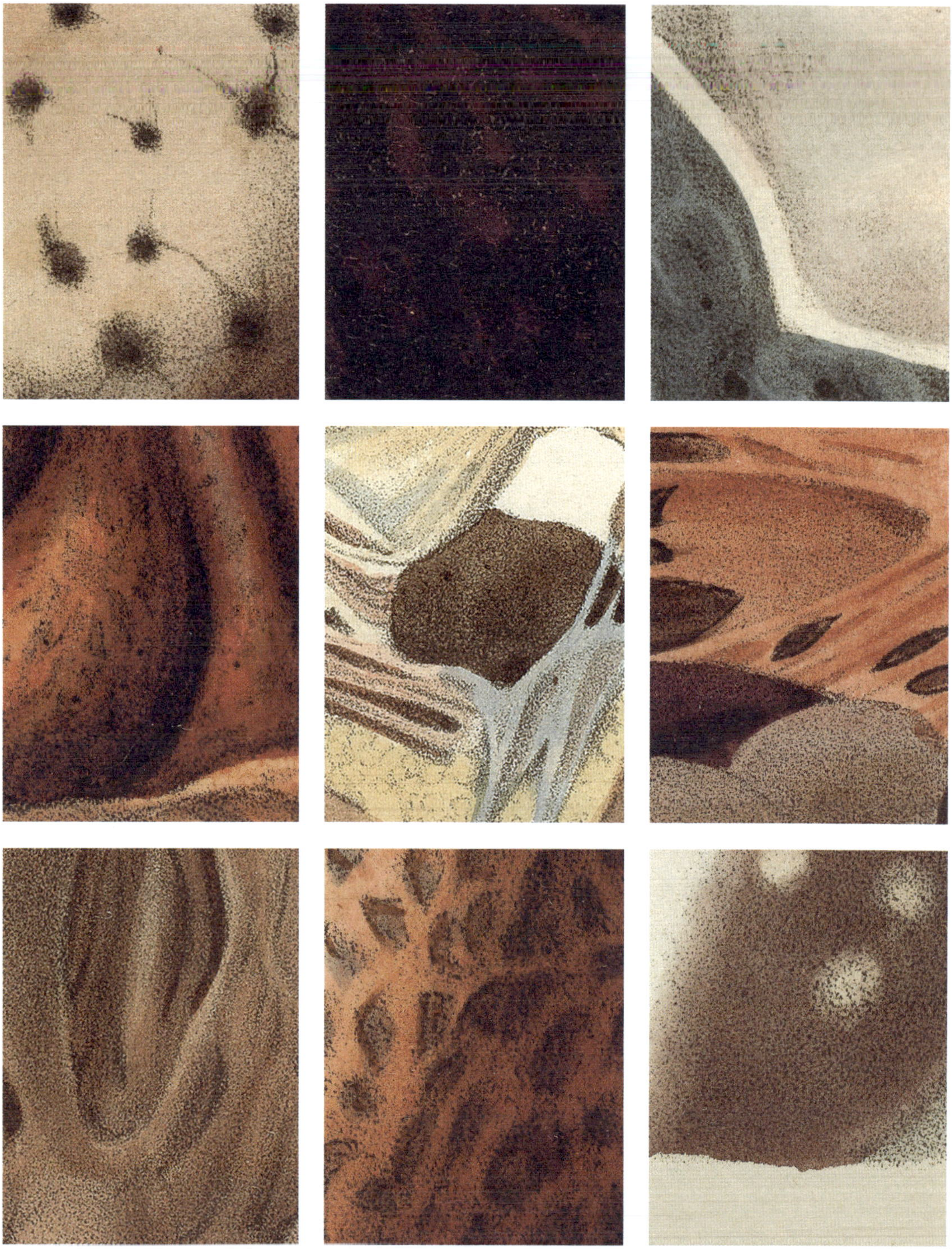

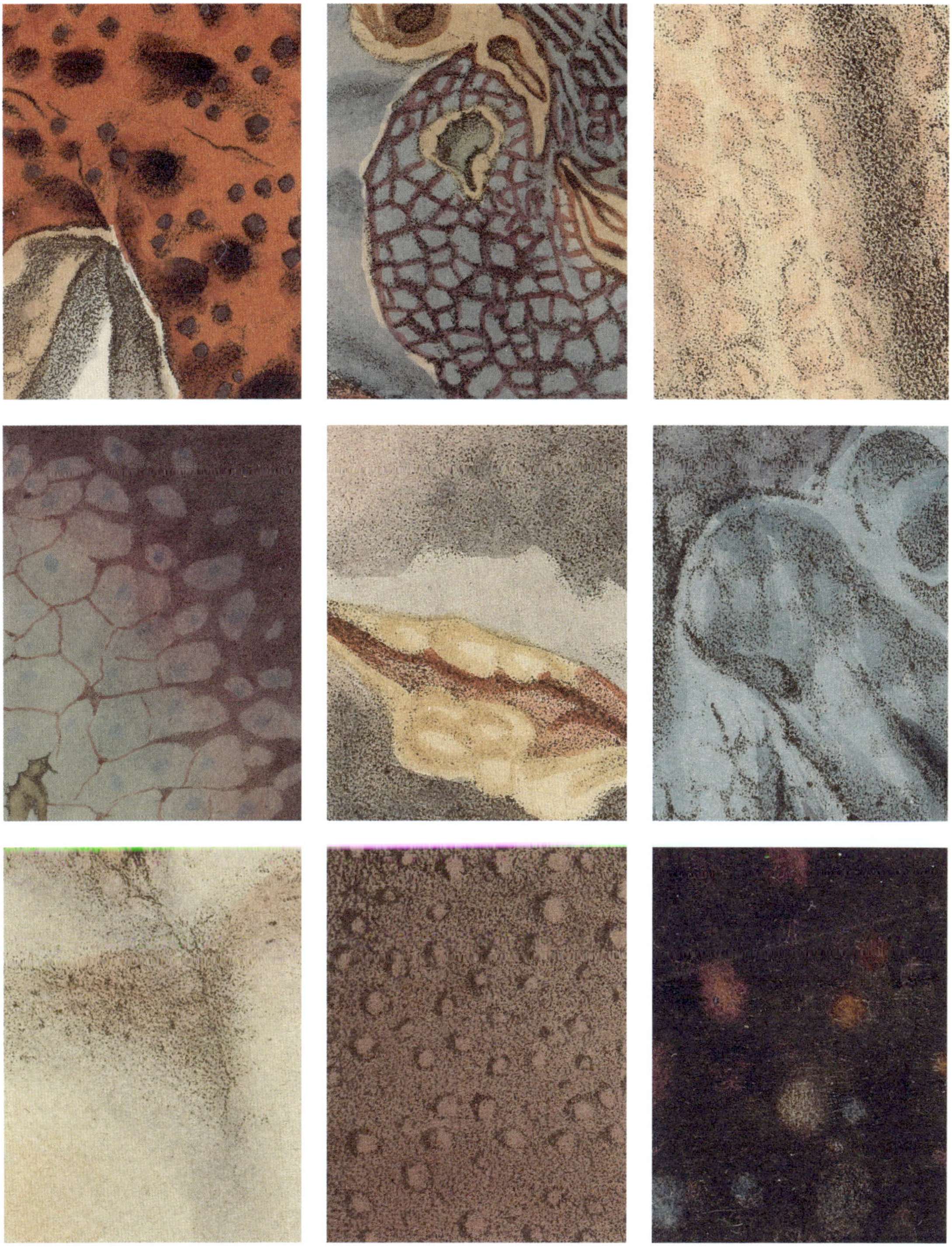

对页和上图：各种影响心脏组织病征的特写图。

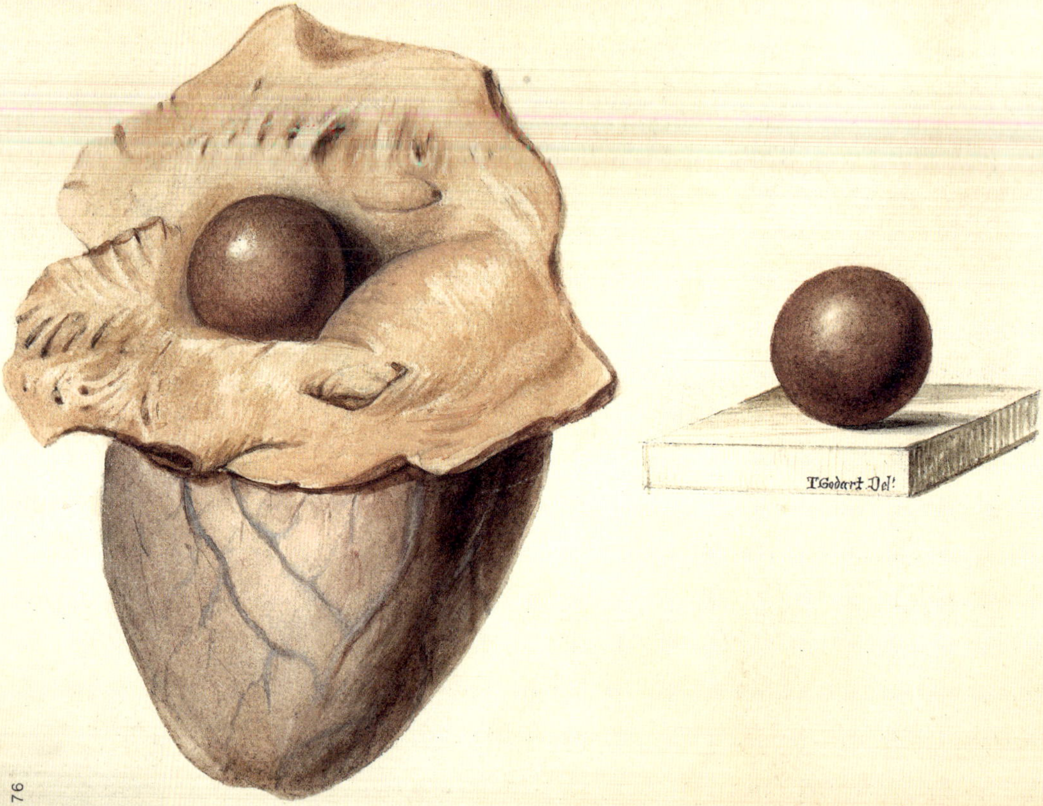

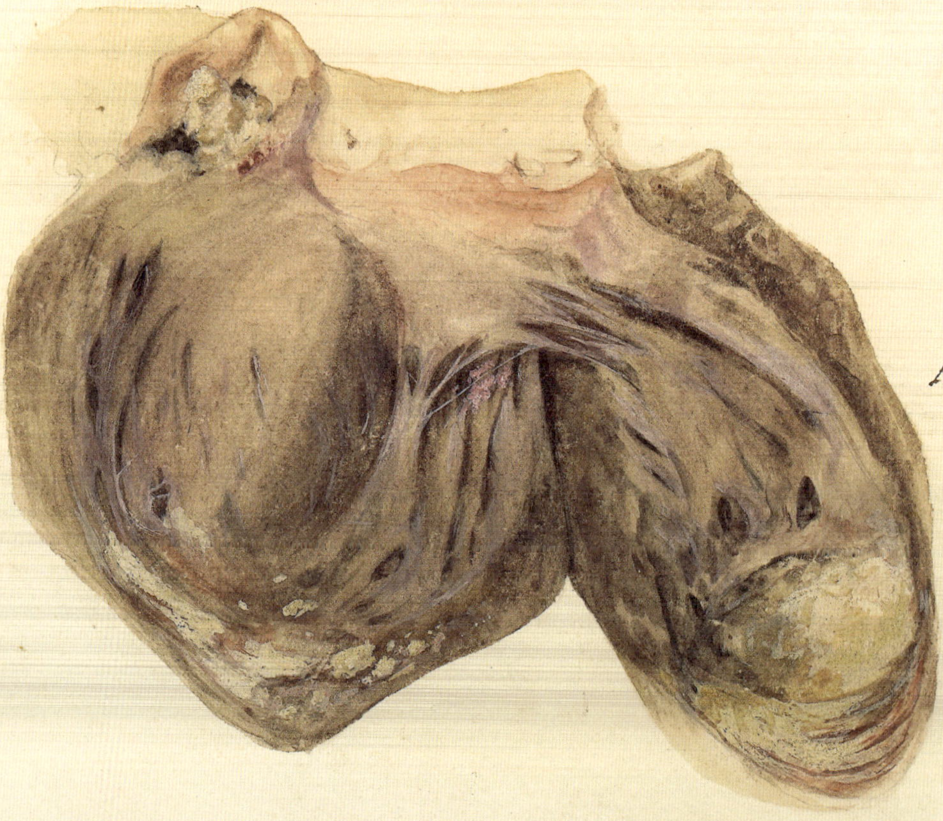

A

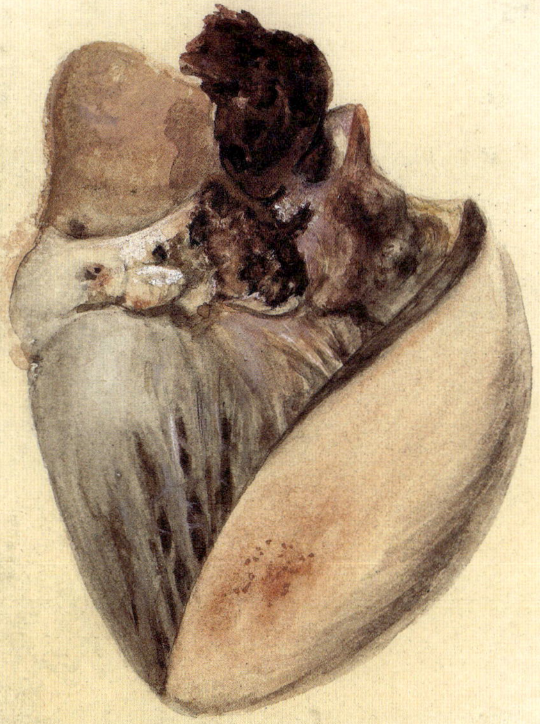

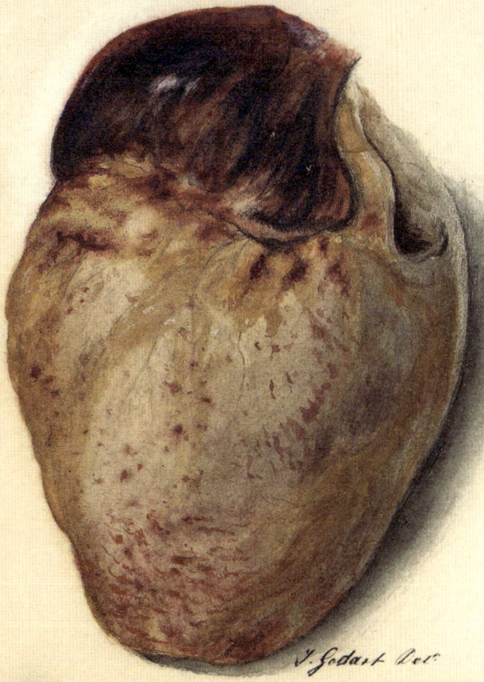
J. Godart del.

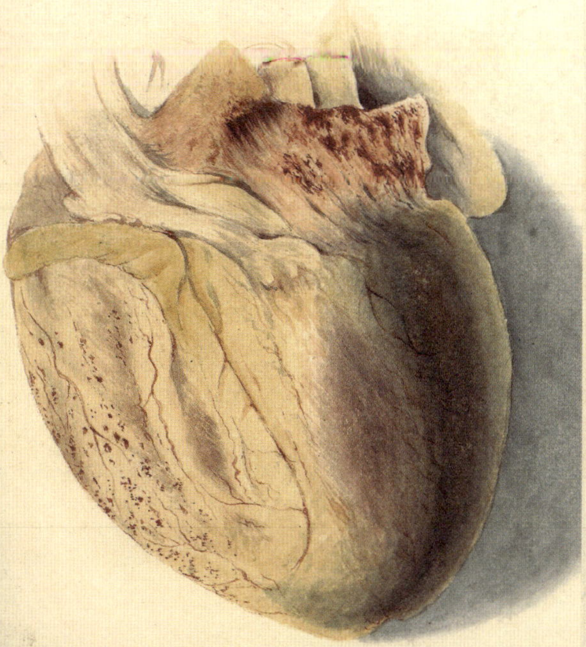

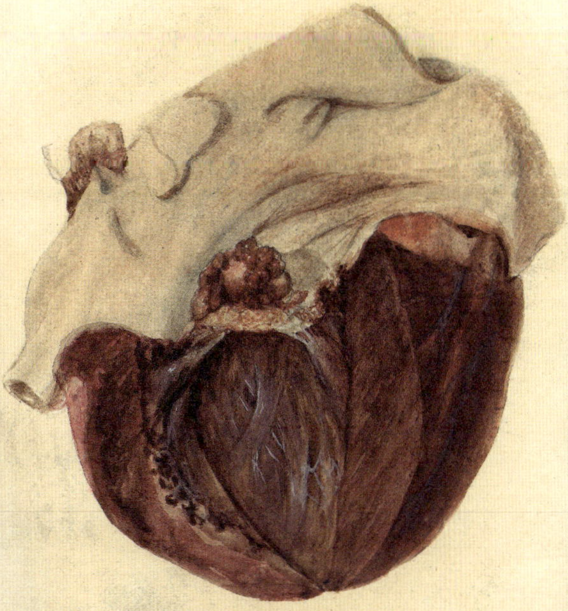

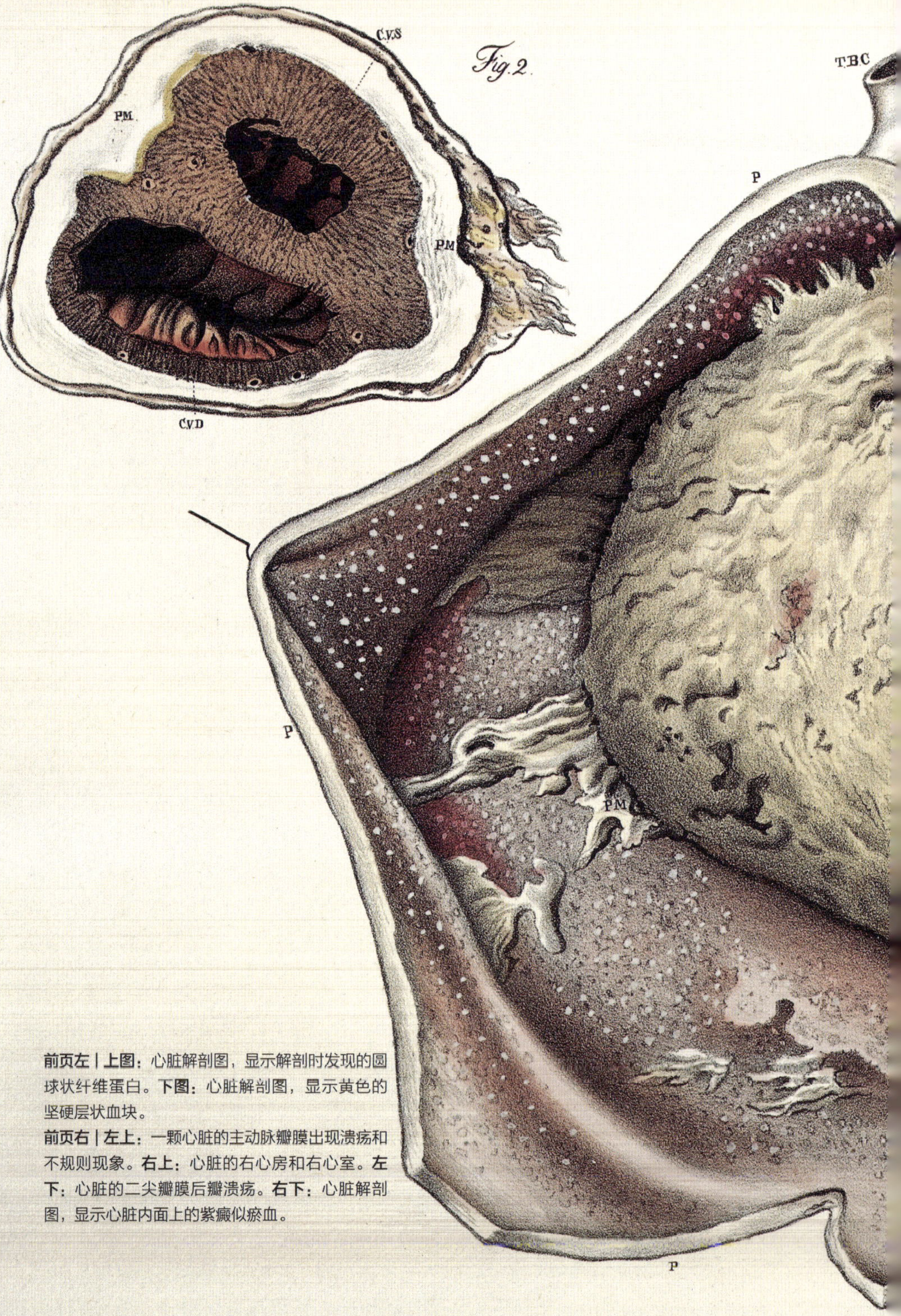

前页左 | 上图：心脏解剖图，显示解剖时发现的圆球状纤维蛋白。**下图**：心脏解剖图，显示黄色的坚硬层状血块。

前页右 | 左上：一颗心脏的主动脉瓣膜出现溃疡和不规则现象。**右上**：心脏的右心房和右心室。**左下**：心脏的二尖瓣膜后瓣溃疡。**右下**：心脏解剖图，显示心脏内面上的紫癜似瘀血。

心脏解剖图与局部示意图，显示
心包膜炎（包围心脏膜层发炎）。

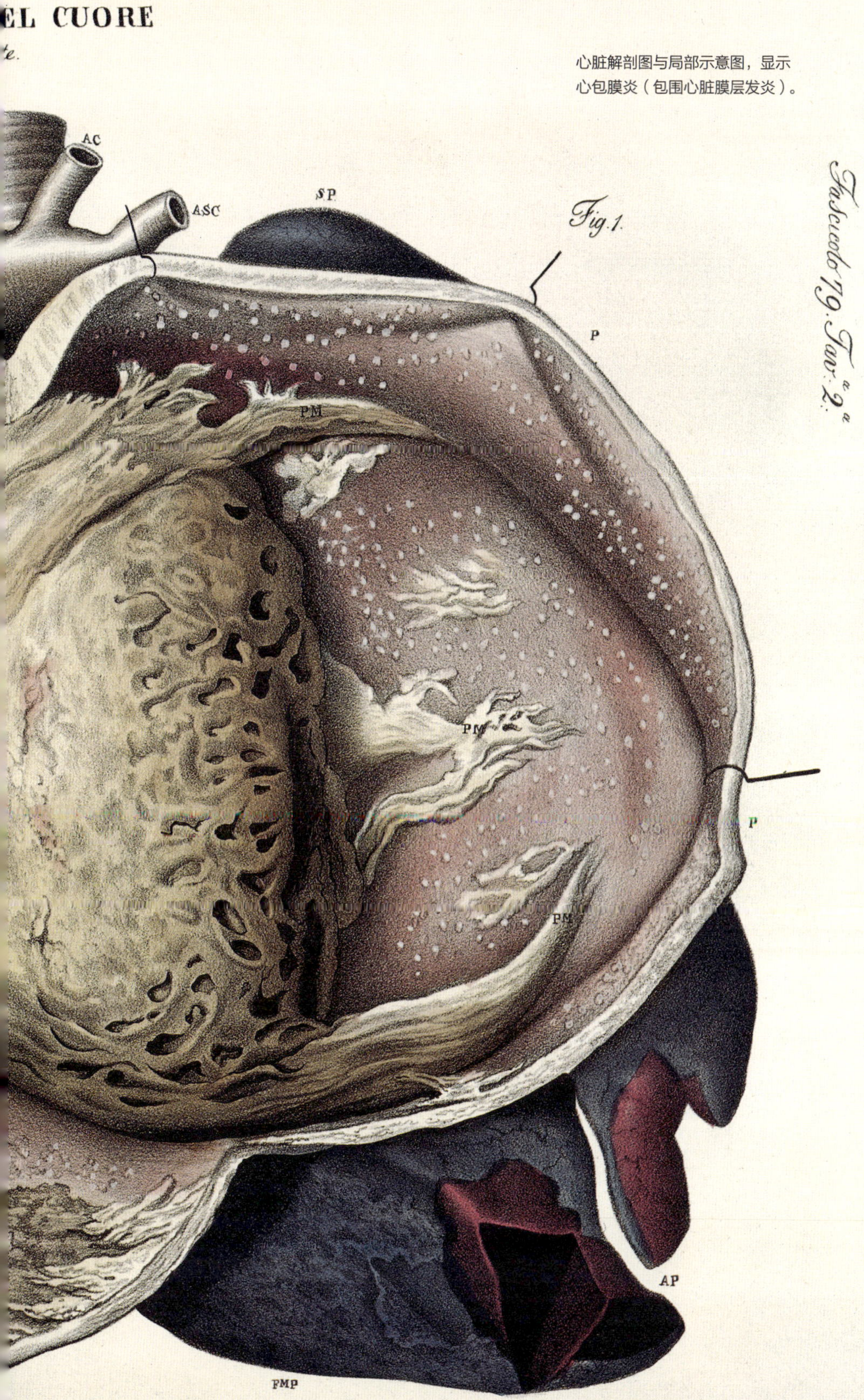

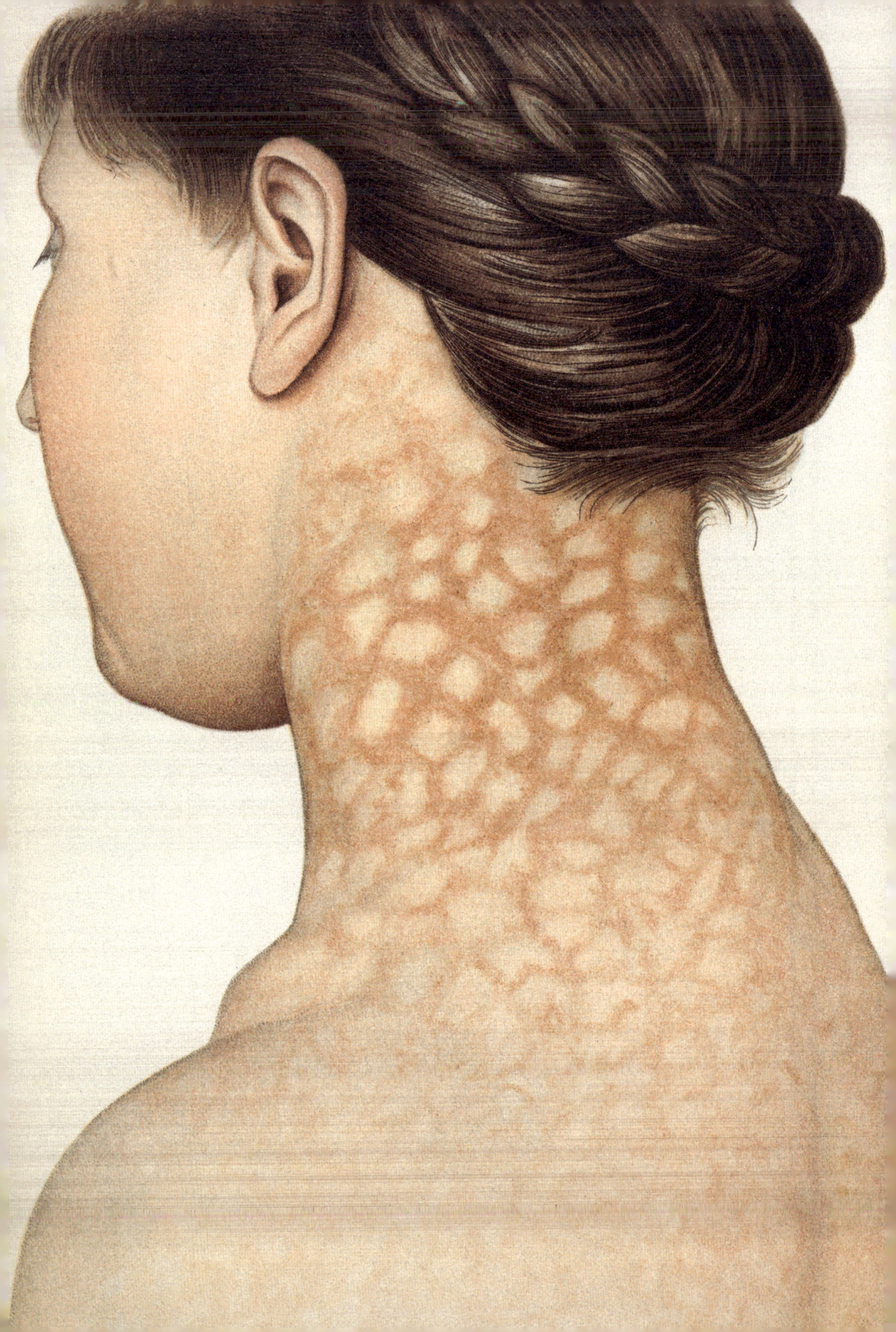

VIII

性 病

VENEREAL DISEASES

与水银白头偕老

A LIFETIME WITH MERCURY

在 19 世纪的艺术家中，很难找出未曾受肺结核侵扰者。但要找出从未确诊得过梅毒的（无论在世时还是去世后）则几乎不可能。普金（Augustus Pugin）、舒曼（Robert Schumann）、贝多芬（Ludwig van Beethoven）、舒伯特（Franz Schubert）、波德莱尔（Charles Baudelaire）、福楼拜（Gustave Flaubert）、莫泊桑（Guy de Maupassant）、伯吉斯（William Burges）、梵高（Vincent van Gogh）、尼采（Friedrich Nietzsche）、托尔斯泰（Leo Tolstoy）、图卢兹 - 劳特雷克（Henri de Toulouse-Lautrec）、陀思妥耶夫斯基（Fyodor Dostoevsky）、爱伦·坡（Edgar Allan Poe）、龚古尔（Jules de Goncourt），还有兰波（Arthur Rimbaud），都是梅毒的受害者——这份名单洋洋洒洒，恒河沙数。最近有研究指出，19 世纪欧洲有多达 15%—20% 的人感染梅毒，其影响几乎涵盖了生活所有层面。

对近代早期的医师来说，梅毒令人迷惑，因为它有一系列症状，需要相当长的时间才能确认，根本就是“伟大的模仿者”。梅毒初始症状是硬性下疳，出现在患部附近的一个小疮，很快就会消失。但在接下来几年，甚至几十年间，受害者可能面临恼人的皮疹和骨骼疼痛、心脏问题、发烧、落发、软组织和骨骼损坏（特别是在脸部和喉部）、大型良性肿块增长（即所谓的梅毒肿）、行走困难、痴呆，以及死亡。梅毒的记录最早出现在 15 世纪 90 年代中期的欧洲，恰好与哥伦布第一次航行至新大陆的时间重叠。当代医师（以及最近的考古学家和历史学家）因此得出结论：梅毒是哥伦布的水手带回来的。维罗纳的医师兼学者弗拉卡斯特罗（Girolamo Fracastoro）在 1530 年的史诗《希菲里斯 - 高卢病》（*Syphilis, sive Morbus Gallicus*）中提到一名叫西菲力士（Syphilus）的牧羊人，因为侮辱了太阳神而染患恶疾的故事。对弗拉卡斯特罗而言，新世界的发现虽然带来疾病，但也提供了疗方。故事中的西菲力士赎罪后，就得到用

> “将这些成分混合，你既无须担忧那受苦的四肢和身体被玷污，也勿让病况不悦地纠缠你。虽然过程仍相当可憎，但已没那么严重。体液已在体内溶解，净化你的身体。从唾沫开始，直到你惊叹地看着脚下流淌着排出的污垢，就会感谢这帖药方。”

水银和愈疮木（一种南美绿檀树的萃取物）来治愈的方式。

但是不出 100 年，愈疮木就乏人问津，反倒是水银成了标准的欧洲式梅毒疗方。外科医师直到 19 世纪才真正扛起治疗性病的责任，并将水银当作药方开给患者，可以内服、以注射器注射至尿道，或制作成药膏涂抹于皮肤上。水银能排除体内的秽物或过量体液，但也如弗拉卡斯特罗所指出的，治疗和疾病本身一样可怕，因为水银会使口水滴流不止，也会引发溃疡、落齿、骨骼易碎和神经损伤等毛病。

与爱神邂逅、共度一夜良宵的代价，不仅是一辈子都要与冰冷的水银为伍而已。18 世纪中叶起，内外科医师开始为了梅毒和淋病（gonorrhoea，症状为自性器官溢出一种白色分泌物）是否为两种不同的疾病、抑或是同一疾病的两种表征而争论不休。1767 年，一名叫亨特（John Hunter）的医师为自己接种淋病，并声称已亲身证明淋病和梅毒是相同的，但他在实验中似乎不小心使用了沾染梅毒菌体的针头；1837 年，法裔美国医师里科尔（Philippe Ricord）也进行多次实验，只是对象不是自己，而是巴黎监狱里的 17 名囚犯。他的研究结果说明，淋病是一种独立的疾病，而非梅毒的一种症状。

19 世纪中叶，里科尔和他的学生、皮肤科医师富尼耶（Jean-Alfred Fournier）开始抽丝剥茧，试图解开这些病症的病理疑团。里科尔将梅毒分为三期：第一期和第二期通常发生在染病后数周至数个月内，而第三期梅毒可能要经过十年或更长时间的潜伏期才会出现。富尼耶同时还发现两种明显的精神障碍症：一般局部性麻痹与严重痴呆，还有脊髓痨（带来可怕的失明和瘫痪症状）。这两者都是第三期梅毒的症状。这些病症导致 19 世纪精神病院的惊人增长。病院里的疯子、他们身上的麻痹症状与亢奋的幻觉，造就了大众对这一时期的集体想象。评论家兼电影制片人米德斯（Jonathan Meades）曾嘲讽地暗示，英国建筑界有个“梅毒学派”，认为 19 世纪中叶“牛津运动”中复兴基督教的一片虔诚，从病理学的角度看，其实通通都是神经性梅毒的症状，例如疯狂又迷幻的旋涡、极度渲染细节且高耸入云的哥德教堂和尖顶房屋 [1]。真的有这回事吗？

对富尼耶和他的许多同事而言，梅毒造成的问题远超过医学问题的范畴。他透过“法国卫生和道德防治协会”（Société Française de Prophylaxie Sanitaire et Morale）呼吁全球一致对抗这个残害社会文明、加速身心与道德堕落的灾害。从历史来看，欧洲社会早已回应大众疑虑并揪出梅毒等性病扩散的罪魁祸首，那就是娼妓。伦敦性病医院（London Lock Hospital）创办于 1747 年，打着专收“因生活不检点而染上恶疾的女性”的招牌，而几年后妓女医院（Magdalen Hospital）也在伦敦白教堂一带成立，除了治疗病患，还辅以宗教训诫与大量的身体劳动。

到了 19 世纪中叶，这个原则开始体现于欧洲国家的官僚机构中。根据这种观点，在性事上，男人就是比（良家）妇女活跃更多，这是天性；但很可

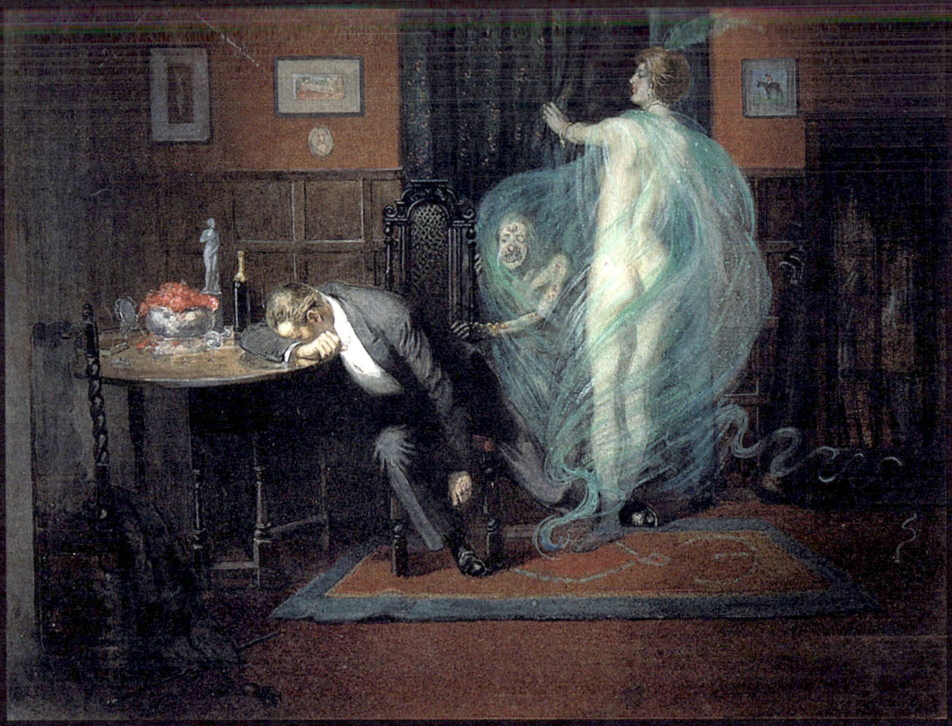

Ⓐ

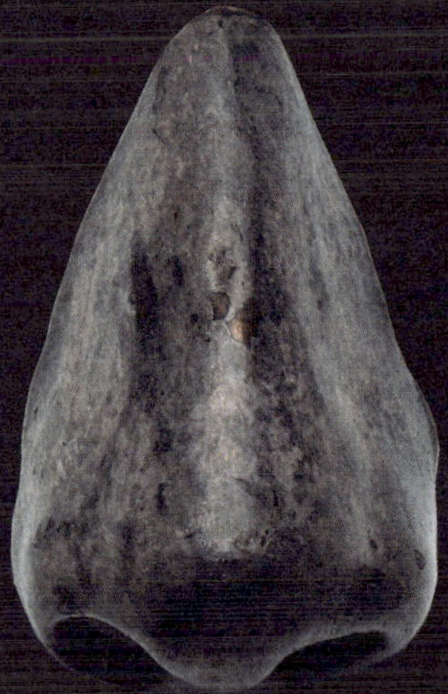

Ⓑ

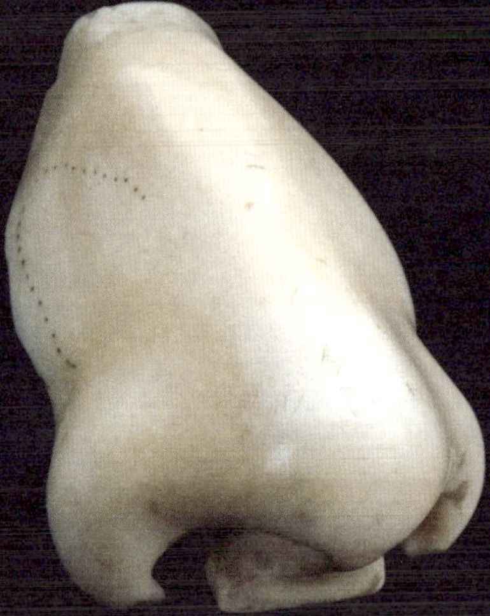

Ⓒ

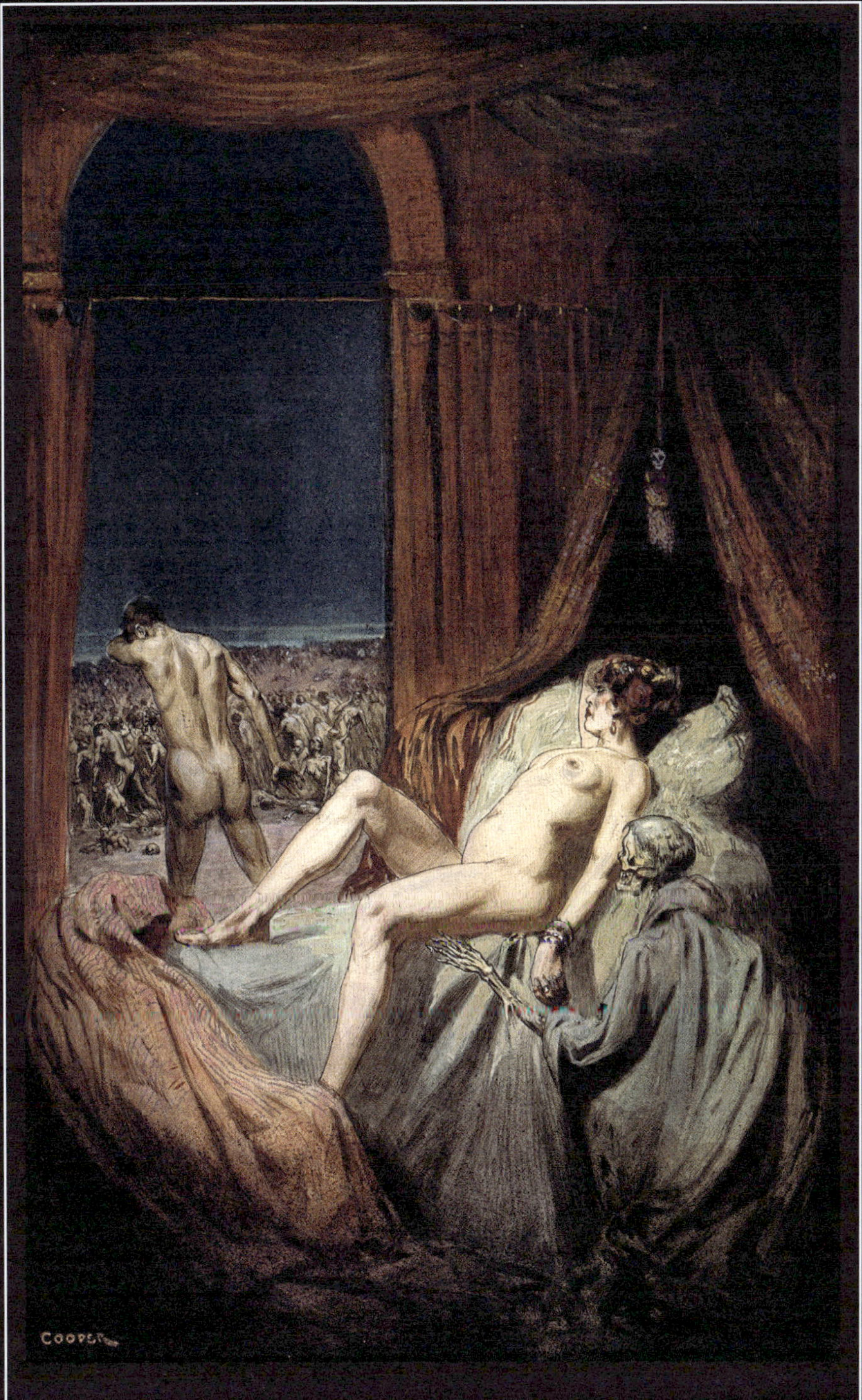
COOPER

悲的是，他们也会寻求婚外的满足。

为了保护资产阶级家庭的健康和贞洁，服务男性的堕落女性应该进行检查，如有必要甚至还得强制治疗。19 世纪 60 年代后期，参加克里米亚战争的士兵和水手，性病罹患率之高引起社会大众强烈抗议，英国政府不得不通过一系列的《传染病防治法》（*Contagious Diseases Acts*）。根据这项法律，警察有权逮捕并查验在军营入口或扎营城镇一定距离内发现的任何女子，如果检测到性病的征兆，那么女子可能被送往性病医院，面临长达一年的禁闭。《传染病防治法》于是又招来社会大众和医学界的反弹。女权主义领导人巴特勒（Josephine Butler）对此展开漫长的抗议，无情抨击当局的双重标准：一方面默许卖淫，另一方面又将性病全都归咎于妓女。

在巴特勒的强烈抗议下，《传染病防治法》终于在 1886 年走入历史。不久后，也就是 20 世纪的前 10 年，科学家在德国的实验室取得破解"伟大的模仿者"的重大进展。1905 年，皮肤科医师霍夫曼（Erich Hoffmann）和动物学家弗里茨·绍丁（Fritz Richard Schaudinn）发现了一种细菌——梅毒螺旋体，也就是梅毒的病原体。翌年，细菌学家瓦瑟曼（August von Wassermann）开发出梅毒感染的诊断医疗测试。1909 年，内科医师埃尔利希（Paul Ehrlich）宣布自己发现梅毒的药物疗法（他在前一年才由于免疫方面的研究贡献获得诺贝尔奖）。撒尔佛散（Salvarsan）是具强烈毒性的砷化合物，但治疗梅毒相当有效，也是第一个在实验室中开发的化学治疗剂。

到了 20 世纪初，性病的研究和治疗虽然仍带隐讳色彩，但已逐渐在主流医学获得一席之地。不过它带来的耻辱如此之大，医师可能会建议感染梅毒的年轻男子采取水银治疗，并等待长达四年才与妻子同床共枕，但又不会警告妻子或她的家人。易卜生（Henrik Ibsen）在 1882 年的戏剧作品《群鬼》（*Ghosts*）中，引申了梅毒在婚姻内破坏信任的方式，以及梅毒如何颠覆纪律、约束和贞洁等资产阶级价值观。性病依然延续着颓废和堕落的邪恶色彩。

[1] Jonathan Meades, *Victoria Died in 1901 and Is Still Alive Today*, BBC2, 2001.

Ⓐ 19 世纪末的欧洲男性艺术家，几乎无人能抗拒将梅毒描绘成妖娆、诱惑又致命女子的冲动。这幅水粉画由库珀绘于 1912 年。画中潜伏在女子罩纱内的干瘪躯体，正是第三期梅毒的颜面毁容征兆。

Ⓑ & Ⓒ 失去了鼻子：两副 18 世纪的鼻义体，左图为金属制、右图为象牙制，都是为了遮掩第三期梅毒颜面组织的破坏。

Ⓓ 库珀的另一幅水彩画，画中将梅毒描绘为眼神挑逗、体态妖娆的女子，伴随一具披着斗篷的骷髅仰躺在床；而一名赤裸的男人离开了她的卧室，拖着沉重的脚步走向染病的人群及死亡的命运。

Ⓔ 又一幅将梅毒威胁性别化的宣传海报。1900 年左右，一间巴塞罗那疗养院的海报打着"彻底根治"梅毒的名号，图中衣衫蓬乱的娇丽女子单手献上一朵花，但她背后却藏着一条黑色的毒蛇。

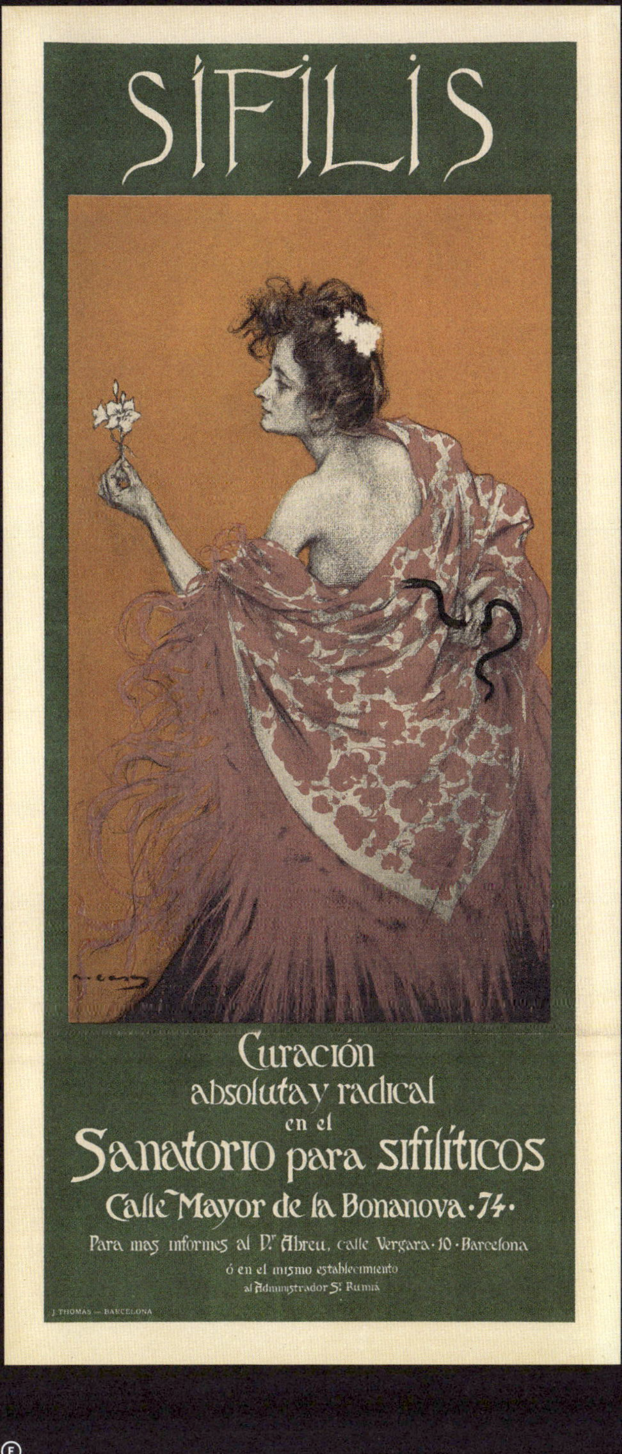
SIFILIS
Curación
absoluta y radical
en el
Sanatorio para sifilíticos
Calle Mayor de la Bonanova ·74·
Para mas informes al Dr. Abreu, calle Vergara · 10 · Barcelona
ó en el mismo establecimiento
al Administrador Sr. Rumiá
J. THOMAS — BARCELONA

E

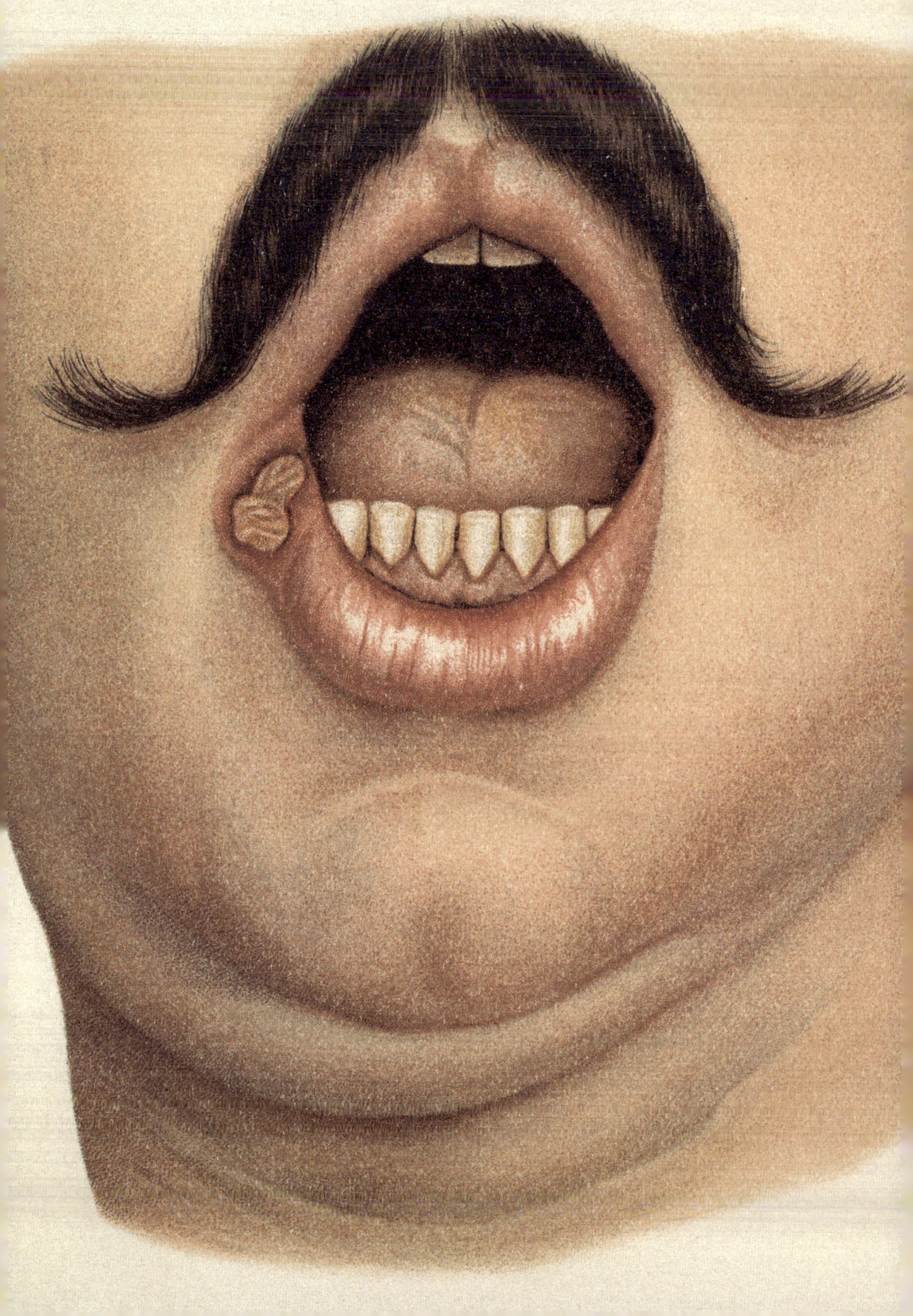

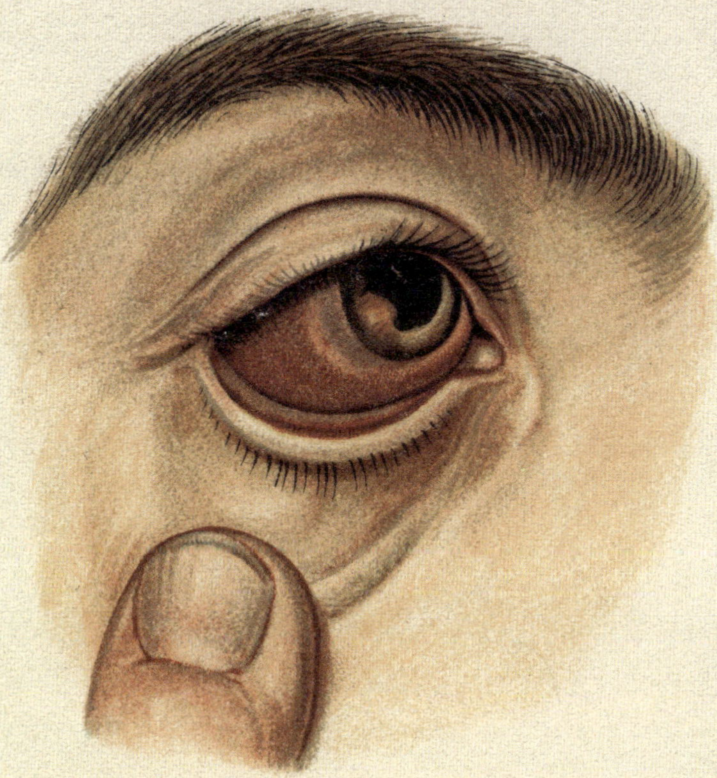

a

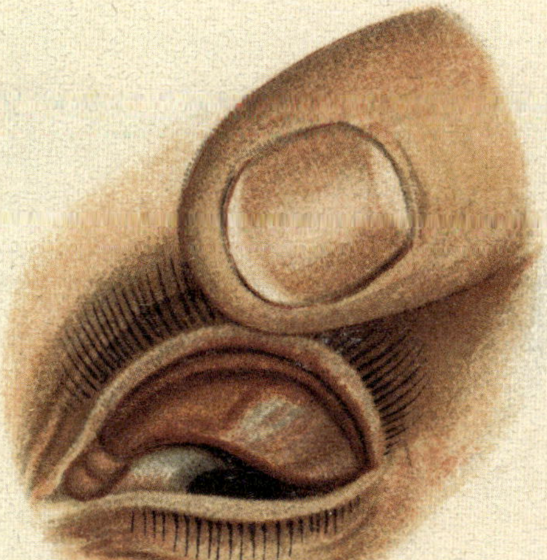

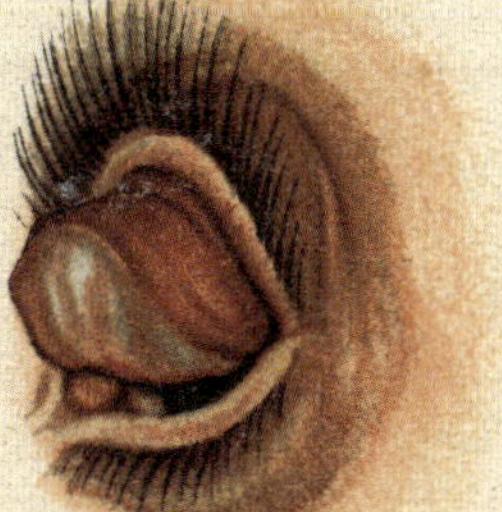

左页：男性患者嘴部的梅毒性硬化。

上图：湿疣性虹膜炎的三张图像。这是一种发炎症状，也是梅毒的特征。

后页 | 左图：男性患者的口腔和舌头黏膜下层的梅毒性渗透。

后页 | 右图：男性患者嘴部发炎糜烂，称为白喉丘疹。

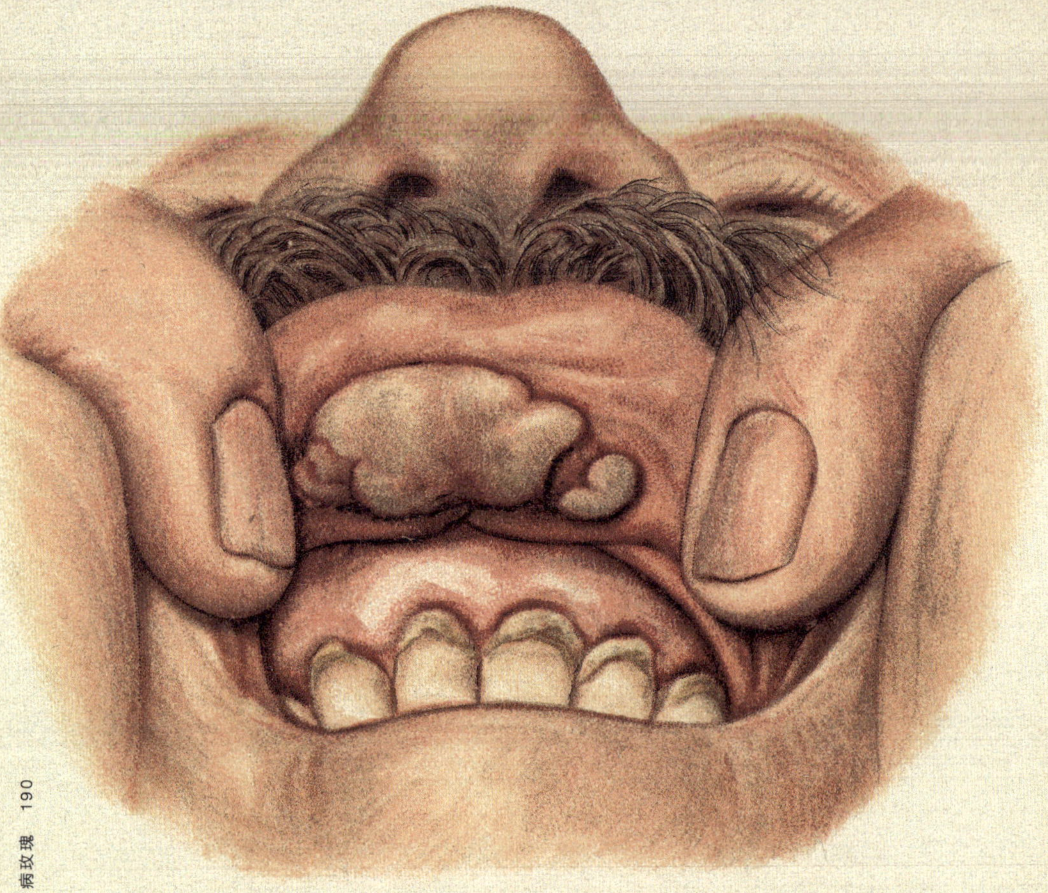

a

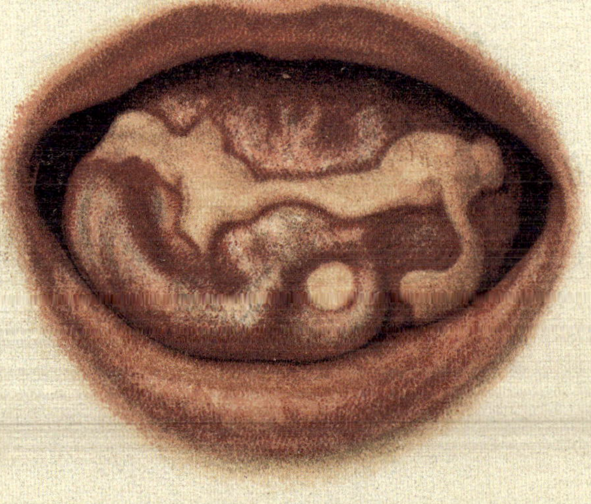

b

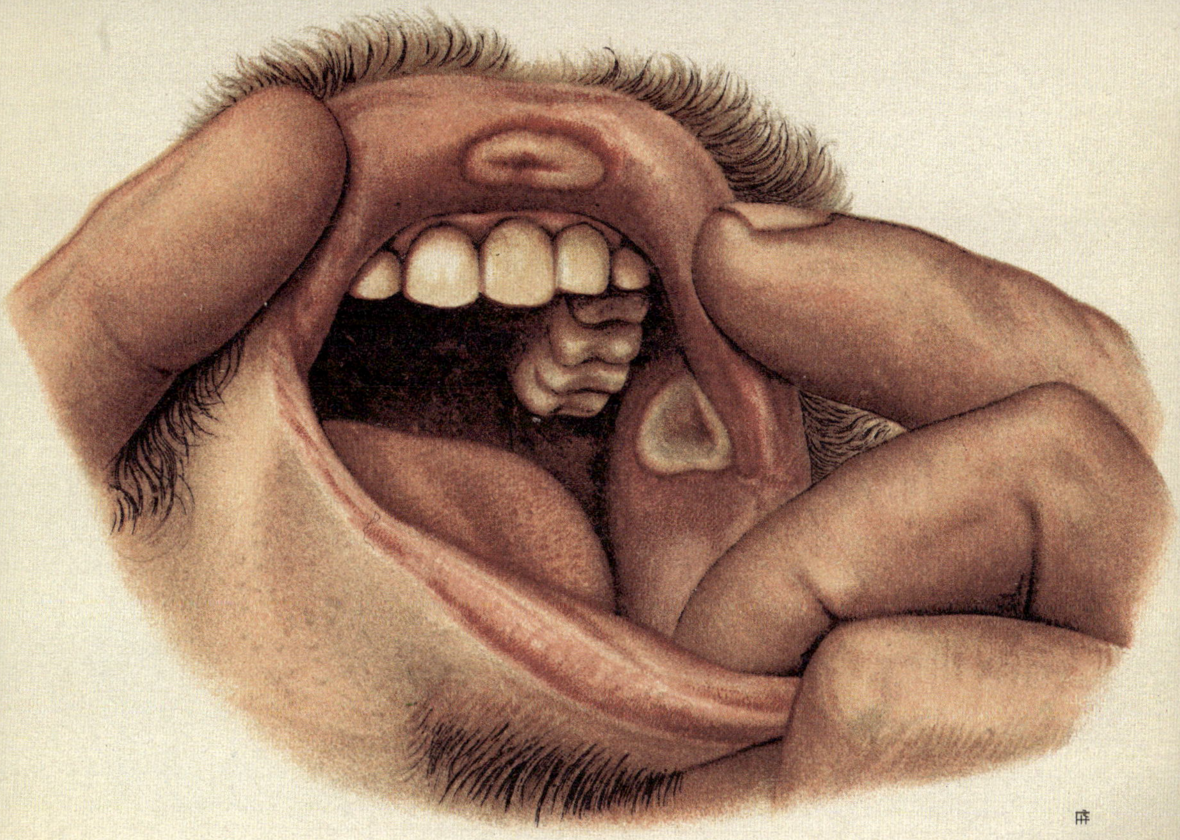

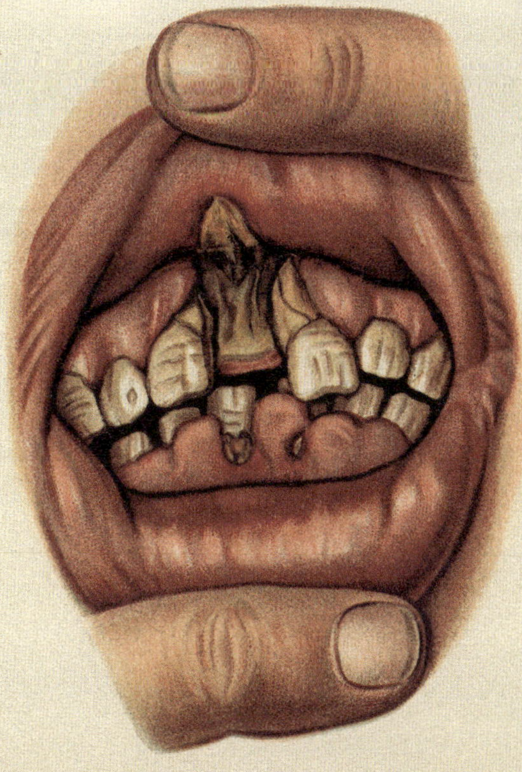

b

SYPHILIDA. (ROSEOLA, RUPIA)

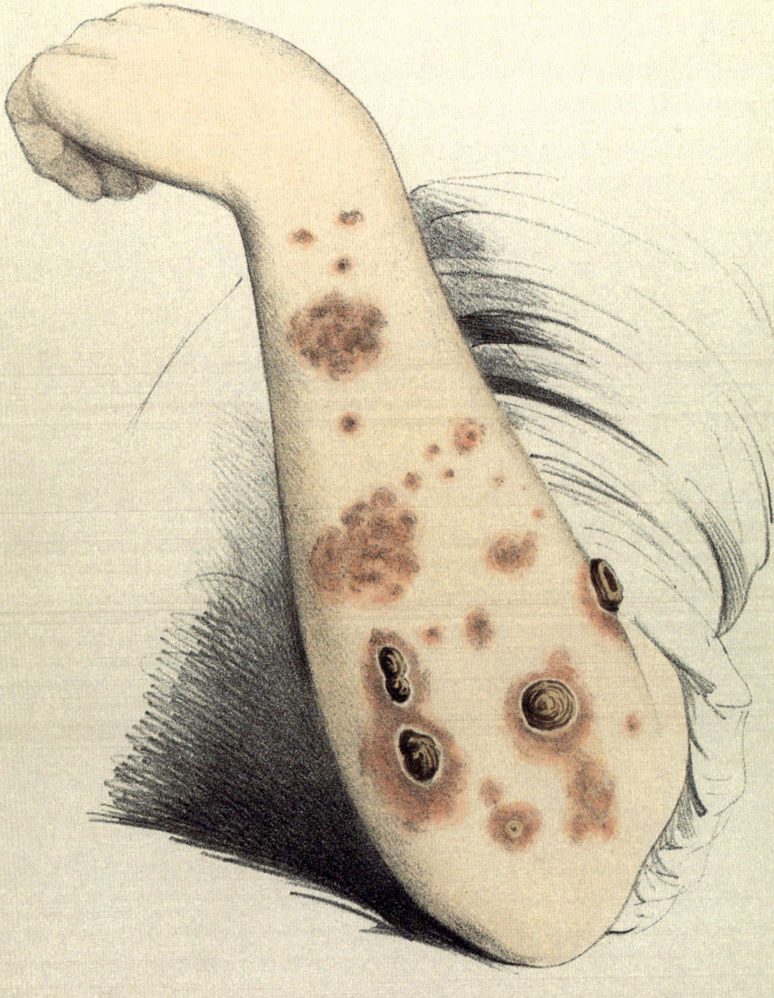

S. Sölly. ad nat. del.

TUBERCULAR SYPHILIDE. PLATE I.

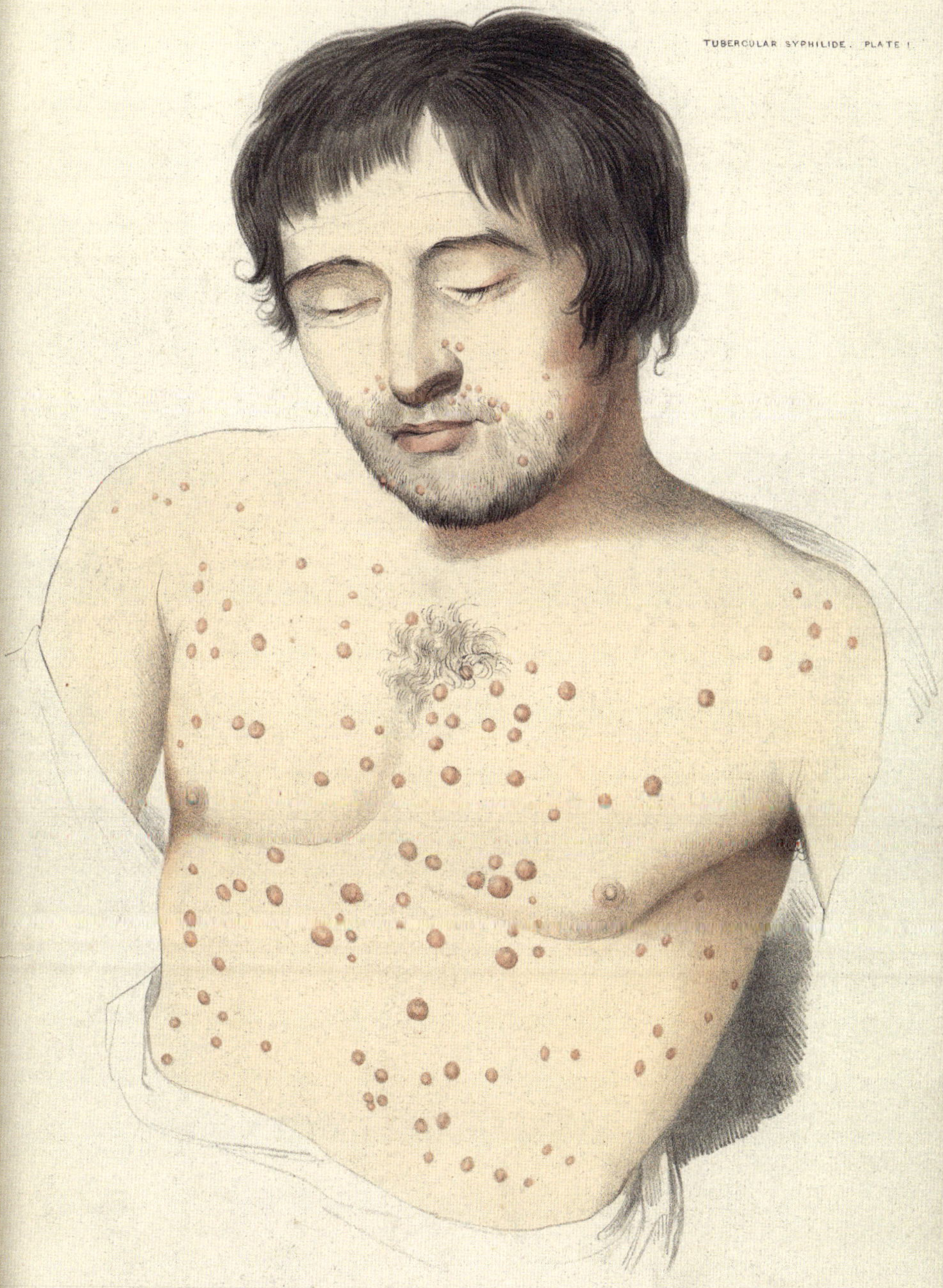

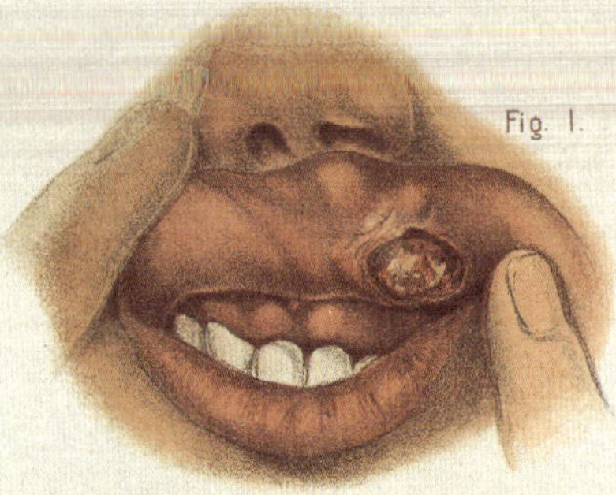

Fig. 1.

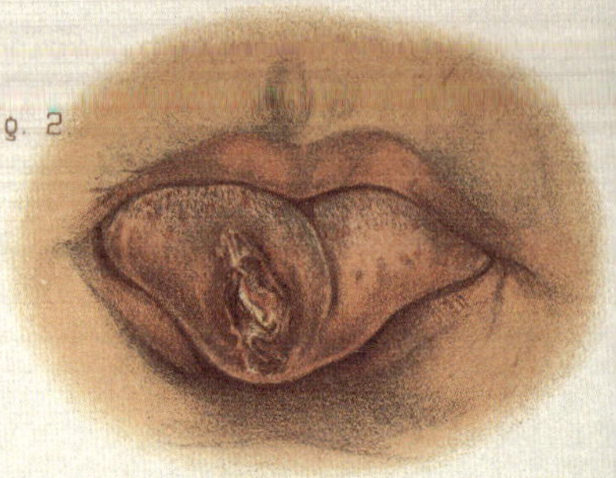

Fig. 2.

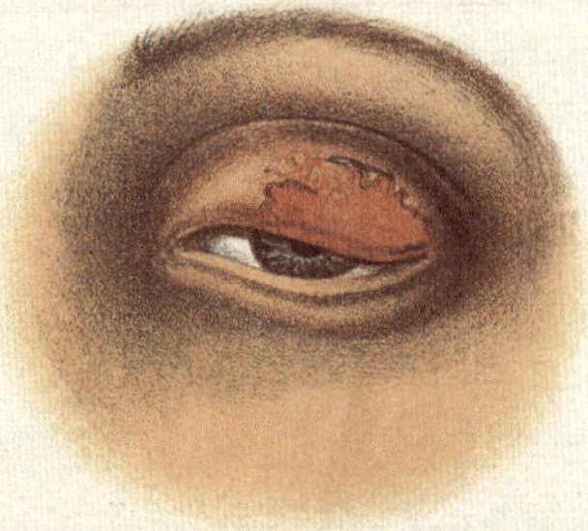

Fig. 4.

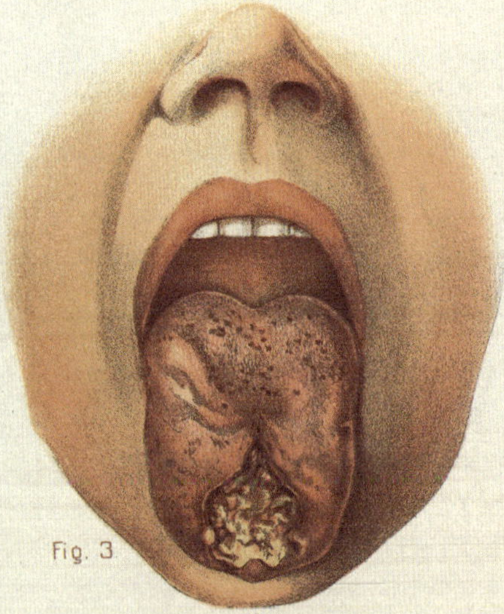

Fig. 3

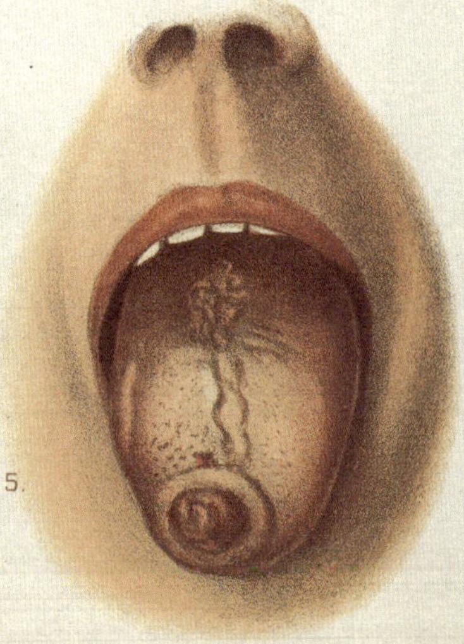

Fig. 5.

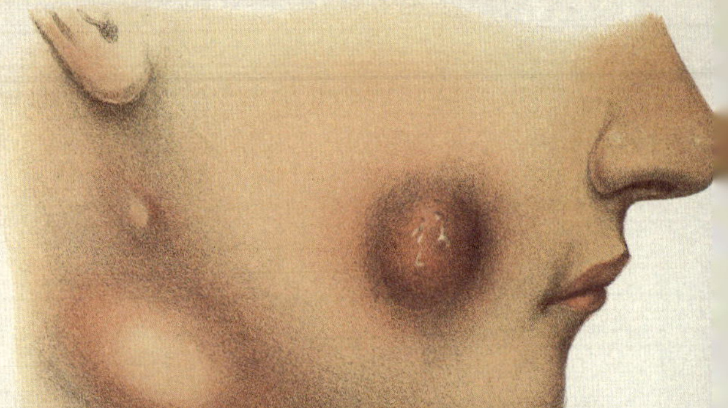

Fig. 7.

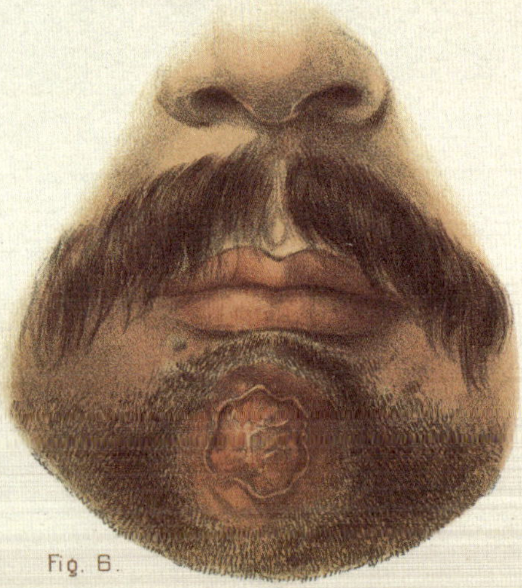

Fig. 6.

前页 | 左图：玫瑰疹（一种皮疹）和蛎壳疮（一种脓疱性发疹），都与第二期梅毒有关。

前页 | 右图：让一名男性患者的头部与躯干受尽折磨的“结核性梅毒

本页与对页：各种影响嘴唇、舌头、脸部、手部和脚部的梅毒病变。

后页 | 左图：雅司病（yaws）患者的头皮特写。雅司病是由梅毒螺旋菌细弱密螺旋体（Treponema pallidum pertenue）导致的独特结核，近似导致梅毒的螺旋体。

后页 | 右图：男性患者躯干、四肢和头部的玫瑰疹。

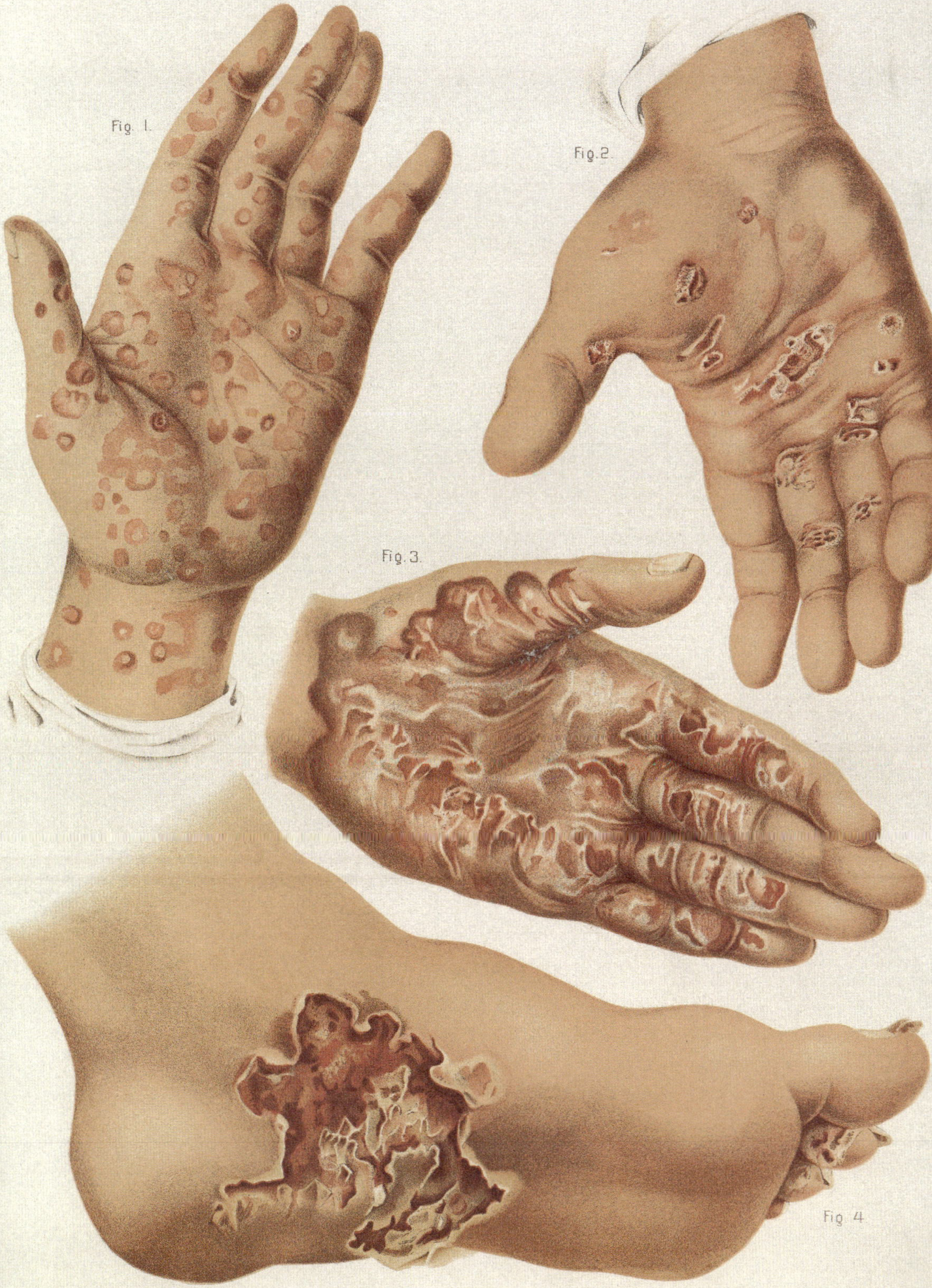
Fig. 1.
Fig. 2.
Fig. 3.
Fig. 4

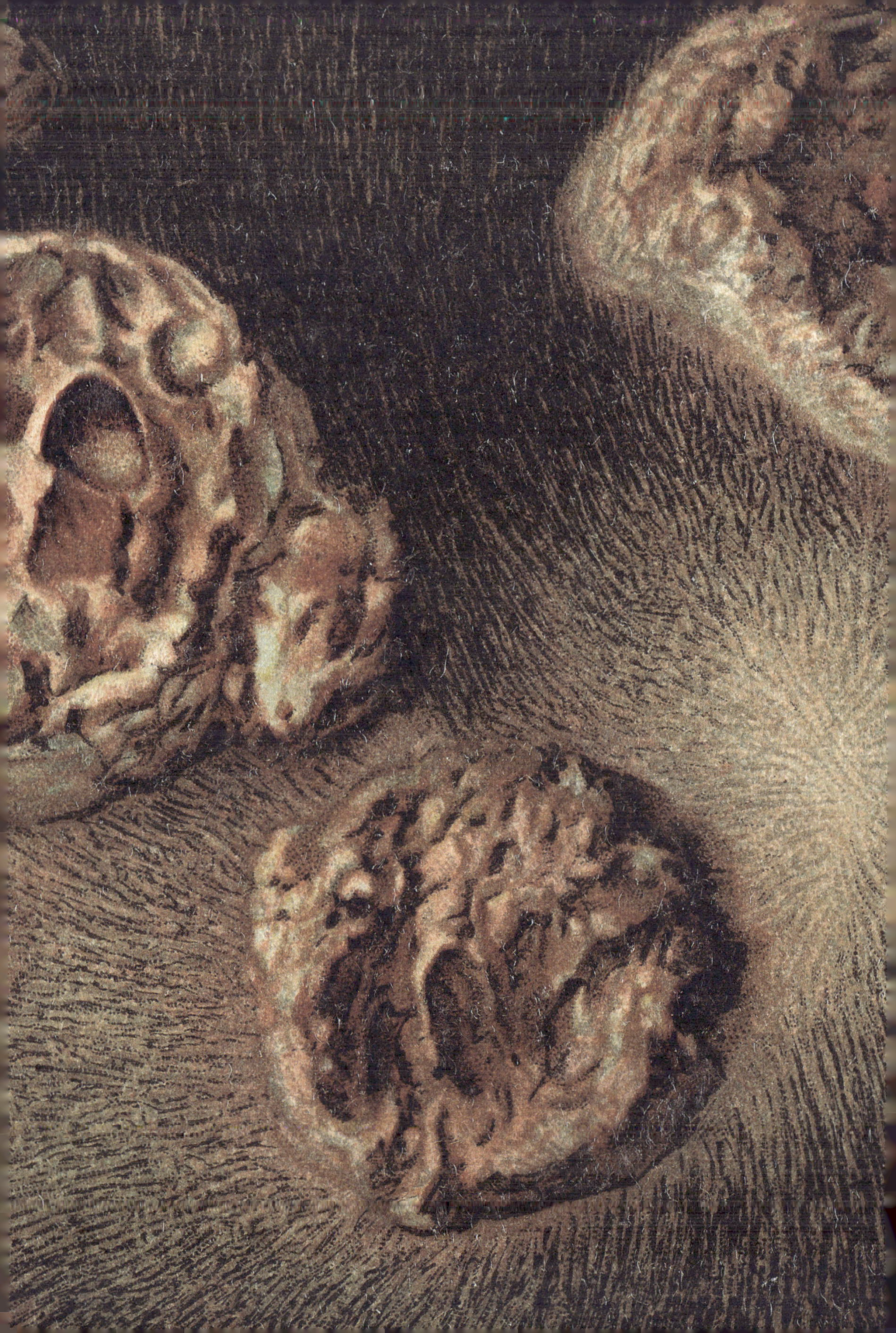

Tab. 13.

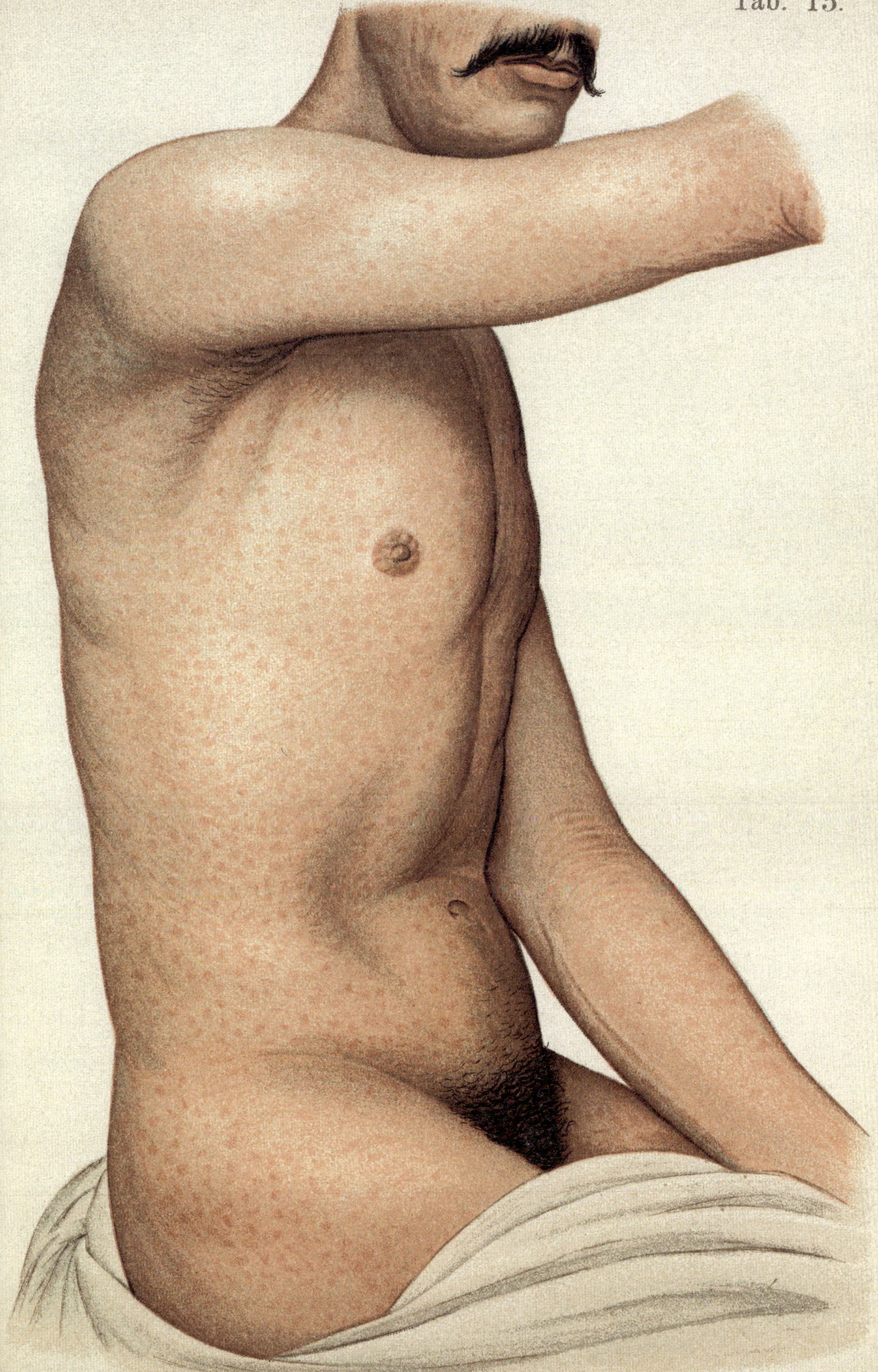

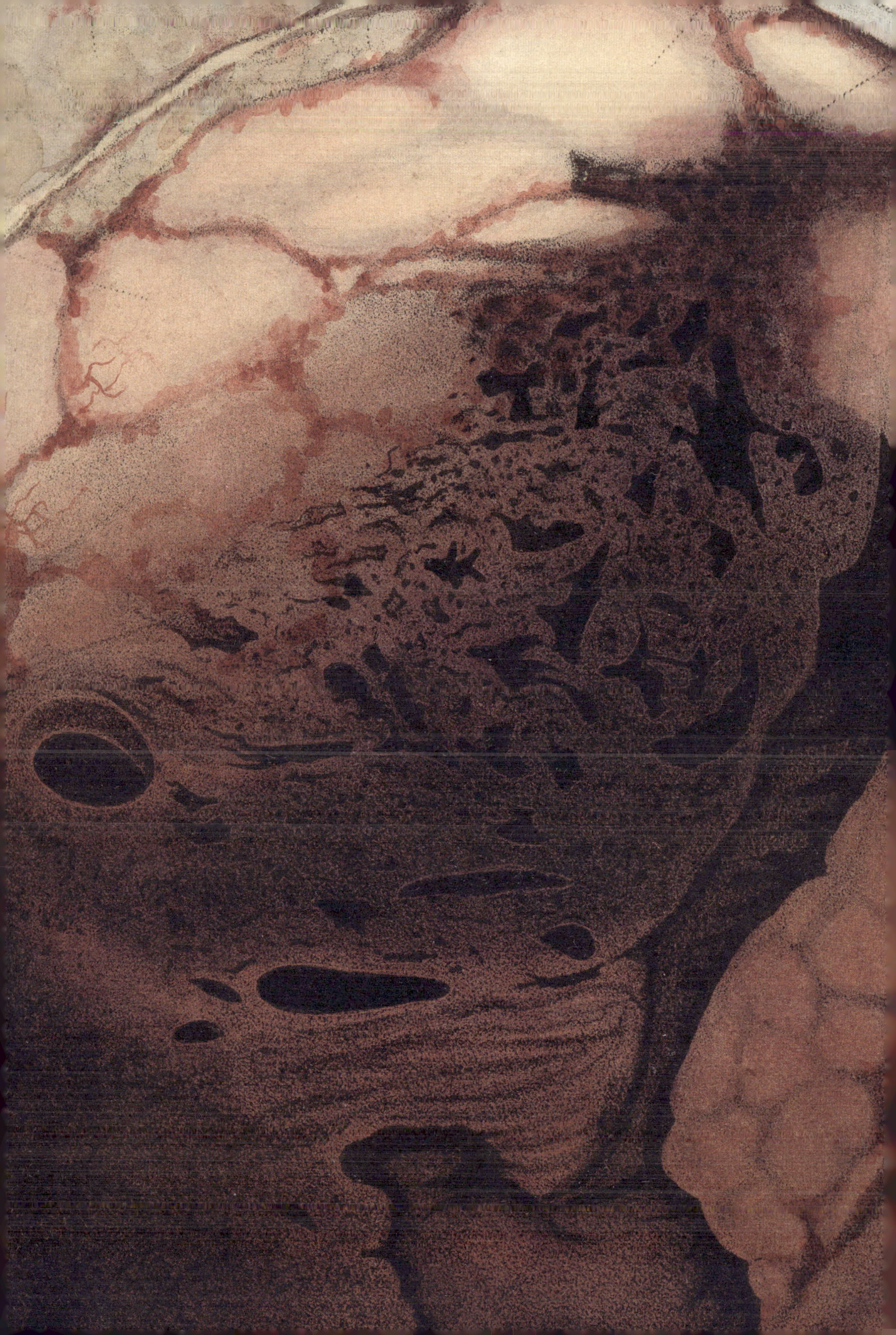

No. 5 Example
of pustula crustaceous
typhoid

Portfolio No 1
6

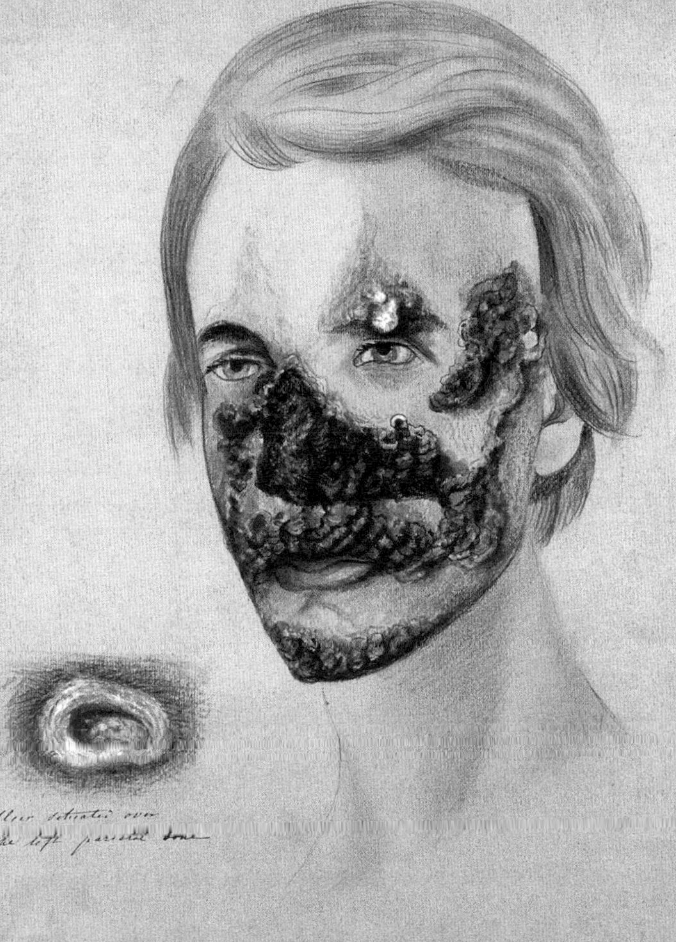

Ulcer situated over
the left parietal bone

Christopher D'Alton
del

Fig. 1.

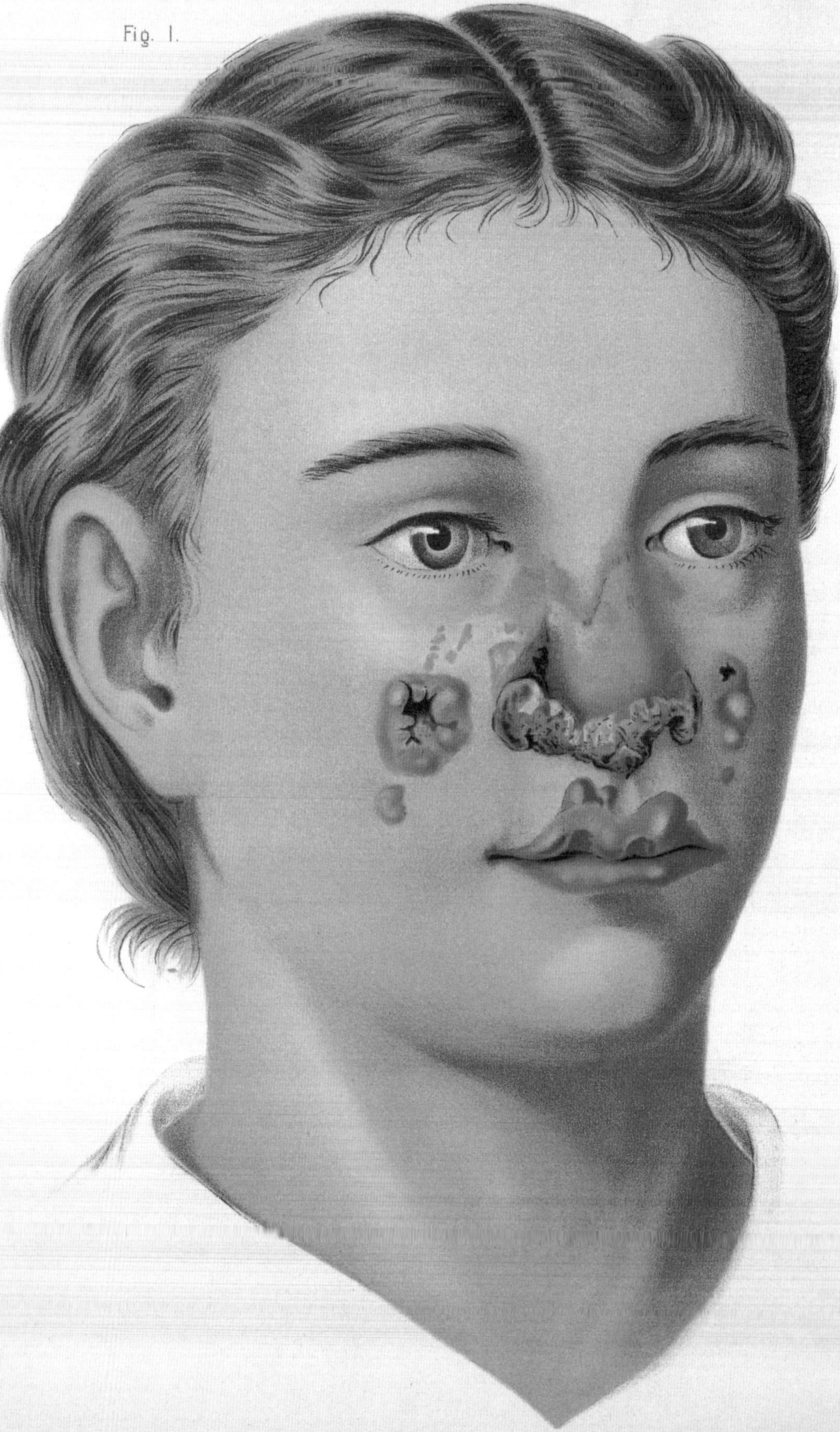

Fig. 2.

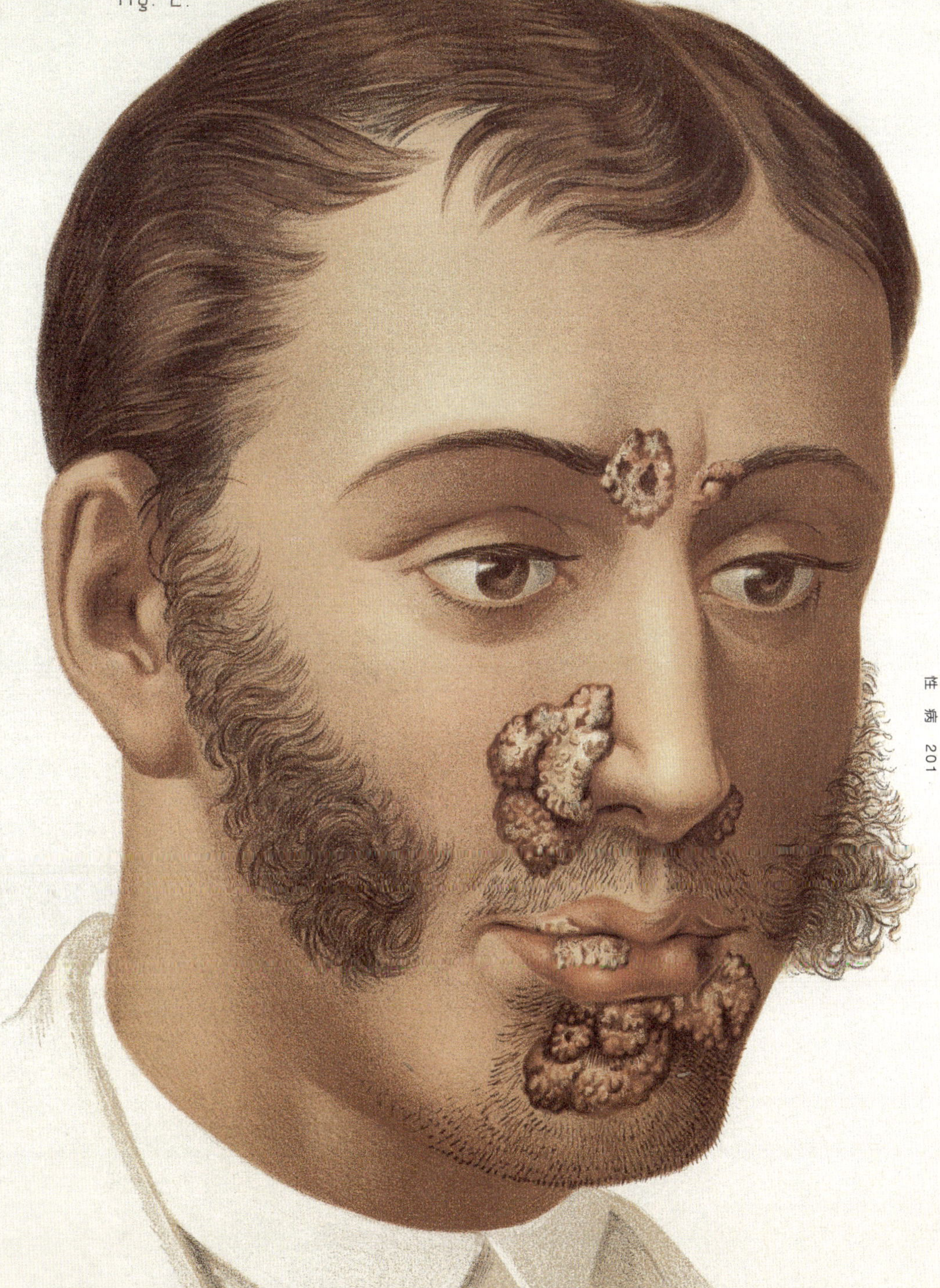

前页｜左图：内脏的梅毒性溃疡特写。

前页｜右图：患有第三期梅毒的男性患者头部。严重的蛎壳疮腐蚀了他的鼻子、脸颊、下巴和额头。

对页与本页：一名女子（左）和男子（右）的面孔，骨骼与软组织呈糜烂状，为第三期梅毒的特征。

后页：梅毒性硬化和宫颈溃疡的四幅画面。

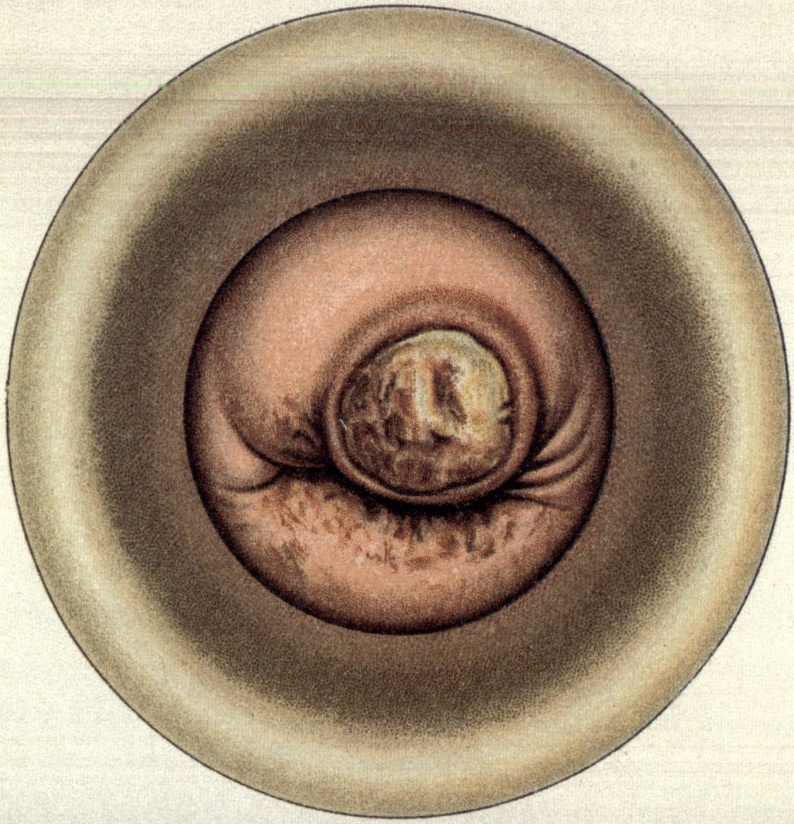

a

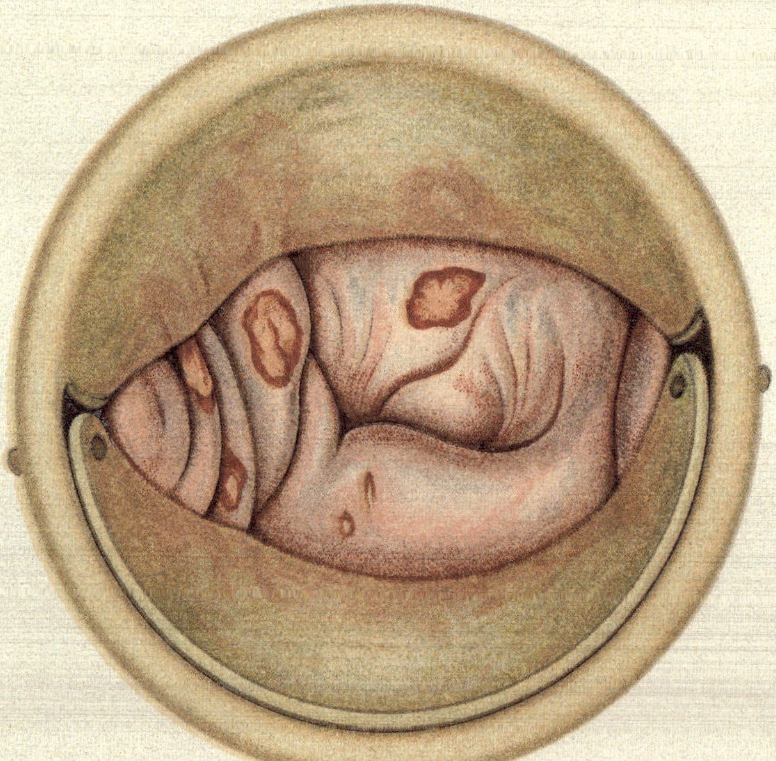

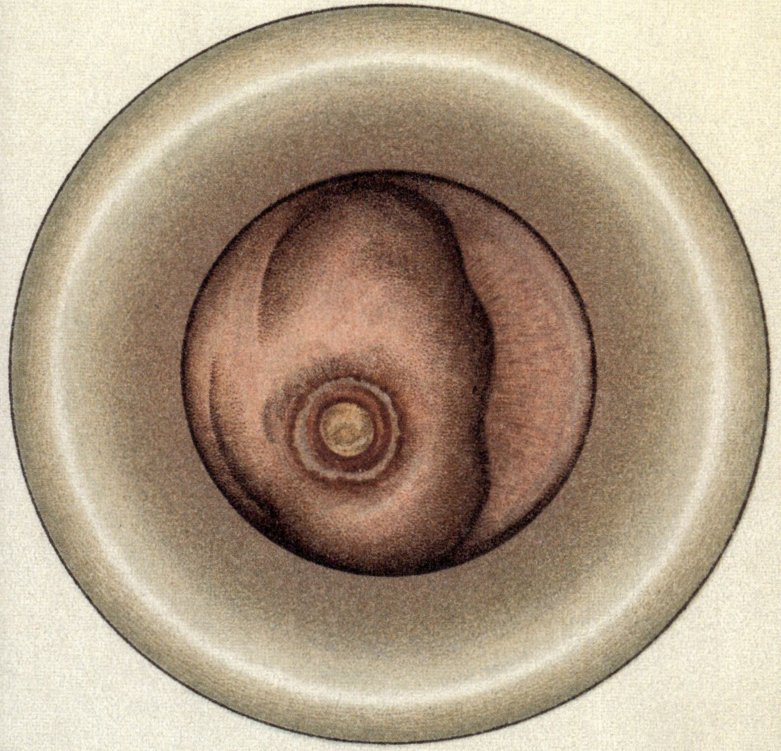

b

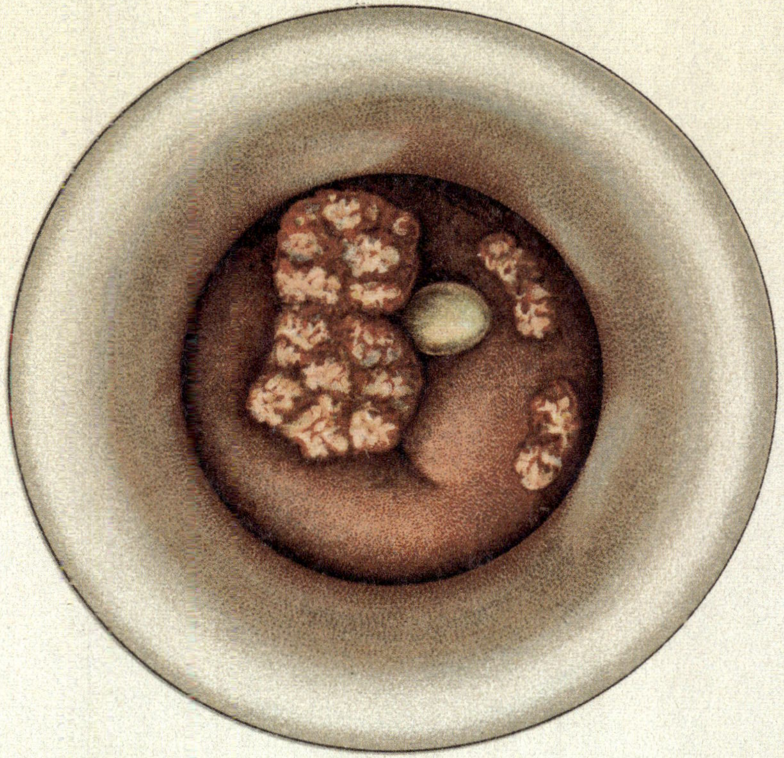

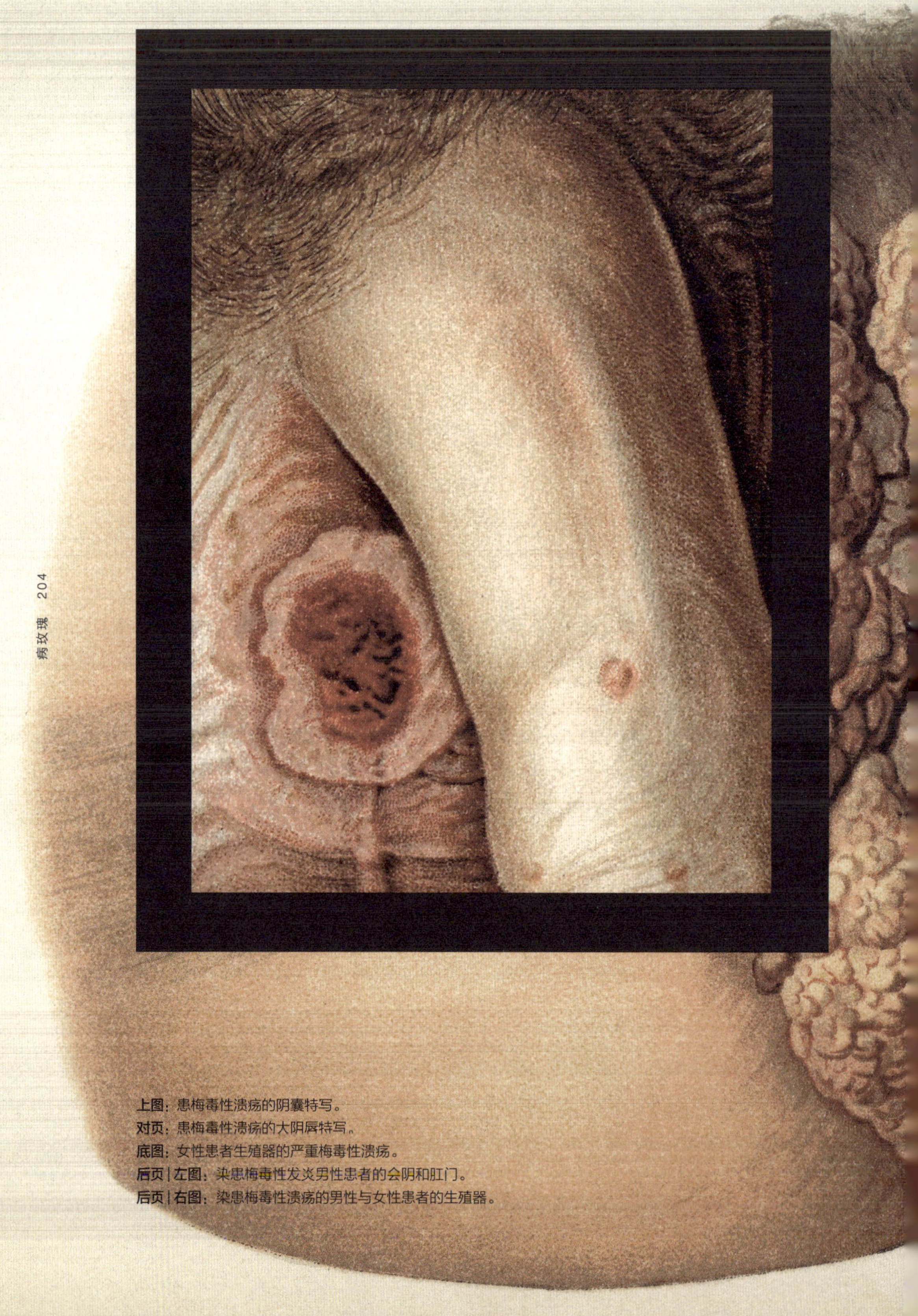

上图：患梅毒性溃疡的阴囊特写。
对页：患梅毒性溃疡的大阴唇特写。
底图：女性患者生殖器的严重梅毒性溃疡。
后页｜左图：染患梅毒性发炎男性患者的会阴和肛门。
后页｜右图：染患梅毒性溃疡的男性与女性患者的生殖器。

Tab. 67.

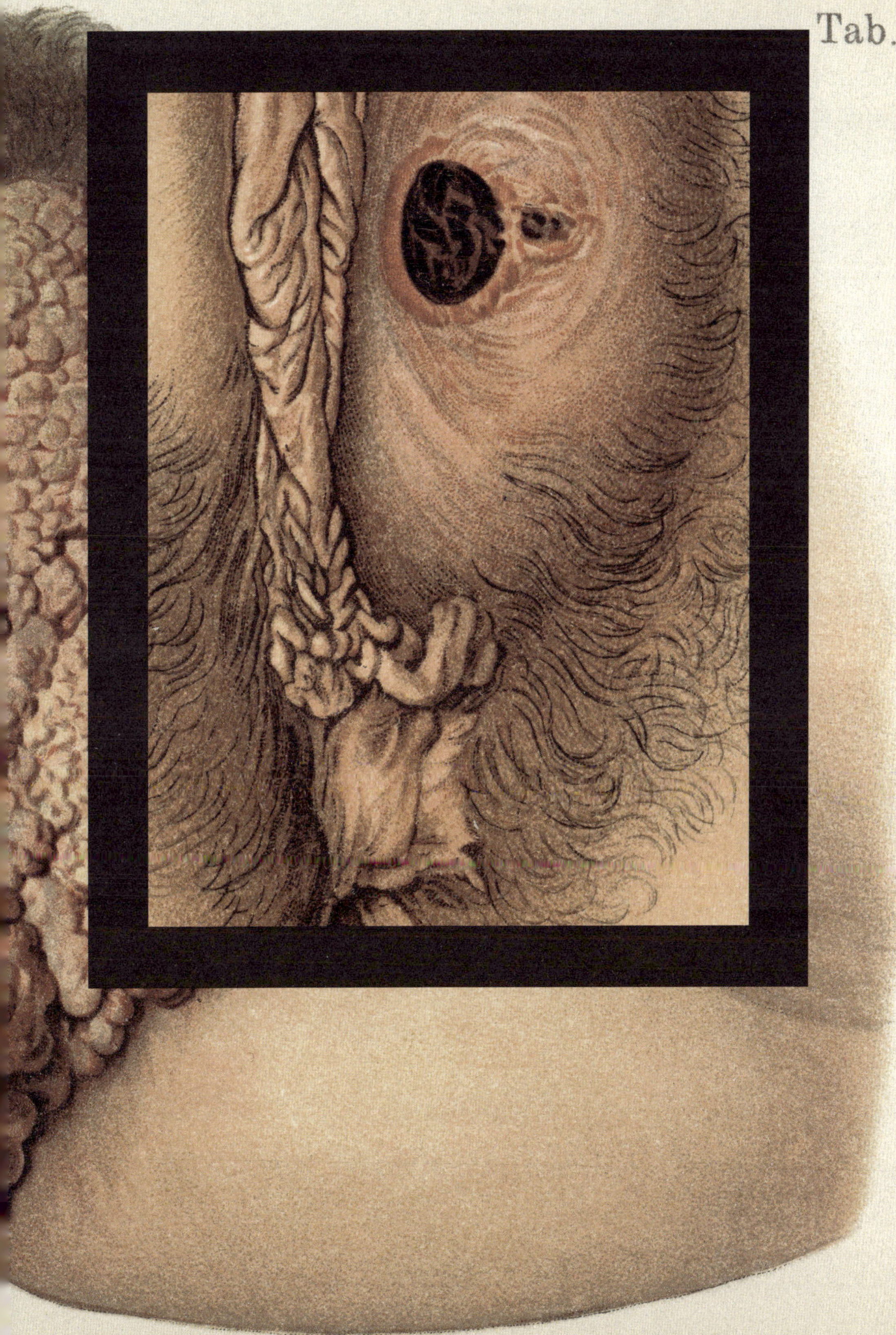

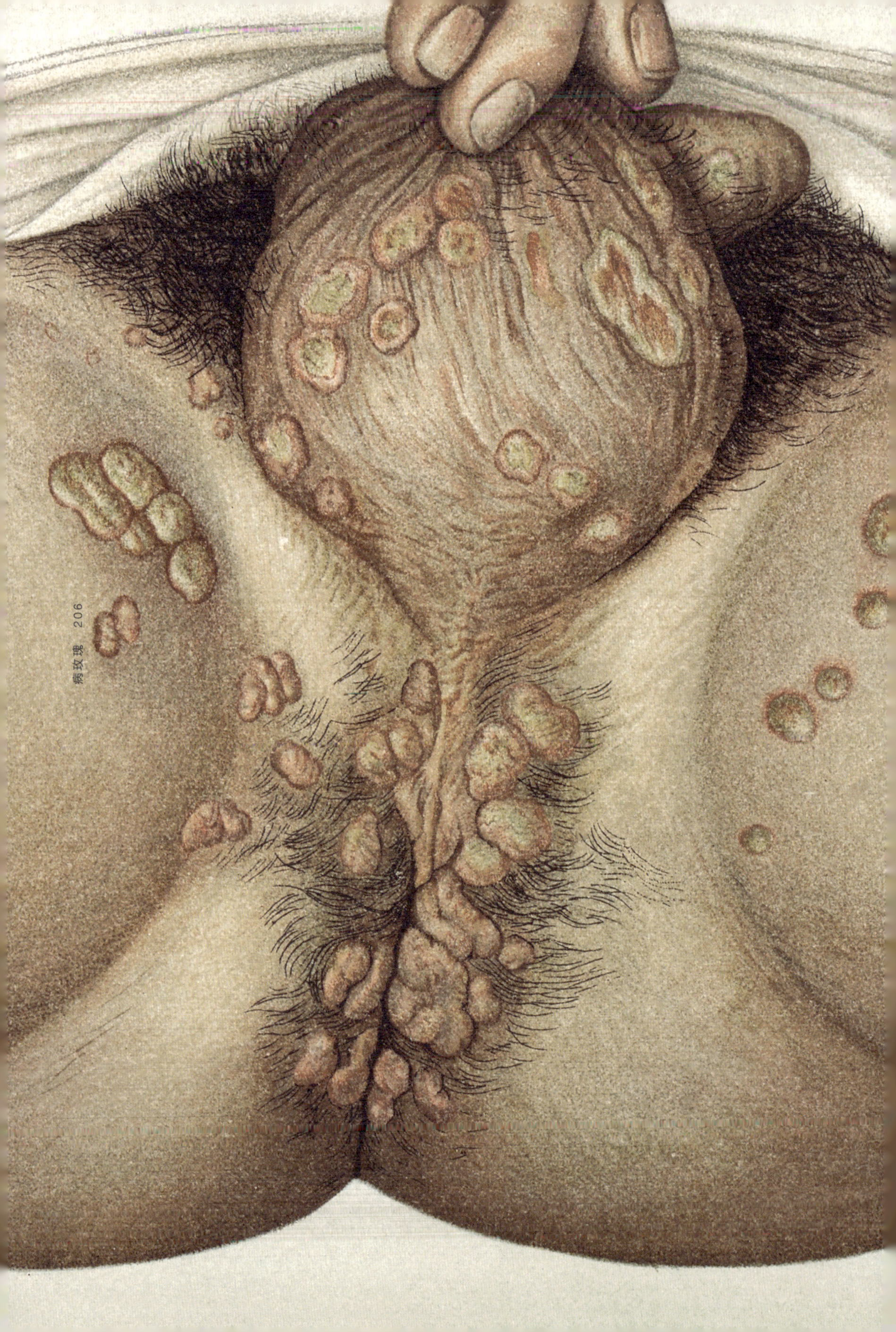

Tab. 63.

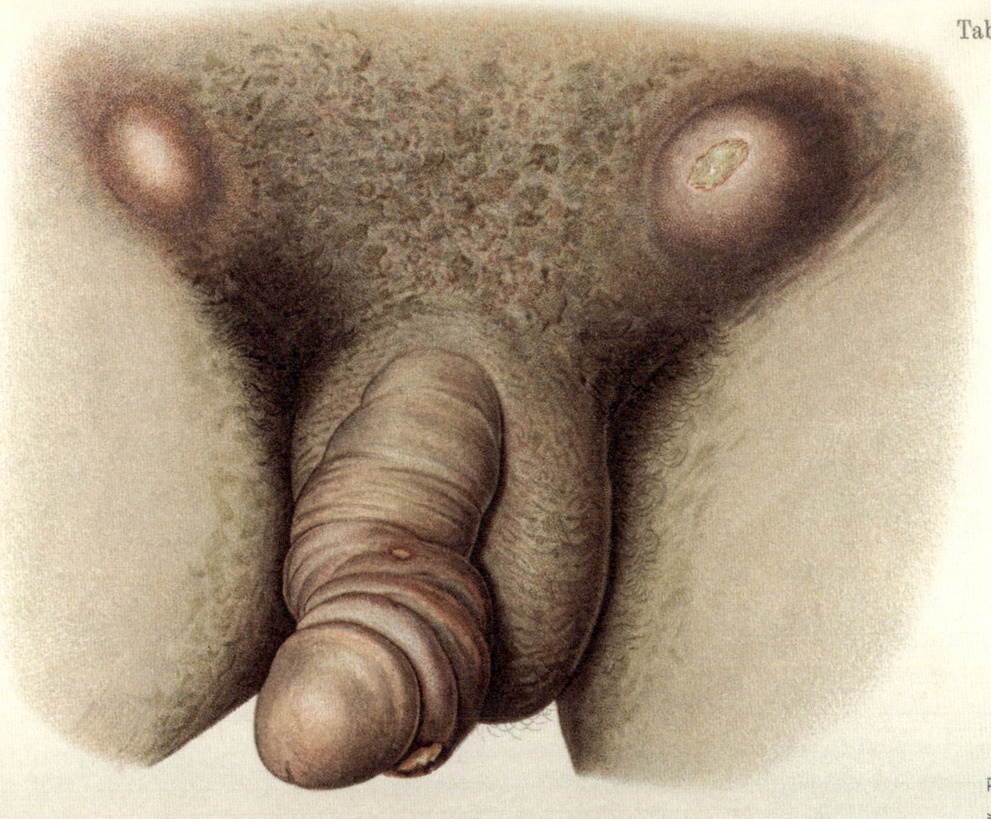

Tab. 4.

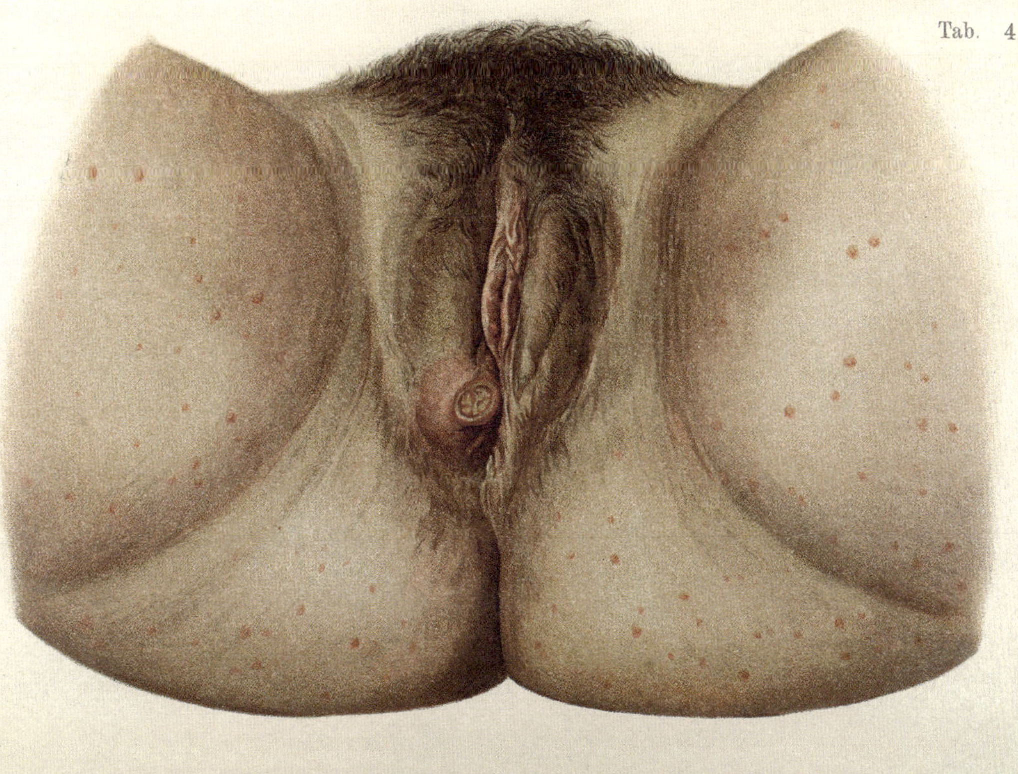

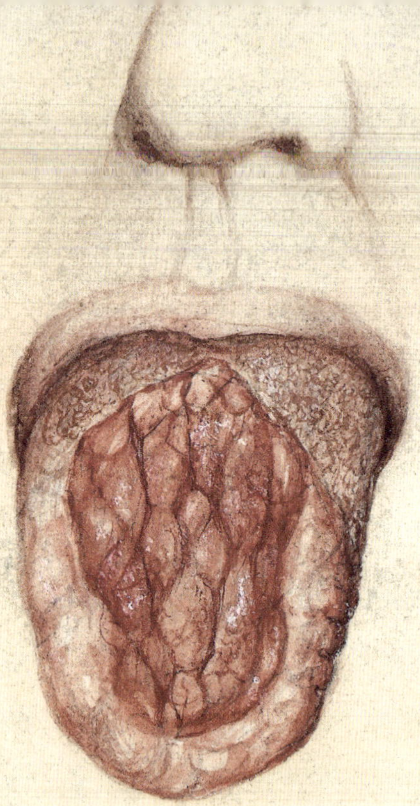

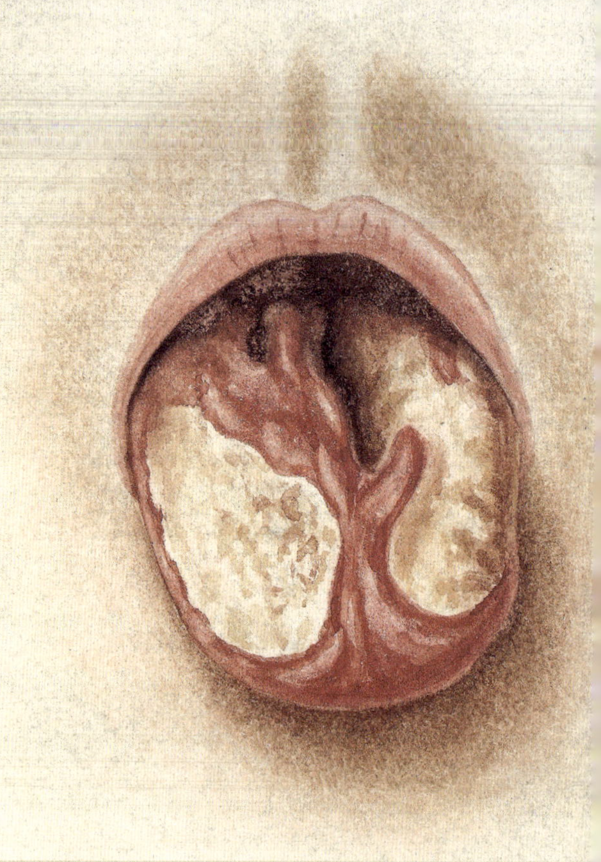

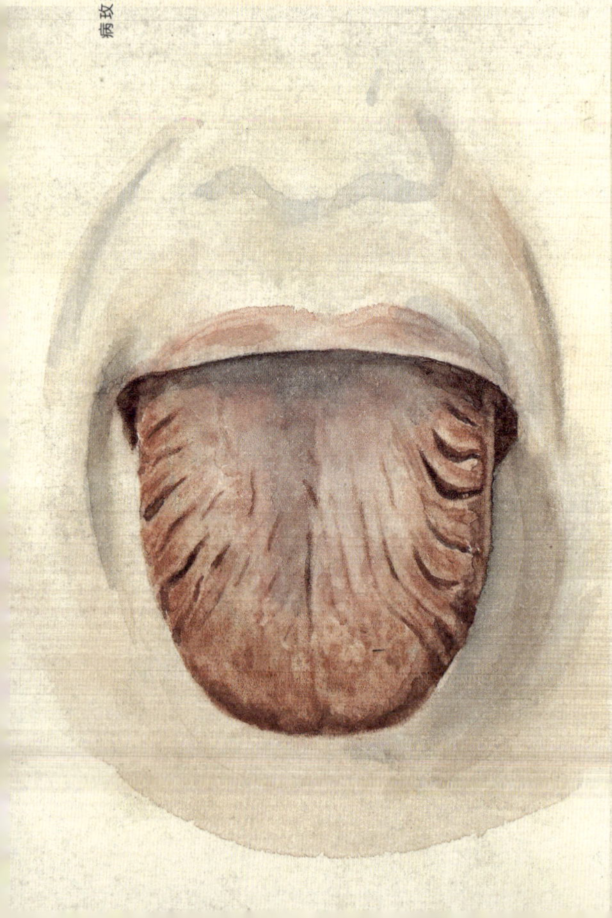

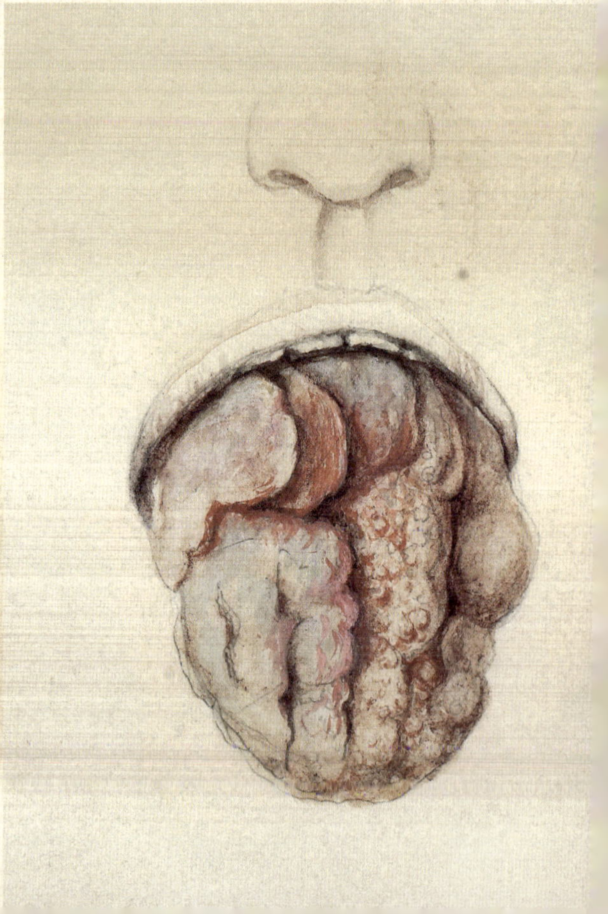

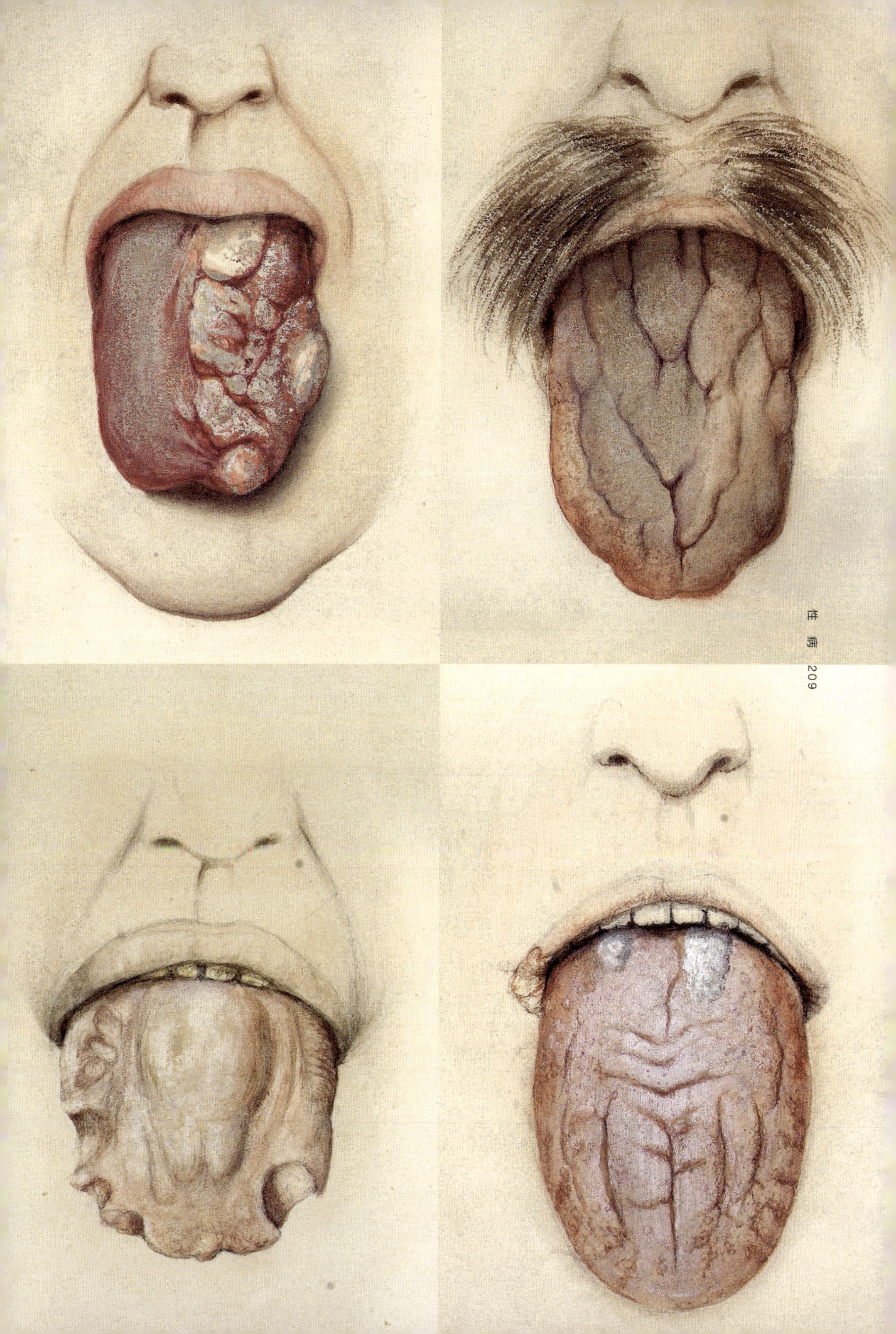

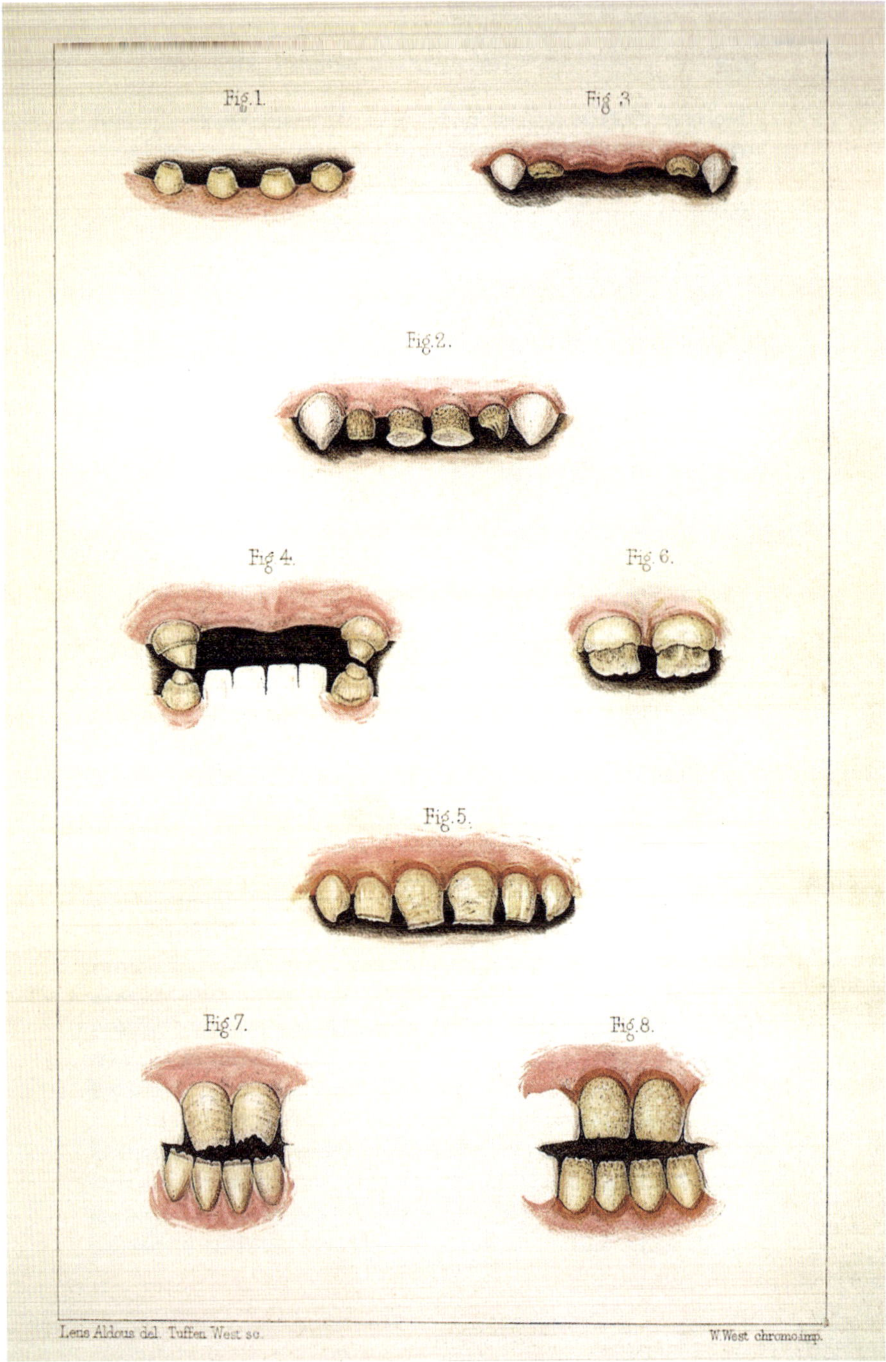

前页：染患第三期梅毒或先天性梅毒的舌头。

上图：发生梅毒性畸形的恒齿。

对页：一名男性婴儿头部、肩部和手部染患遗传性梅毒，致使皮肤发皱、角膜发炎，且浑身都是脓疱。

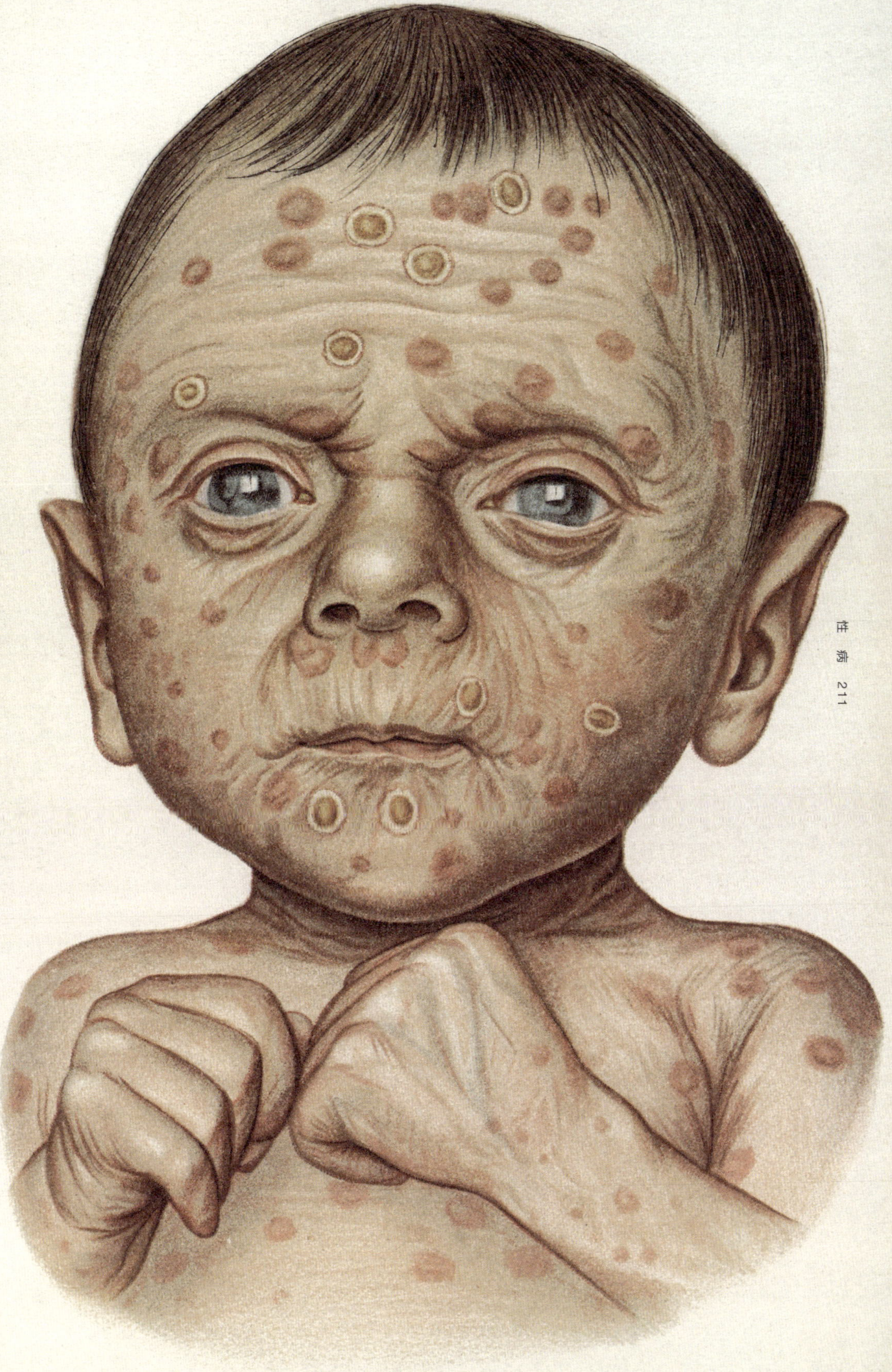

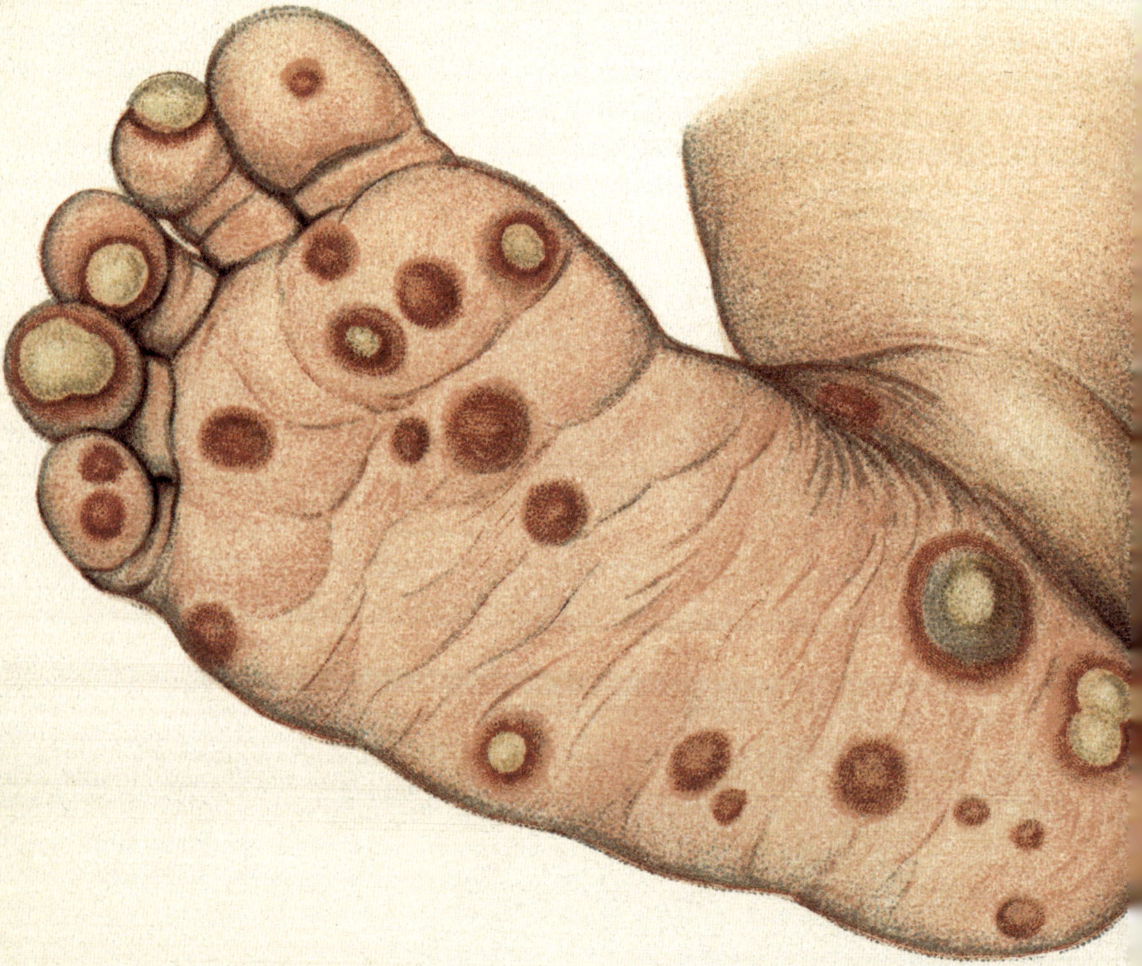

染患遗传性梅毒的婴儿脚部，皮肤布满脓疱。

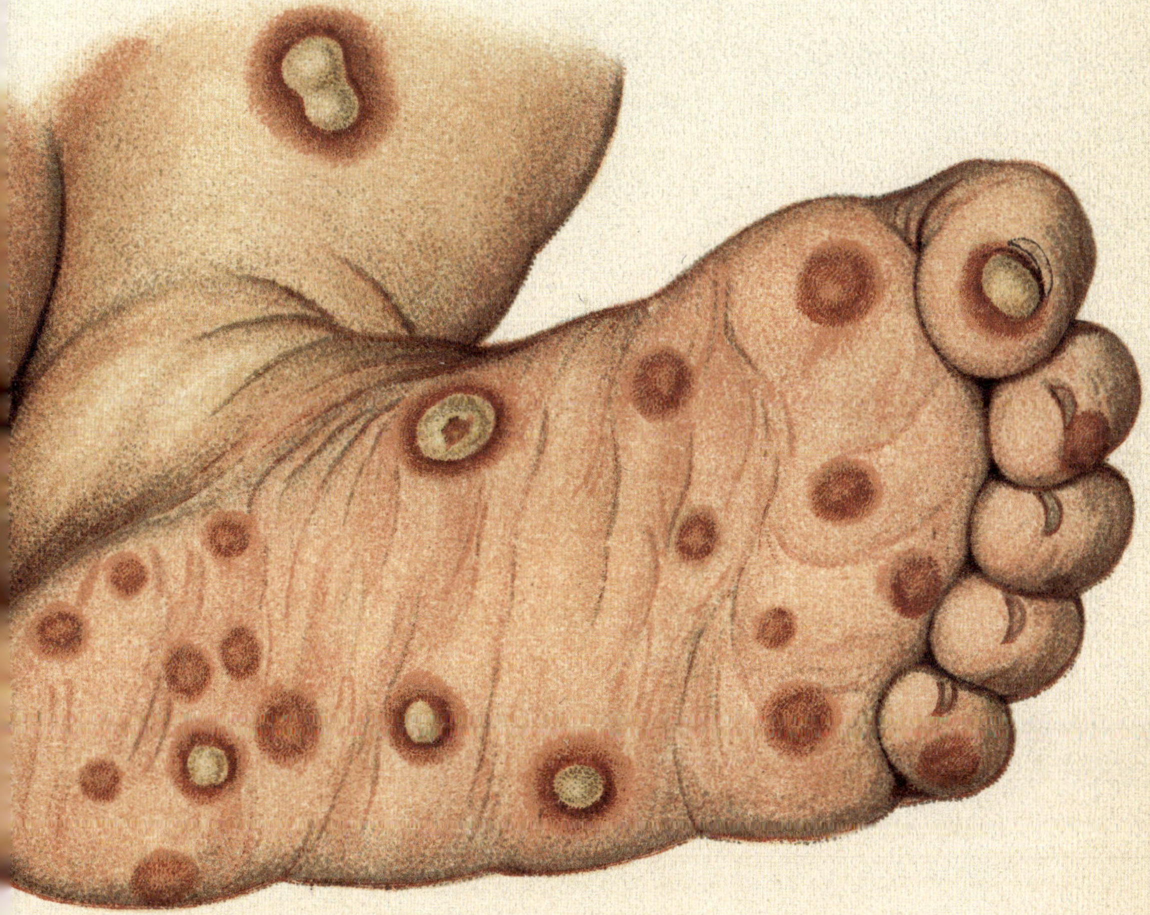

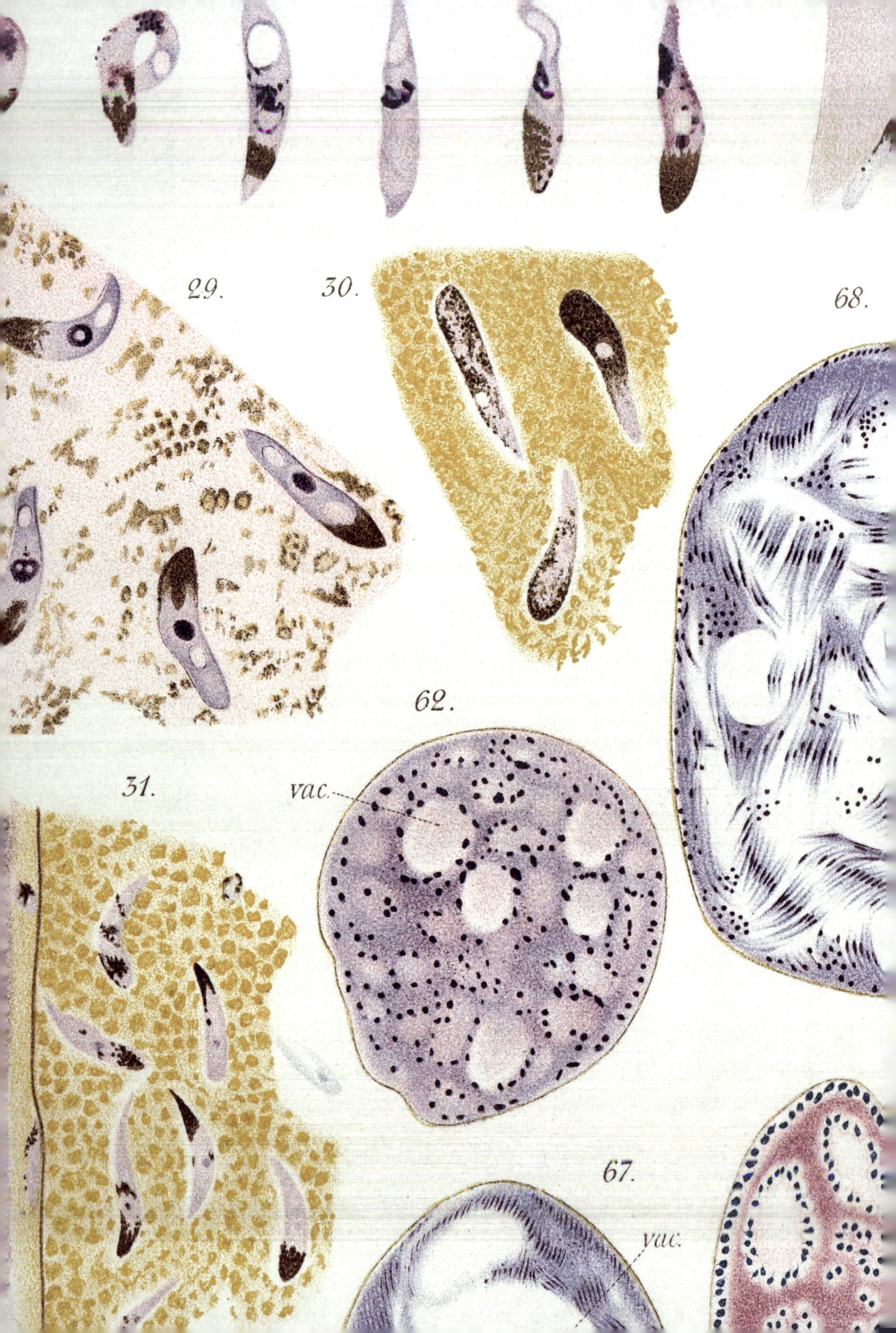
29.
30.
68.
62.
31.
vac.
67.
vac.

IX

寄生虫
PARASITES

被殖民的殖民者

COLONIZERS COLONIZED

寄生虫就像死亡和税捐一样，都是人类无法避免的。终其一生，人类充当寄生虫的宿主，且形式众多；大部分的寄生虫非肉眼所能见，尽管无益但也无害。而纵观人类历史，我们面对那些更大、更吓人的寄生虫，如跳蚤、蜱虫、虱子、蠕虫和臭虫，也只能见怪不怪。这些大型寄生虫在 19 世纪刺激科学家思考疾病的细菌理论：经过类推比较后，他们发现疾病的肇因可能不只有体质失调或组织病变，还有可能是由活体中的细菌、真菌和其他多种形式的小型寄生虫入侵而酿成的。然而，在大多数情况下，仅发现一个致病微生物，远不足以全盘了解疾病。它是如何传播的？它的生命周期为何？从什么阶段开始变得危险？它们的自然宿主（natural reservoir）又在哪里？另外，哪些微生物能导致人类发病？

采用巴黎医学临床观点的医师发现，组织病变有时可能并非外观看来那么单纯。1835 年，杰出的英国外科医师佩吉特（James Paget）还在伦敦的圣巴塞洛缪医院（St Bartholomew's Hospital）学医。在解剖尸体时，他注意到一个像是骨骼针状体的东西，拿到显微镜下观察后，赫然发现这些针状体竟然是小蠕虫的钙化虫囊。佩吉特将这个发现写成论文，并在伦敦动物科学学会上发表，而另一位比较解剖学家欧文（Richard Owen）则将这种蠕虫命名为旋毛虫（Trichinella）。约 10 年后，费城的解剖学教授莱迪（Joseph Leidy），在生猪肉采样里也发现了旋毛虫；1860 年，德国病理学家冯赞克（Friedrich Albert von Zenker）找出了旋毛虫的生命周期和在人体内的致病机制（图 Ⓐ）。

欧洲的医师开始将显微镜的操作纳入自己的执业过程后，类似的发现如雨后春笋般涌出：钩虫在 1843 年由意大利医师杜比尼（Angelo Dubini）发现；引发昏睡病的埃及血吸虫

（*Schistosoma hematobium*）在1862年由德国人比哈兹（Theodor Bilharz）发现；另外还有导致贾第虫病的蓝氏贾第鞭毛虫（*Giardia lamblia*）在1859年由捷克医师蓝布尔（Vilém Dušan Lambl）发现。又过了约10年后，俄罗斯显微镜学家梅尔尼科夫（Nikolai Mikhailovich Melnikov）的著作指出犬蚤具有散播某些种类绦虫的作用，这是关于宿主成为寄生虫载体的最早研究报告，同时也是最早直指多种致命热带疾病核心的文献。

19世纪末至20世纪初，热带医学成为一门独特的临床医学专科，结合了帝国政府的设备和实验室技术，同时将焦点集中在研究疟疾和昏睡病等寄生虫病的生态。西方人从经验中了解到，帝国的宰制力要延续下去，只能仰赖健康又纪律严明的士兵、水手和商人。蓄奴数百年的他们也体认到，热带垦殖地的经济价值完全维系于健康的劳动力。热带医学不仅满足了临床好奇心，为全球人道主义开创了一条康庄大道，更是欧洲国家在热带殖民地及日益吃紧的医疗与政治问题的解药。

1866年，年轻的苏格兰医师万巴德（Patrick Manson）跟着哥哥进入大清帝国海关任职，后被派往南海。他以医疗人员的身份在台湾和厦门海关处待了10多年，同时为一间慈善医院工作。他治疗的患者多受一种称作“象皮病”的怪病所苦，此病会使腿部和阴囊变得异常肿胀。万巴德那时已经知道象皮病与血液中的一种寄生虫丝虫（Filaria）有关，他相信丝虫必须透过吸血昆虫的叮咬才能散播开来。他检查叮咬象皮病患者蚊子的胃内容物后，发现丝虫不仅存在其中，甚至可说是多不胜数。

万巴德最终并没有完成丝虫生命周期的研究工作。他在1889年退休回到苏格兰，但19世纪90年代初的货币贬值使他在中国积存的退休金大幅缩水，万巴德只得被迫重出江湖，并专注于热带疾病的治疗。1897年，万巴德被任命为英国殖民地部的首席医疗官，并于一年后出版了《热带疾病》（*Tropical Diseases*）一书。这是最早讨论热带疾病的教科书之一，综合了万巴德对热带医学的生态研究方法，并以自然史及昆虫学的观点探索细菌学、病理学等领域。万巴德利用官职催生了一所热带医学校，也就是1899年成立于伦敦东码头区的阿尔伯特码头海员医院（Albert Dock Seamen's Hospital）。早期的热带医学可谓“万巴德医学”，这项成就终于在揭开疟疾的真面目后得到认可。

疟疾可谓最具代表性的热带疾病，但并不只在热带地区出现。几个世纪以来，它一直危害着欧洲低洼河口和沼泽区居民的健康。18世纪的医师认为疟疾是接触腐烂瘴气所致的复发性热病，疟疾还有个意大利名字mala aria（亦即“坏空气”）更是体现了这个想法。19世纪末，一些西方显微镜学家从疟疾患者的血液中找出几种可疑生物，但关于它们的属性则尚无共识，这些假想寄生虫的生命周期和传染途径也仍属未知。1894年，在印度医疗服务中心工作的年轻医师罗斯（Ronald Ross）在伦敦与万巴德见面，他对象皮病的研究

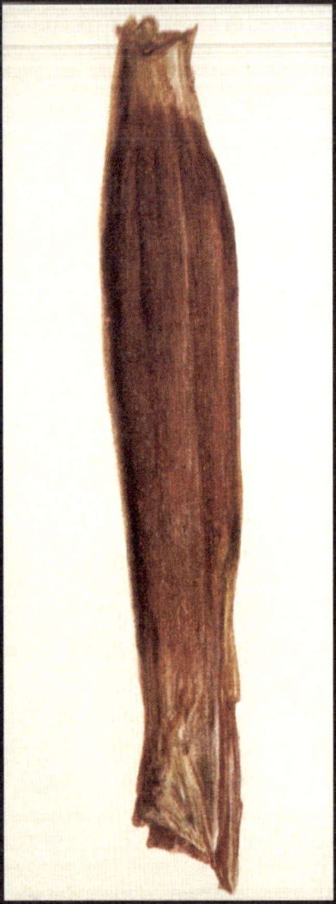

Ⓐ

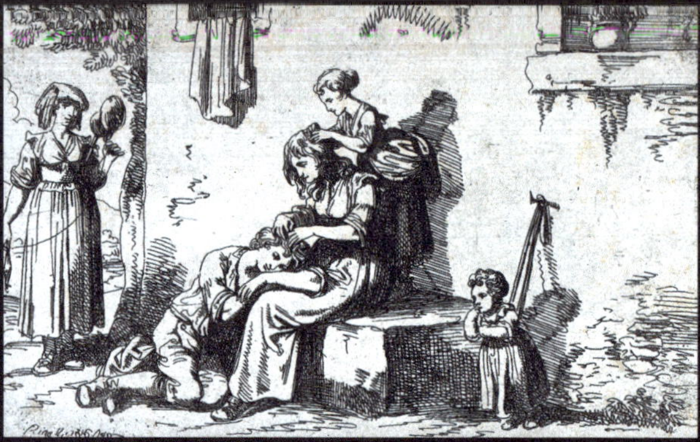

Ⓑ

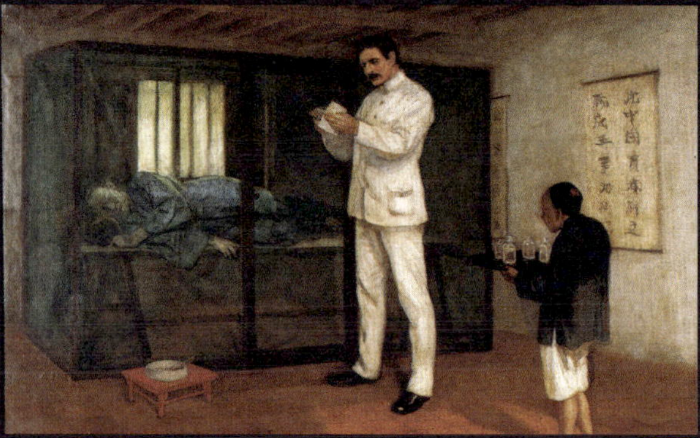

Ⓒ

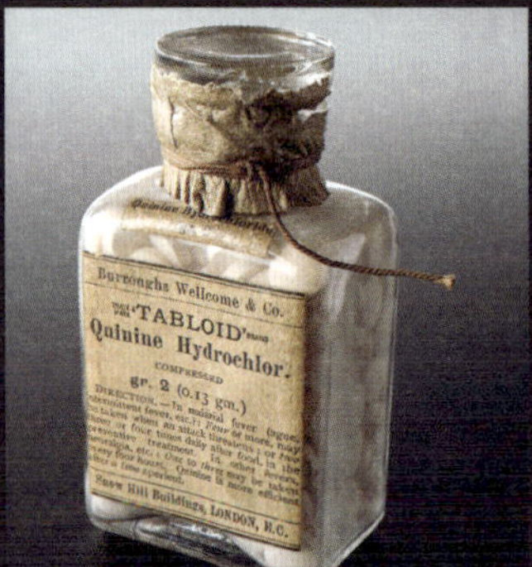
Burroughs Wellcome & Co.
'TABLOID'
Quinine Hydrochlor.
COMPRESSED
gr. 2 (0.13 gm.)
Snow Hill Buildings, LONDON, E.C.

Ⓓ

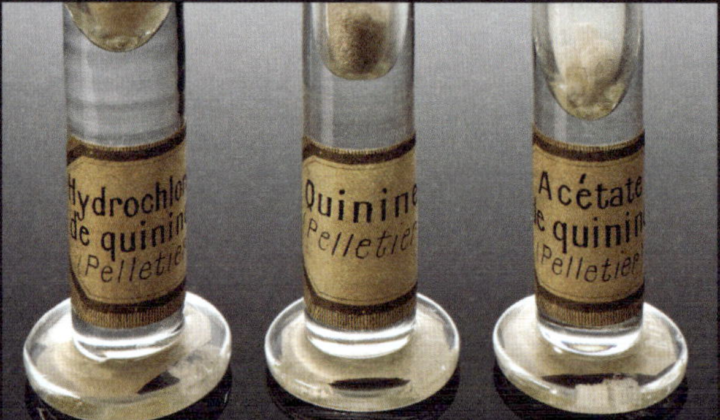
Quinine
Pelletier

Ⓔ

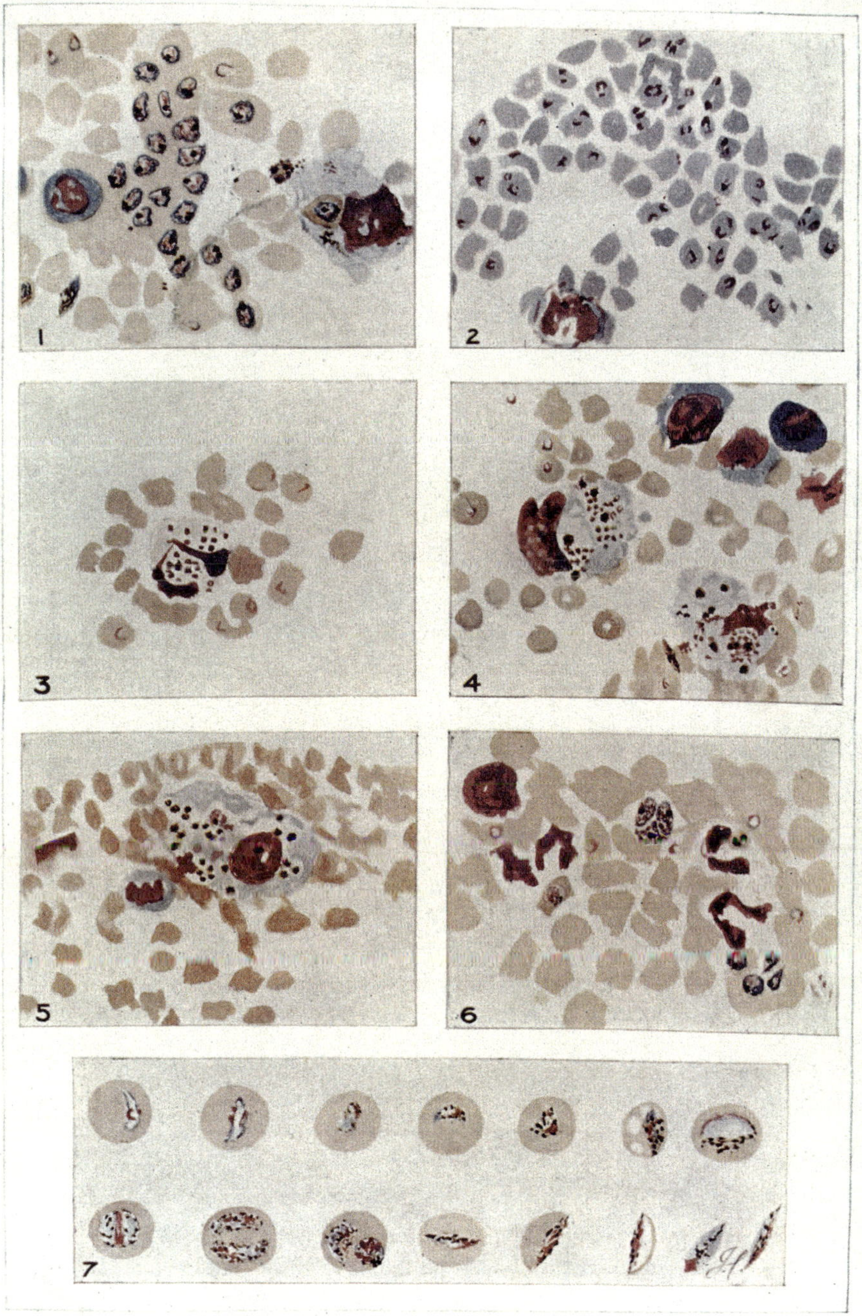
1
2
3
4
5
6
7

令万巴德激赏不已。罗斯的研究指出，蚊虫叮咬才是疟疾传播的途径，而这样的研究成果来自万巴德的“伟大导引”。万巴德因此将罗斯视为得意门生，并把自己观察显微寄生虫类的技术传授给罗斯，指引罗斯在病媒虫的栖地进行研究。当罗斯回到印度时，万巴德更担任他的经纪人，协助罗斯取得科研经费，促成罗斯的论文在知名期刊上发表。

1897 年 8 月 20 日，罗斯完成疟蚊（*Anopheles mosquitoes*）传播疟疾的最后研究工作，他在日记中将这天称作“蚊虫日”。完成所有工作后，他好整以暇地坐下来，就这个主题写了一首史诗，然后起草一份给万巴德的文件。罗斯的研究于次年年初发表在几份伦敦的期刊杂志上，博得各界一致好评。不过，就在同一年，另一组在罗马南方彭甸沼地（Pontine marshes）从事研究的意大利团队也发表了与罗斯几乎一致的研究成果。尽管如此，罗斯有万巴德和大英帝国的威望当靠山，在 1902 年依然独得第二届诺贝尔生理学或医学奖。

Ⓐ 寄生虫病变：这幅由古梅特（Wilhelm Gummelt）在 1897 年制作的石版画，显示局部感染旋毛虫的二头肌。

Ⓑ 在人类历史中，大大小小的寄生虫始终在日常生活中占有一席之地。这幅 1816 年由意大利艺术家皮内里（Bartolomeo Pinelli）雕刻的作品，可以看到一名年轻女孩帮另一名女子抓头上的跳蚤，后者同时又帮俯靠在自己膝头上的男孩抓跳蚤。

Ⓒ 热带医学即是“万巴德医学”：这幅 1912 年博尔德（Ernest Board）所作的绘画中，可以看到万巴德以英勇的人道主义之姿，针对象皮病的传染进行试验。

Ⓓ & Ⓔ 17 世纪起，来自秘鲁的金鸡纳树皮被用来治疗疟疾肇发的热病。1820 年，两位法国化学家卡旺图（Joseph Bienaimé Caventou）和佩尔蒂埃（Pierre-Joseph Pelletier）确定奎宁为金鸡纳树皮中的有效成分，20 世纪初宝威公司（Burroughs Wellcome）已将标准化的奎宁片营销至世界各地。

Ⓕ 解构疟疾：这些显微图像取自 1908 年《柳叶刀》期刊上的一份病例报告，显示人类血液样本中疟疾感染的不同阶段。

Ⓖ 几个世纪以来，症状较轻微的疟疾在欧洲的低洼或河口地区流行。这种蚊子现已归类为按蚊（*Anopheles atroparvus*），能散播疟原虫（*Plasmodium vivax*），也就是疟疾的有机载体。

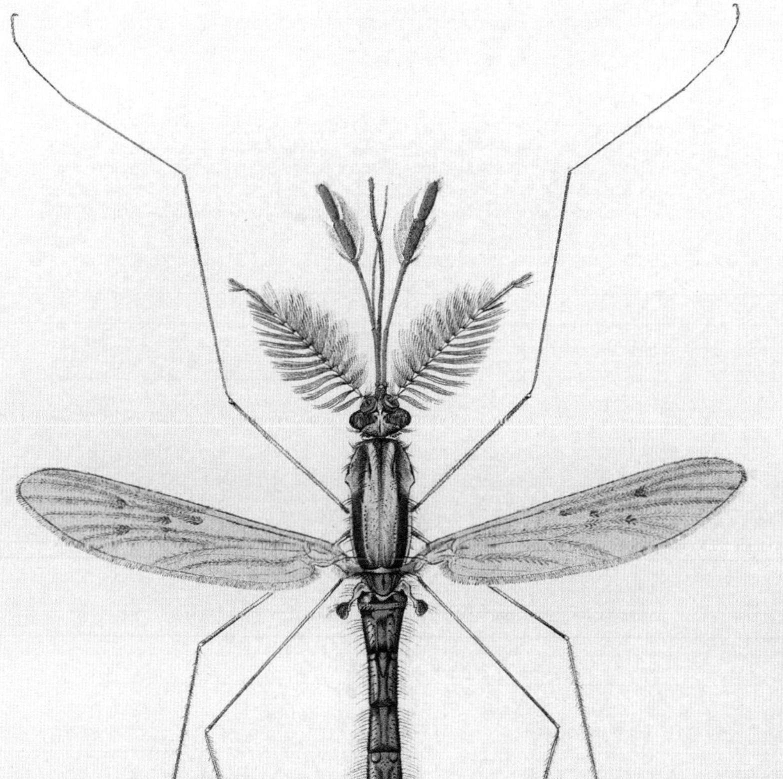

ANOPHELES MACULIPENNIS. ♂

(MEIGEN)

E. Wilson, Cambridge

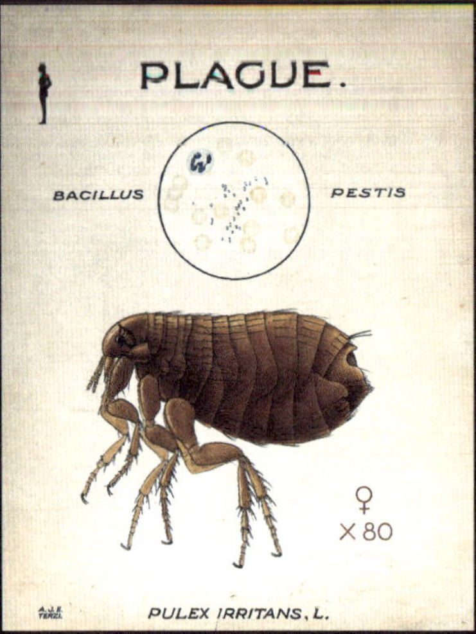
PLAGUE.
BACILLUS
PESTIS
♀
×80
A.J.E. TERZI
PULEX IRRITANS, L.

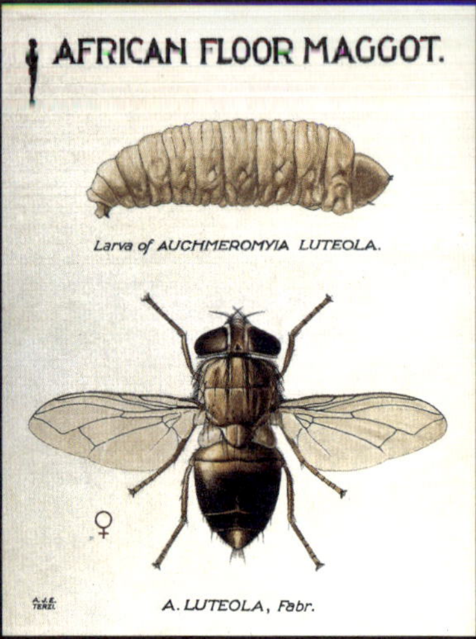
AFRICAN FLOOR MAGGOT.
Larva of AUCHMEROMYIA LUTEOLA.
♀
A.J.E. TERZI
A. LUTEOLA, Fabr.

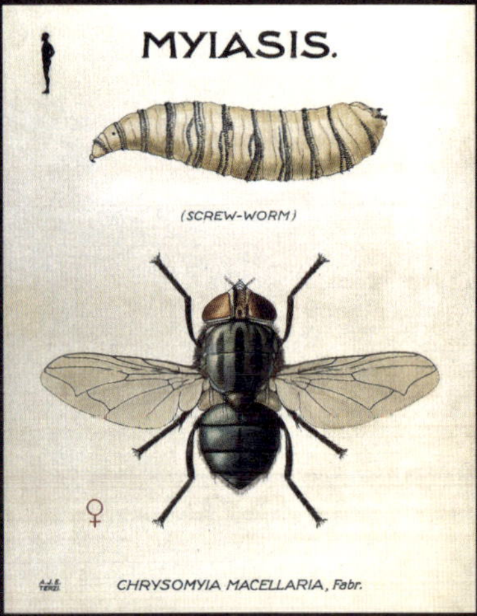
MYIASIS.
(SCREW-WORM)
♀
A.J.E. TERZI
CHRYSOMYIA MACELLARIA, Fabr.

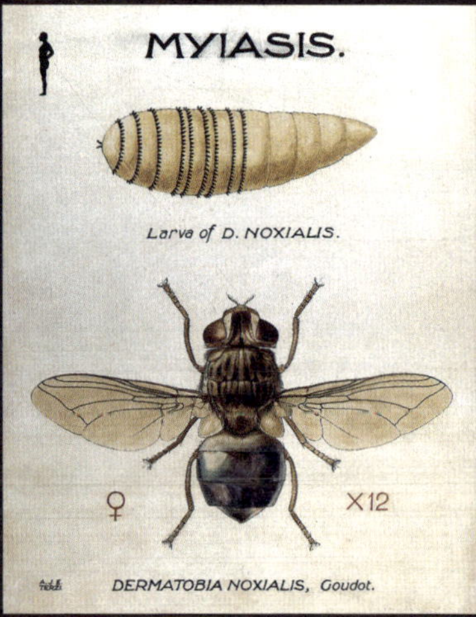
MYIASIS.
Larva of D. NOXIALIS.
♀
×12
A.J.E. TERZI
DERMATOBIA NOXIALIS, Goudot.

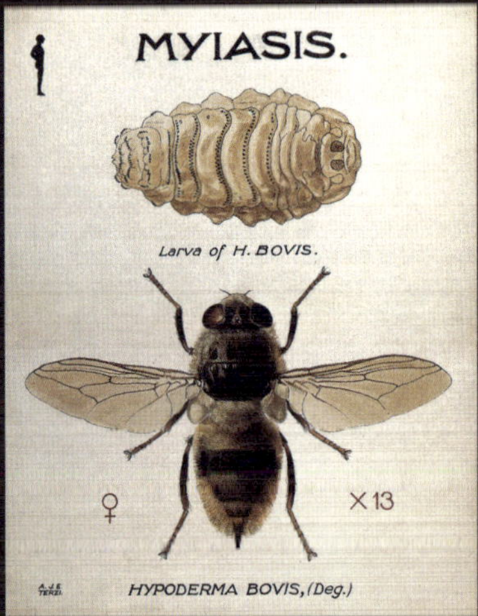
MYIASIS.
Larva of H. BOVIS.
♀
×13
A.J.E. TERZI
HYPODERMA BOVIS, (Deg.)

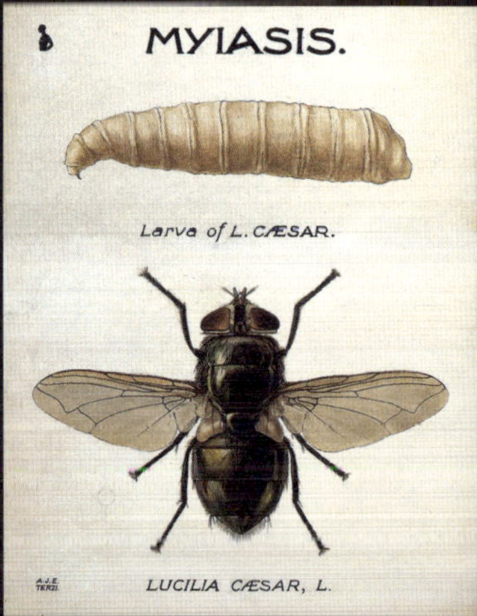
MYIASIS.
Larva of L. CÆSAR.
A.J.E. TERZI
LUCILIA CÆSAR, L.

F 16.—

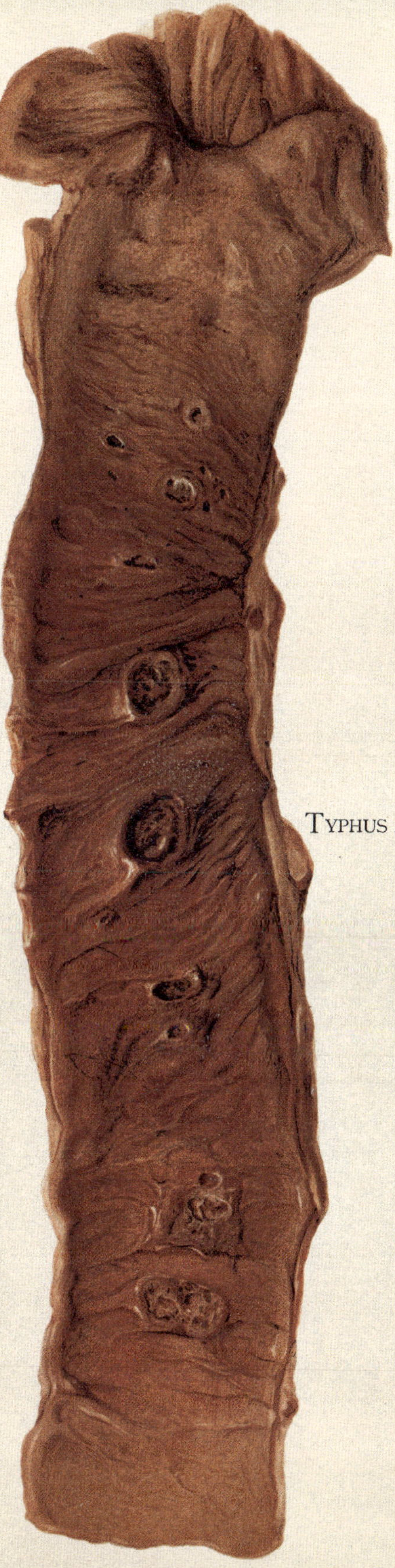

Typhus abdominalis. Ulcera depurata.

Gezeichnet von W. Gummelt.

对页 | 寄生虫和带菌病媒虫的放大图。**左上**：雌性人蚤（*Pulex irritans*）和致发腺鼠疫的细菌，现称为鼠疫杆菌（*Yersinia pestis*）。**右上**：刚果地板蛆的幼虫和成虫。**左中**：青蝇（又称绿头苍蝇、大苍蝇）的幼虫与成虫。**右中**：“牛肉虫”的幼虫与成虫。**左下**：牛皮蝇的幼虫与成虫。**右下**：普通青蝇的幼虫与成虫。

本页：19 世纪的医师难以区分斑疹伤寒（typhus，由体虱散播）和伤寒（typhoid，由受粪便污染的水散播）的不同，两者相似的名字说明了一切。这段肠道剖截面图显示溃疡乃由伤寒引发，而非斑疹伤寒。

Verlag und Chromographie der Kunstanstalt (vorm. Gustav W. Seitz) A. G. Wandsbek.

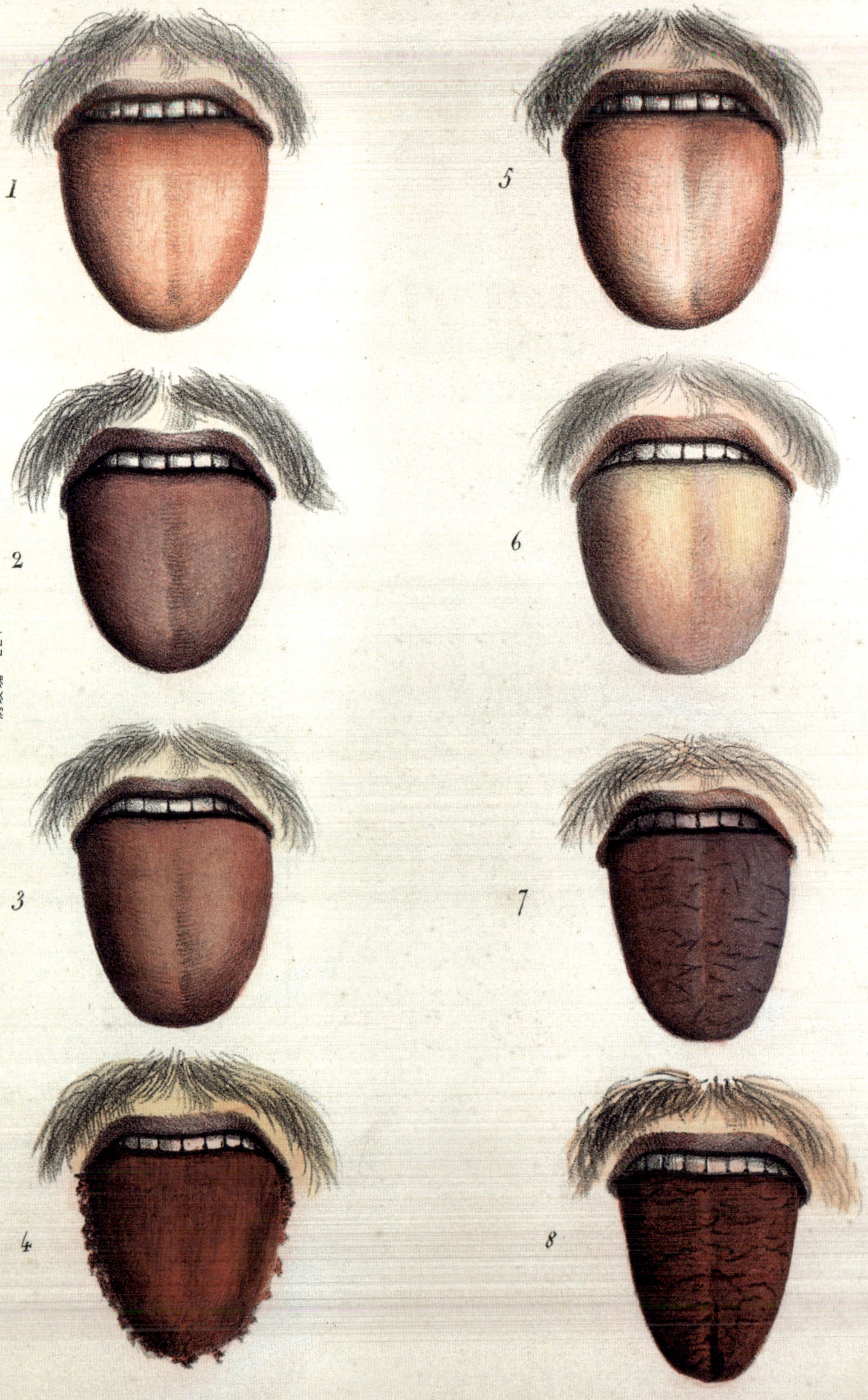
1
5
2
6
3
7
4
8

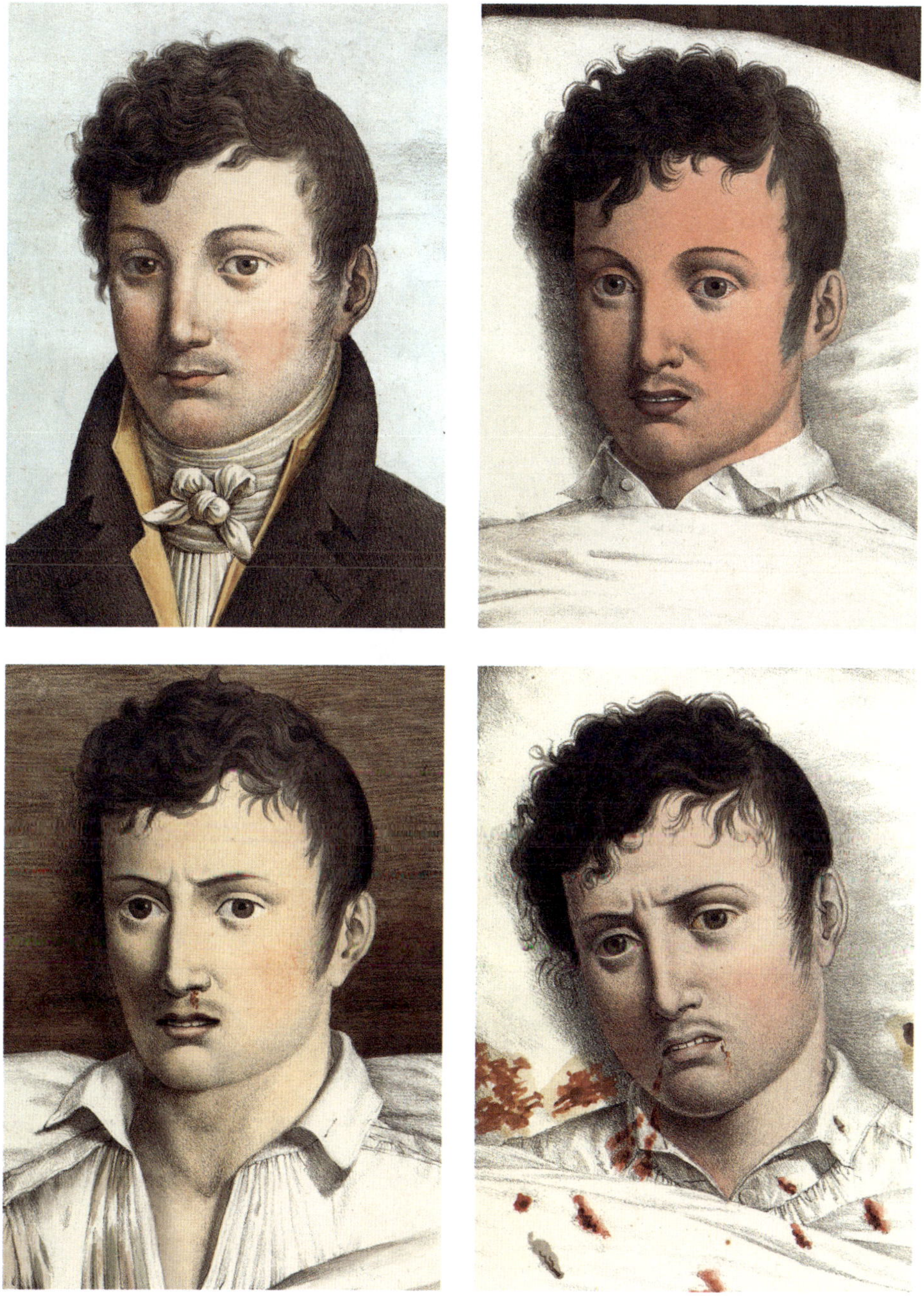

对页：八名男性患者的舌头，显示不同阶段的黄热病征状。

上图：一个年轻男性患者的四幅图，显示黄热病发病的不同阶段。

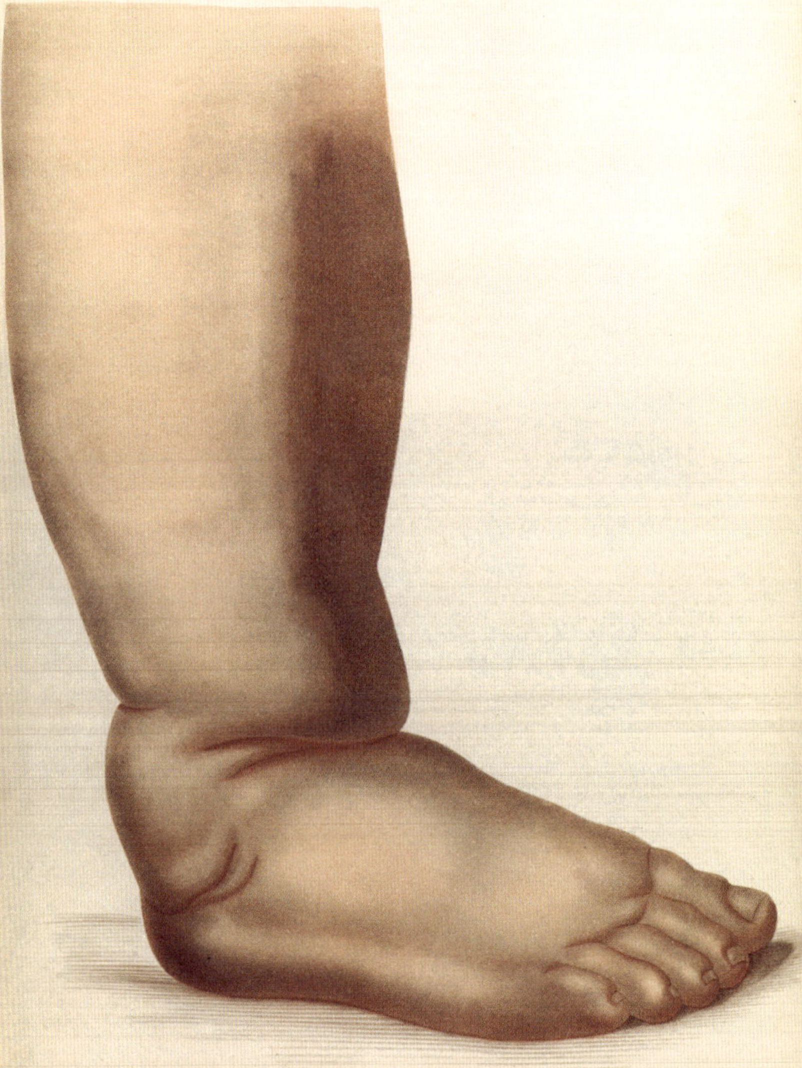

Éléphantiasis des Arabes.

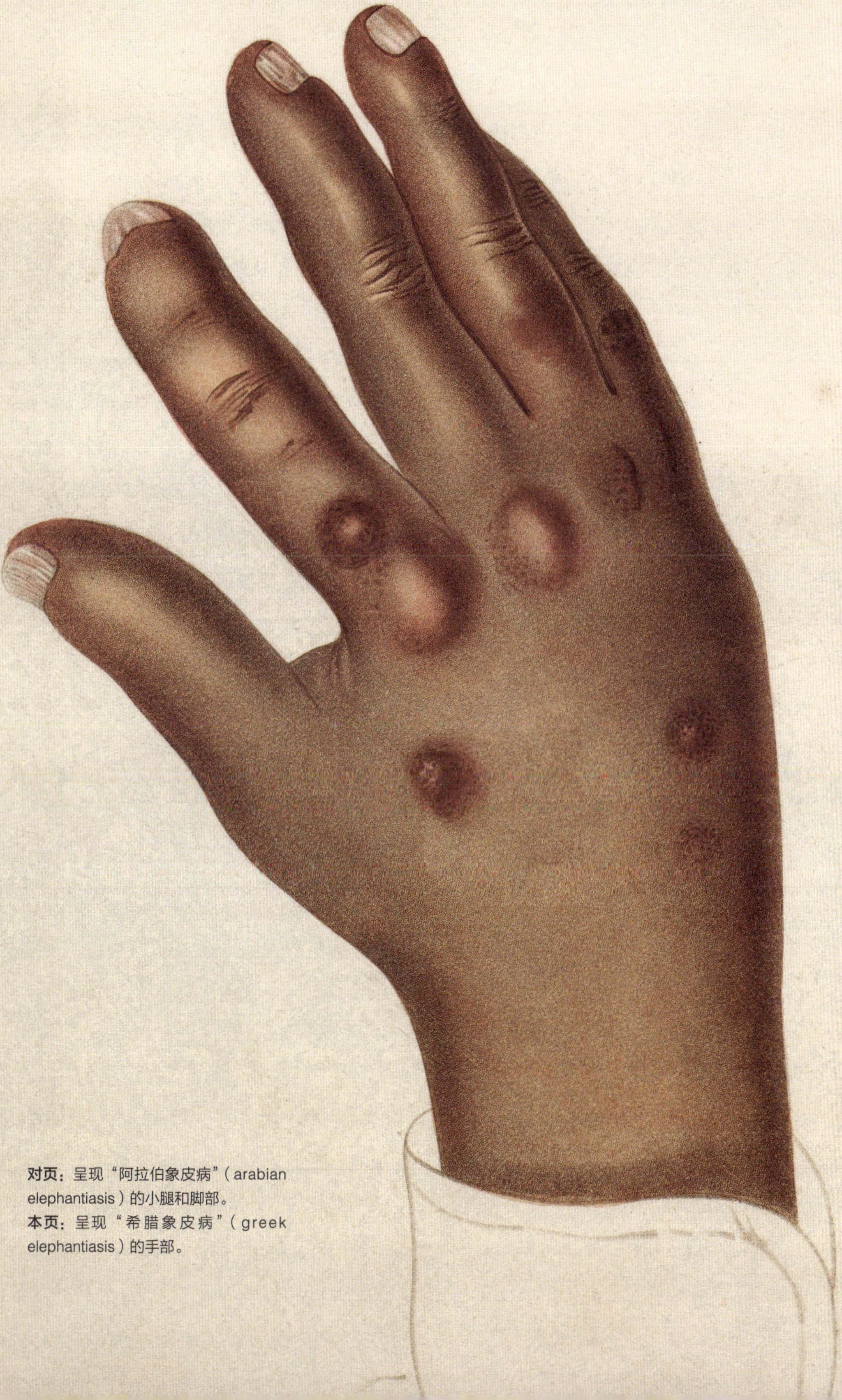

对页：呈现“阿拉伯象皮病”（arabian elephantiasis）的小腿和脚部。
本页：呈现“希腊象皮病”（greek elephantiasis）的手部。

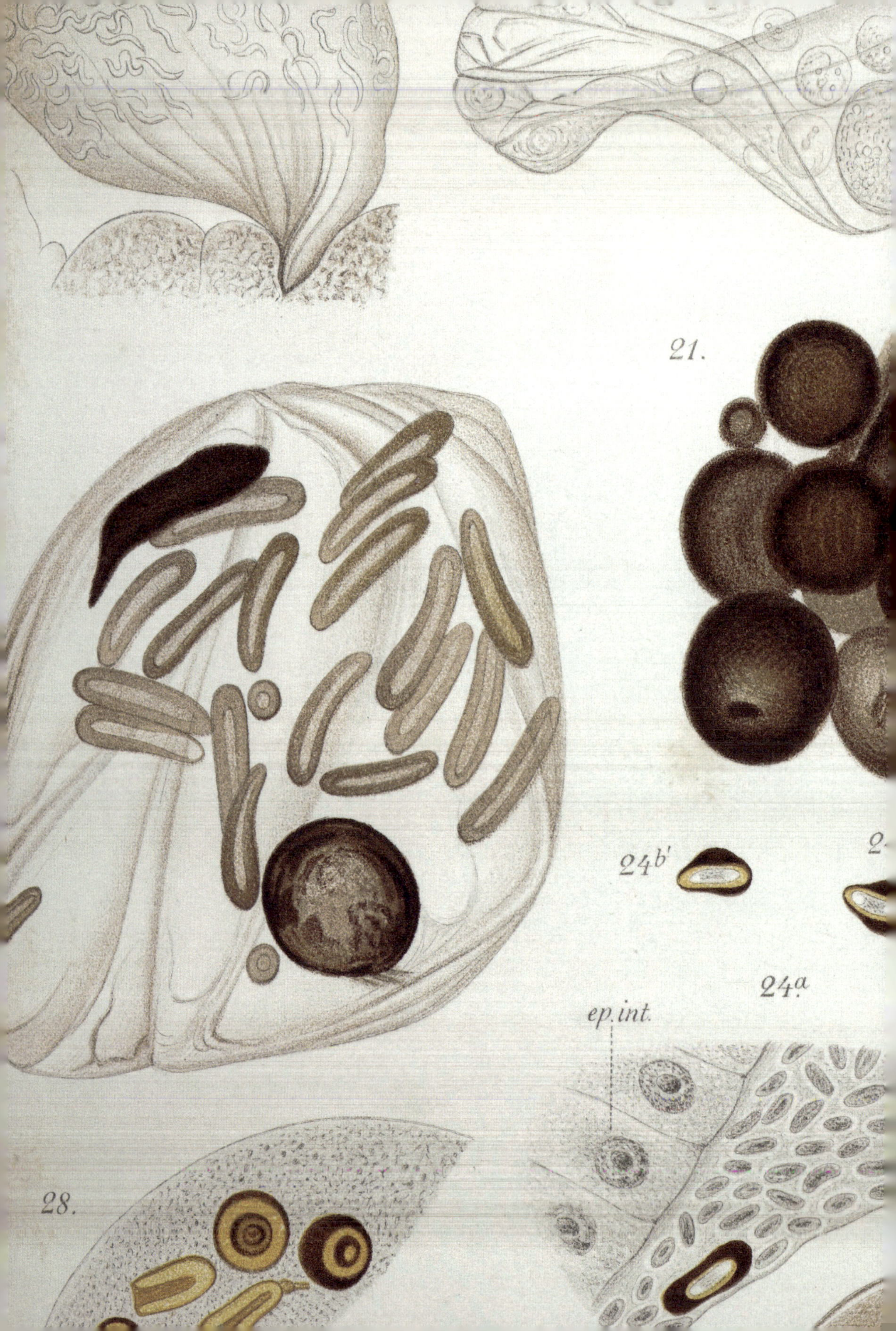
21.
24b'
24a.
ep.int.
28.

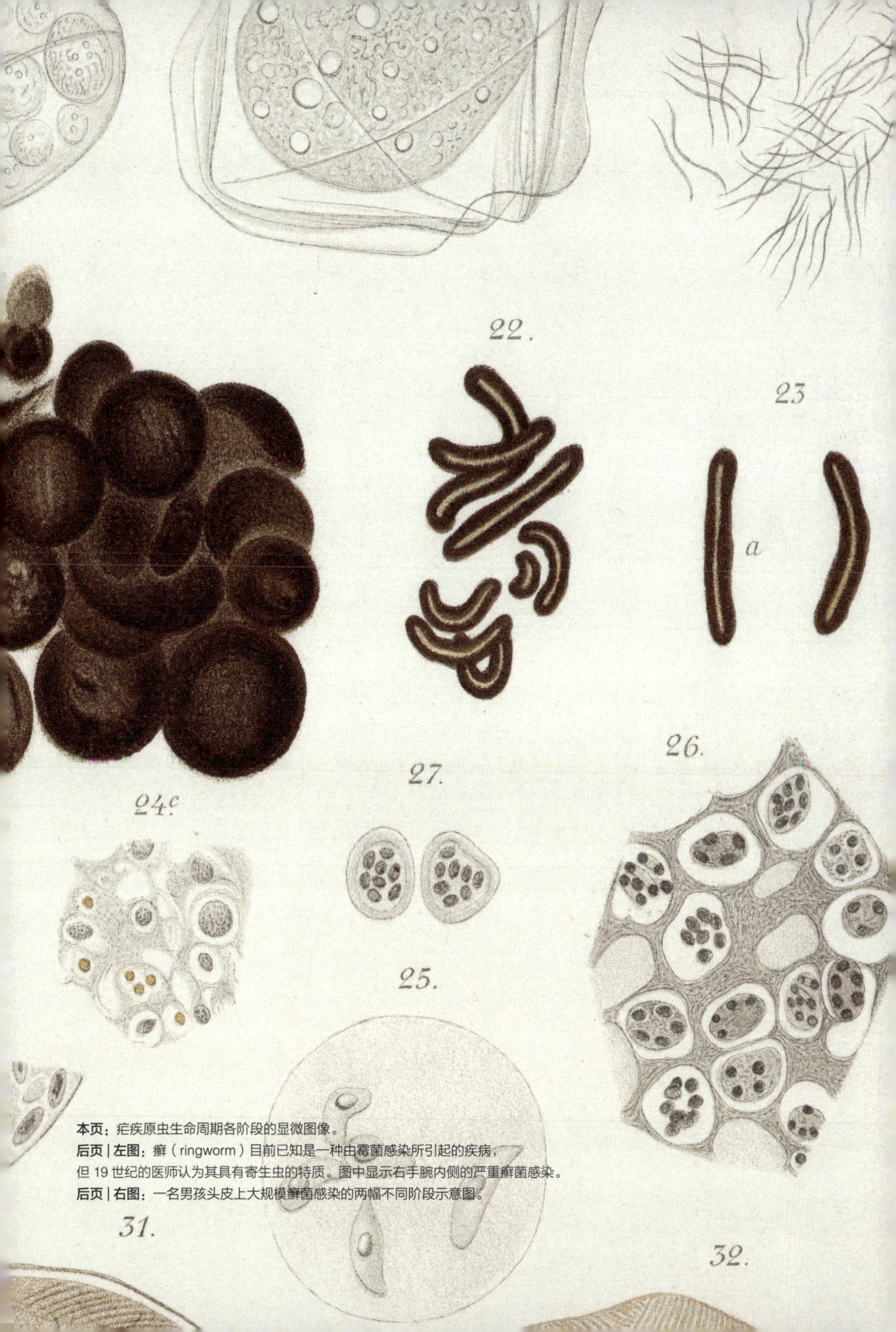

本页：疟疾原虫生命周期各阶段的显微图像。

后页 | 左图：癣（ringworm）目前已知是一种由霉菌感染所引起的疾病，但 19 世纪的医师认为其具有寄生虫的特质。图中显示右手腕内侧的严重癣菌感染。

后页 | 右图：一名男孩头皮上大规模癣菌感染的两幅不同阶段示意图。

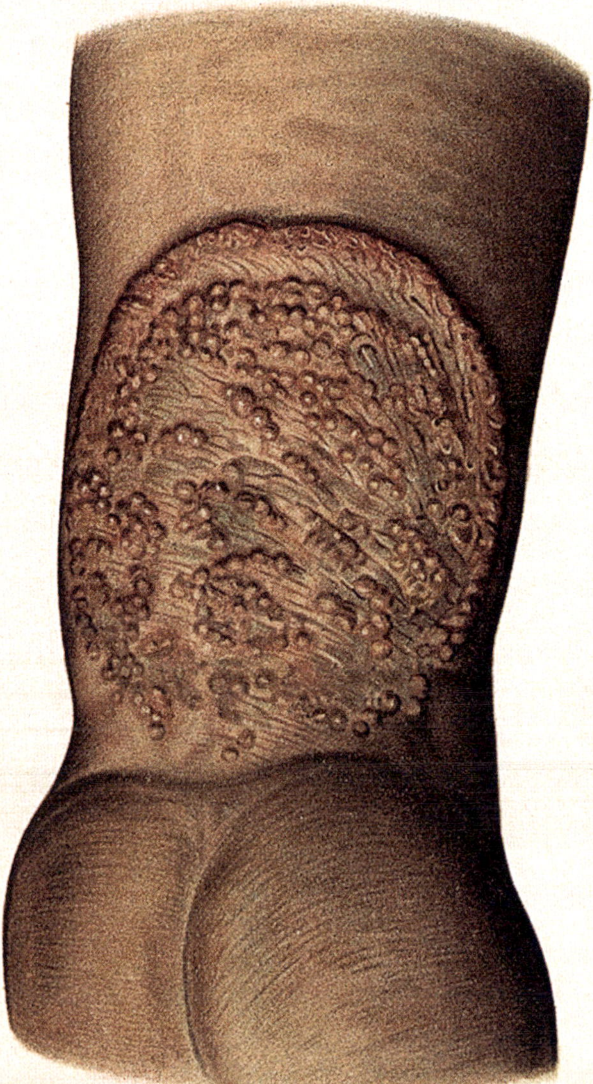

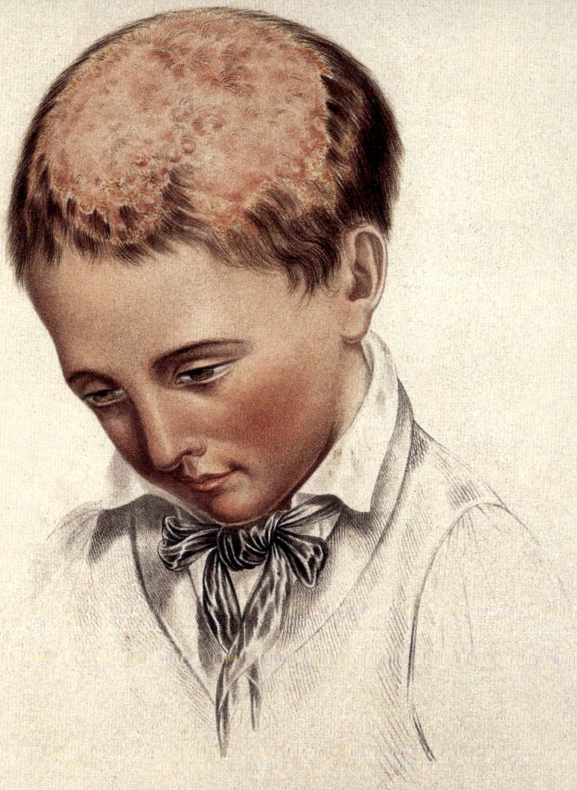

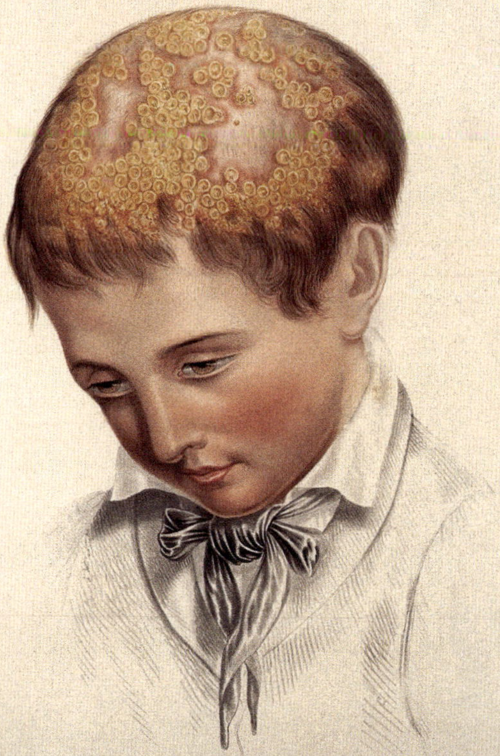

Fascicolo 7. Tav. 3.

MALATTIE DELLE ARTICOLAZIONI

(Gotta)

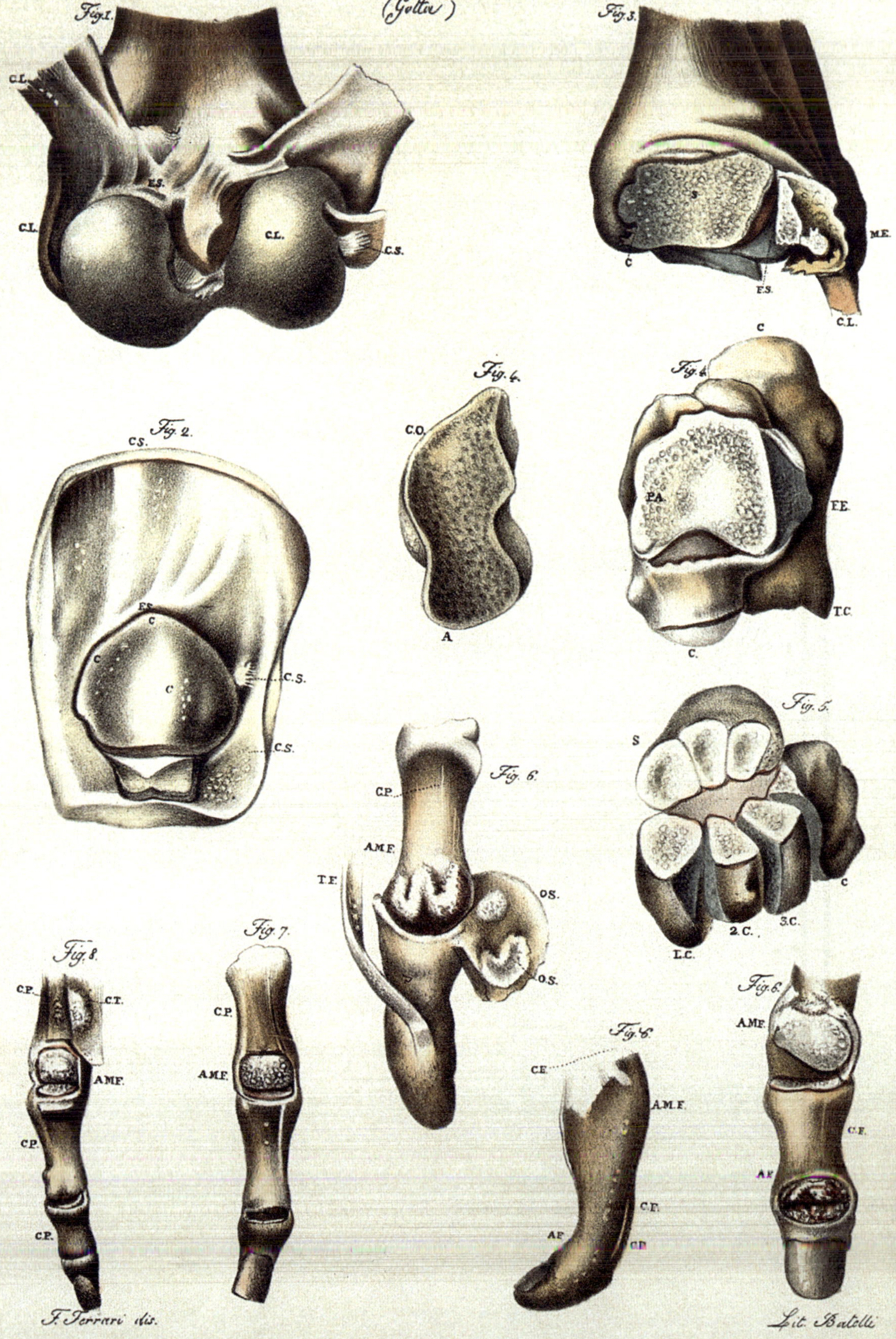

F. Ferrari dis.

Lit. Batelli

X

痛风

GOUT

时髦的痛楚

FASHIONABLE AGONY

同本书讨论到的许多疾病一样，痛风也是具有双重面向的疾病。虽然它为病患带来极度的痛苦，但也被看作一定程度的文明、豪华、潇洒，甚至感性的标签。正如济慈看到结核病咳血斑点洒在自己手帕上就感到高兴一样，近代早期的商人知道自己罹患痛风时，也可能暗暗感到骄傲——因为这代表自己出人头地了。医史学家波特和卢梭（George Rousseau）认为，痛风是一种富贵病，是“不具感染性、非致命性”的疾病，在那些生活舒适的葡萄酒客户（通常为男性）人生中某段时期开始产生影响 [1]。

痛风通常侵袭的部位是大脚趾或大拇指关节，但在传统希波克拉底医学观点里，它是一种变化无常的病症，可能在身体各处游移，会引发头痛、心悸或其他更糟的症状。身兼日记作家和公务员两种身份、查尔斯二世时代最知名的伦敦史家佩皮斯（Samuel Pepys），也深受痛风性膀胱结石带来的剧烈疼痛所苦。但他非常惧怕手术，于是花了两年时间，无所不用其极地寻找其他疗法。他试了松节油药丸和幸运兔脚，通通无效。于是在 1658 年 3 月，他从圣巴塞洛缪医院请来一位名叫霍利尔（Thomas

Hollier）的外科医师，试图清除这些结石。

霍利尔先让佩皮斯喝下一瓶白兰地，一方面为了麻痹疼痛感，一方面让他昏迷，如此比较容易进行手术；然后他剥光佩皮斯的衣服，让他脸部朝上，并把他架到桌上绑起来，再从他的阴茎插入一根长金属条，直捣膀胱，以“听音辨位”的方式试着找出结石所在；然后，他在膀胱部位开了一个相当深的切口，伸进一只钳子挑去结石。整个过程可能要花上半小时。伤口缝合后，佩皮斯被移到床上，且需连续七周尽量维持静止姿态，直到切口愈合。他后来在日记中写道，这颗结石几乎是一颗网球大小，他还将这颗结石清理并镶金作为镇纸，以兹纪念。

痛风之于启蒙运动，就像忧郁症之于文艺复兴，或胃溃疡之于 20 世纪 50 年代。一个启蒙运动时代的普通中产阶级，如果不是在端详一幅霍加斯（William Hogarth）的绘画或在咖啡馆谈天，就是在向医师咨询痛风的症状。18 世纪的医师对痛风能掌握的线索大多来自英国医师切恩（George Cheyne）的研究。切恩认为痛风是血液滞留在下肢所造成的结果，并视它为一种身体保险栓。因为从手指和脚趾停滞血液中析出的物质如果进入主要器官并阻塞其中，可能会造成更严重的后果。

关于痛风，切恩的诸多观点又承袭自素有 17 世纪“英国希波克拉底”之称的西德纳姆（Thomas Sydenham）医师。西德纳姆在 1683 年的《痛风论文集》（*Treatise on the Gout*）中，对典型的痛风病人有如下的生动描述：

> **“痛风一般好发于年长人士，他们的生活大多富贵安逸、多彩多姿，而且对红酒或其他烈酒来者不拒。他们由于年老力衰、行动不便，以至于长期不能进行年轻人会做的运动……易患此病者，通常头部偏大，身体一般易充血、湿润，同时习性涣散，但又具备强而有力的体质和最坚韧的生命耐力。”**

西德纳姆认为，放血清淤可能适得其反，会让“有毒体液”更深入四肢。因此，他建议饮食清淡、时时补充水分，并定时服用一种促进消化的药剂，他将之称为苦酒疗法：掺杂了豆瓣菜的蒸馏酒，佐以山葵、艾草和白芷。

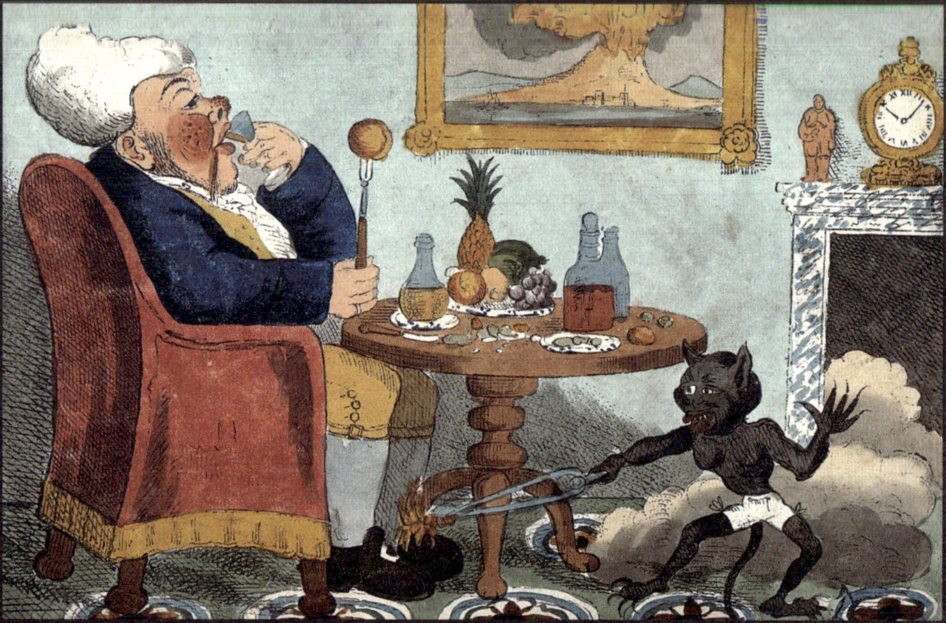

Ⓐ

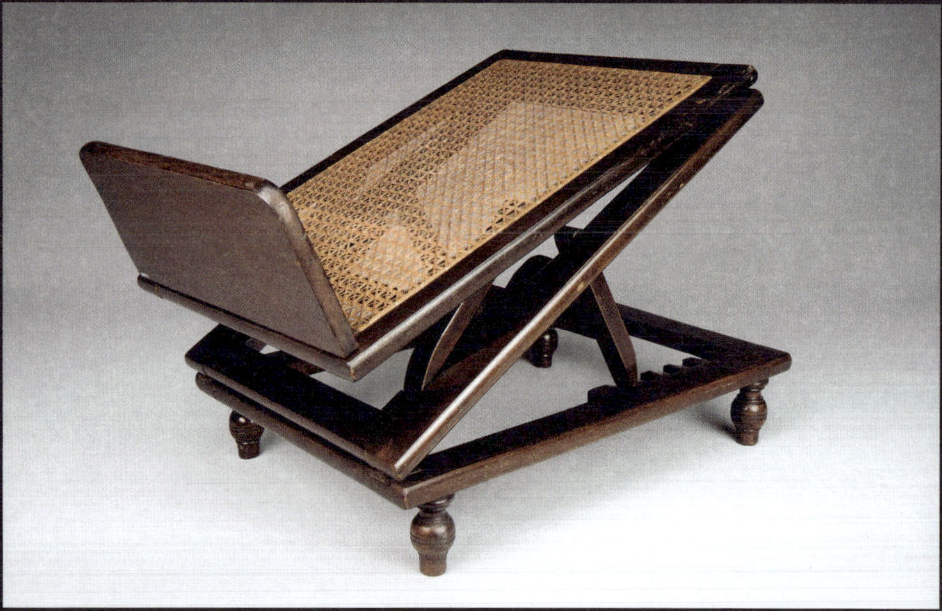

Ⓑ

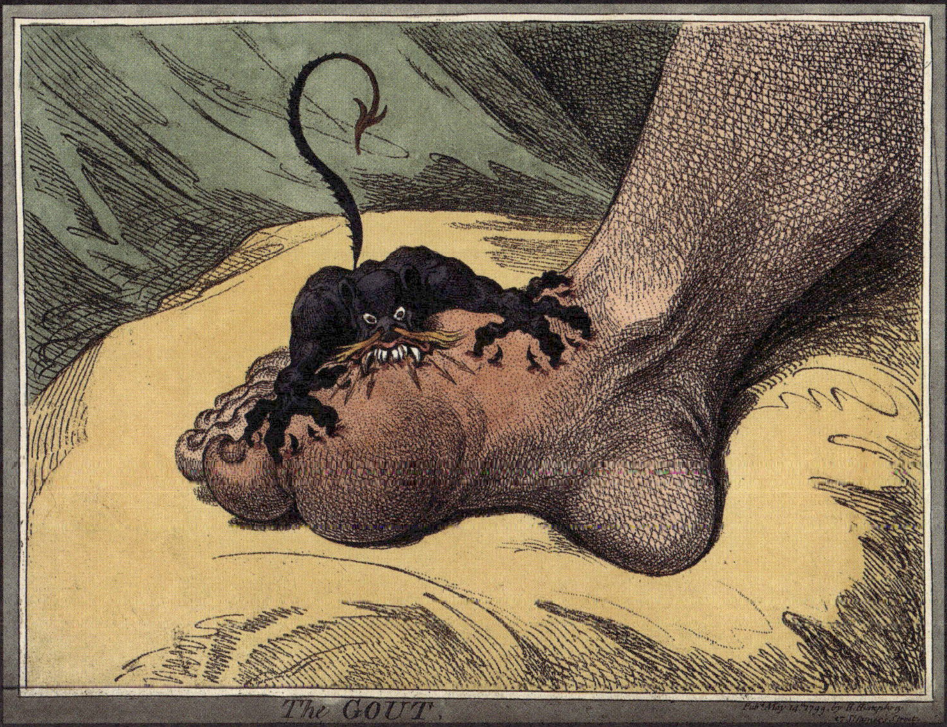
The GOUT.

C

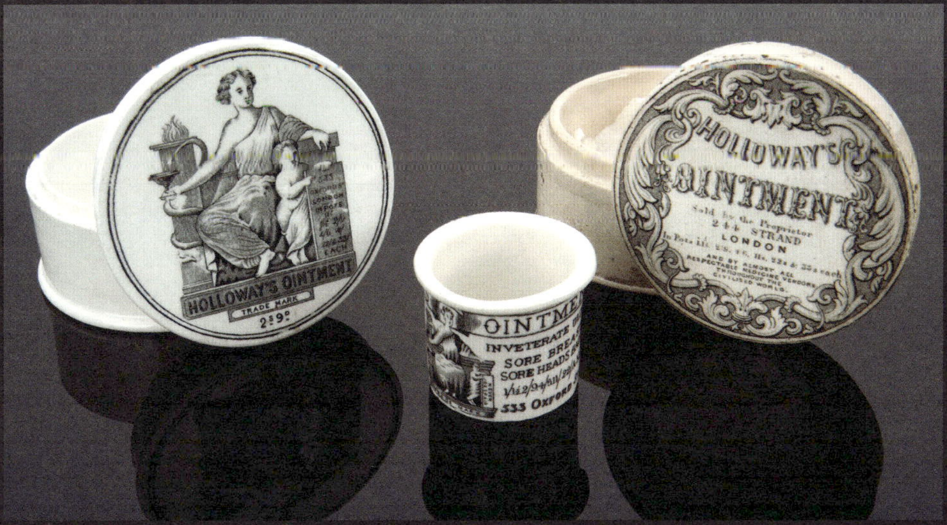
HOLLOWAY'S OINTMENT
TRADE MARK
HOLLOWAY'S
OINTMENT
Sold by the Proprietor
244 STRAND
LONDON

D

西德纳姆的苦酒疗法一时蔚为风尚，成为痛风的流行疗法。这种疗法不但给病人合理的借口继续小酌烈酒，还让其他医师群起效尤。1712 年，牧师斯托顿（Richard Stoughton）发明了一种配方，称作“斯托顿万灵剂”（Stoughton's Elixir），是最早获得英国皇室专利的药方之一，并成为英国在美国殖民地最抢手的出口物之一，但独立战争后，波士顿的蒸馏酒商很快就生产出当地自产的配方。1783 年，法国军队里的军官胡森（Nicholas Husson）开始贩卖苦酒，成分包括秋水仙萃取物，其中含有秋水仙素（colchicine），现在已知能阻止导致痛风的代谢途径。

斯托顿的例子引发另一群“医师”，也就是江湖郎中，将专利药物的发展导向更赤裸的商业走向。江湖郎中走访各个城镇，旋风式地兜售廉价的解药，还保证效果立竿见影。他们既是艺人也是辩士，常东拉西扯拼凑可信的说辞，还善于危言耸听，把人群唬得一愣一愣。他们的秘方通常就是烈酒，然后用植物染料、香料和药物加以着色、调味。用以着色调味的药物轻则为麦芽萃取物，重则为马钱子碱。像是拉克里夫博士名牌净化酏剂、贝特曼氏胸口滴液、达菲氏酏剂、戈弗雷氏甘露、拉克里夫氏皇家纯酊，这些品名各异的药剂与西德纳姆苦酒疗法的差异，其实远比大多数医师愿意承认的要少。

19 世纪痛风的医学和文化意义双双出现改变。巴黎医学院院长雷伊尔（Pierre François Rayer）进行了一次痛风肾脏与关节解剖手术，试图以病理学的临床视角检视痛风。1849 年，英国医师加洛（Alfred Baring Garrod）注意到，痛风患者的血液中尿酸含量通常很高，认为这种化学物质可能导致关节和泌尿系统中出现结晶固化。

尽管加洛的研究点出了致病关键，但痛风基本上仍被视为丰衣足食、过度放纵与优渥生活的产物。此后，痛风治疗持续将重点放在恢复体质平衡和身体净化。痛风也渐渐不被视为痛苦的成就，而是道德松弛的标志，一种 18 世纪挥霍又体面的中产阶级最希望摆脱的退步象征。

1 Roy Porter & G. S. Rousseau, *Gout: The Patrician Malady*, Yale University Press, 2000, p. 2.

Ⓐ 18 世纪和 19 世纪早期的漫画家，如克鲁克香克（George Cruikshank）这幅 1818 年所绘的版画，常将痛风比喻为懒惰和上流社会挥霍的象征。

Ⓑ 木制搁脚板。1830 年英国制搁脚板，可用来减轻痛风性关节的压力。

Ⓒ 讽刺作家与漫画家用许多方法来表示痛风的骇人痛苦。如吉尔雷这幅绘于 1799 年的版画所示，黑色小恶魔用爪子和尖牙攫住一只患有痛风的脚。

Ⓓ 痛风让江湖郎中和骗子有了大肆敛财的机会：这些罐子装有霍洛威药膏（Holloway's Ointment），是 19 世纪最抢手的解药之一。霍洛威（Thomas Holloway）靠这笔财富建立了今天的伦敦大学皇家霍洛威学院。

Ⓔ 痛风会造成身体许多部位的问题。这幅 1893 年由史蒂文斯（Algernon Francis Stevens）所画的素描，显示尿酸盐沉积在患者的眼结膜中。

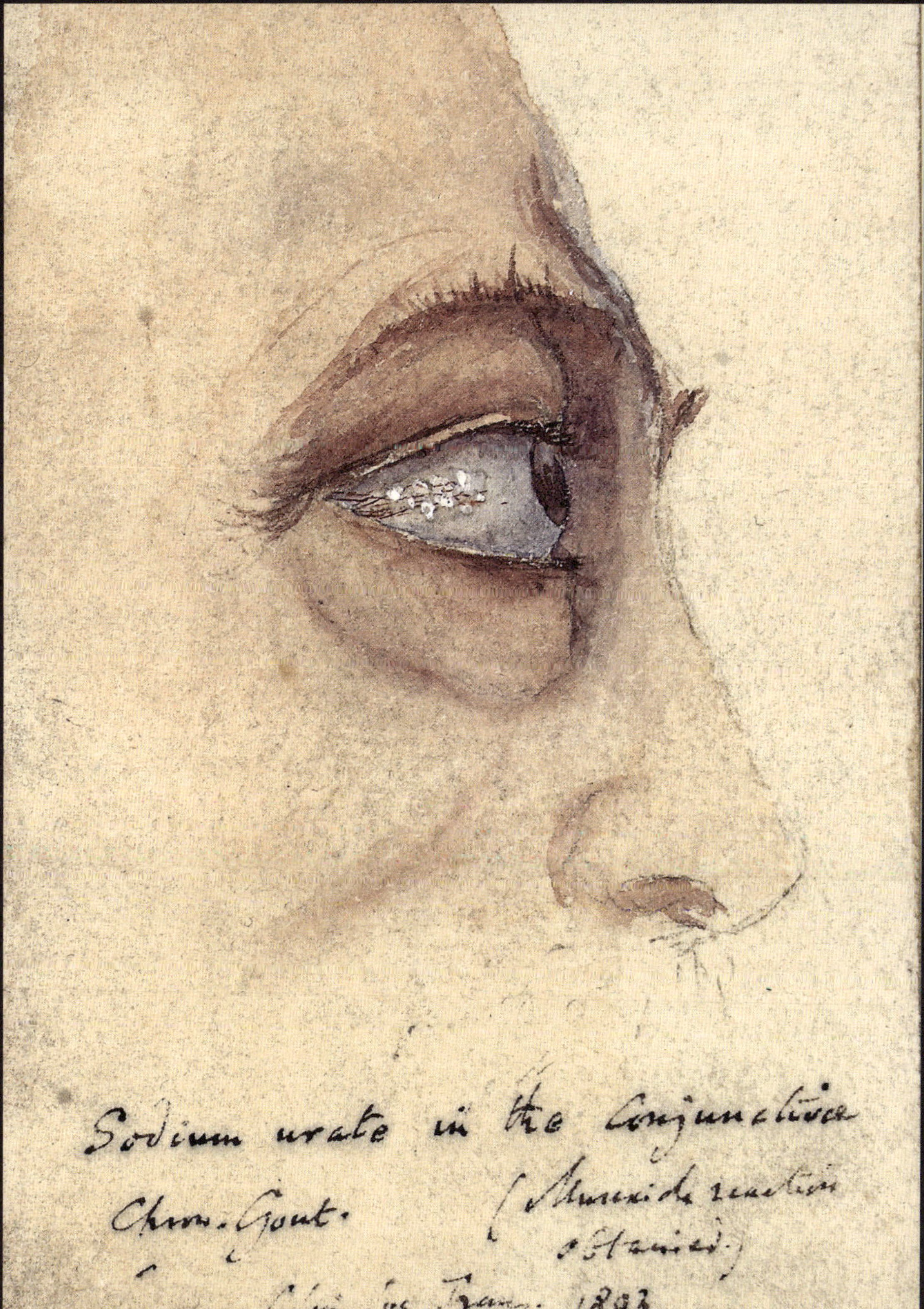
Sodium urate in the Conjunctiva
Chron. Gout.
(Murexide reaction obtained)
Clin. Soc. Trans. 1893

E

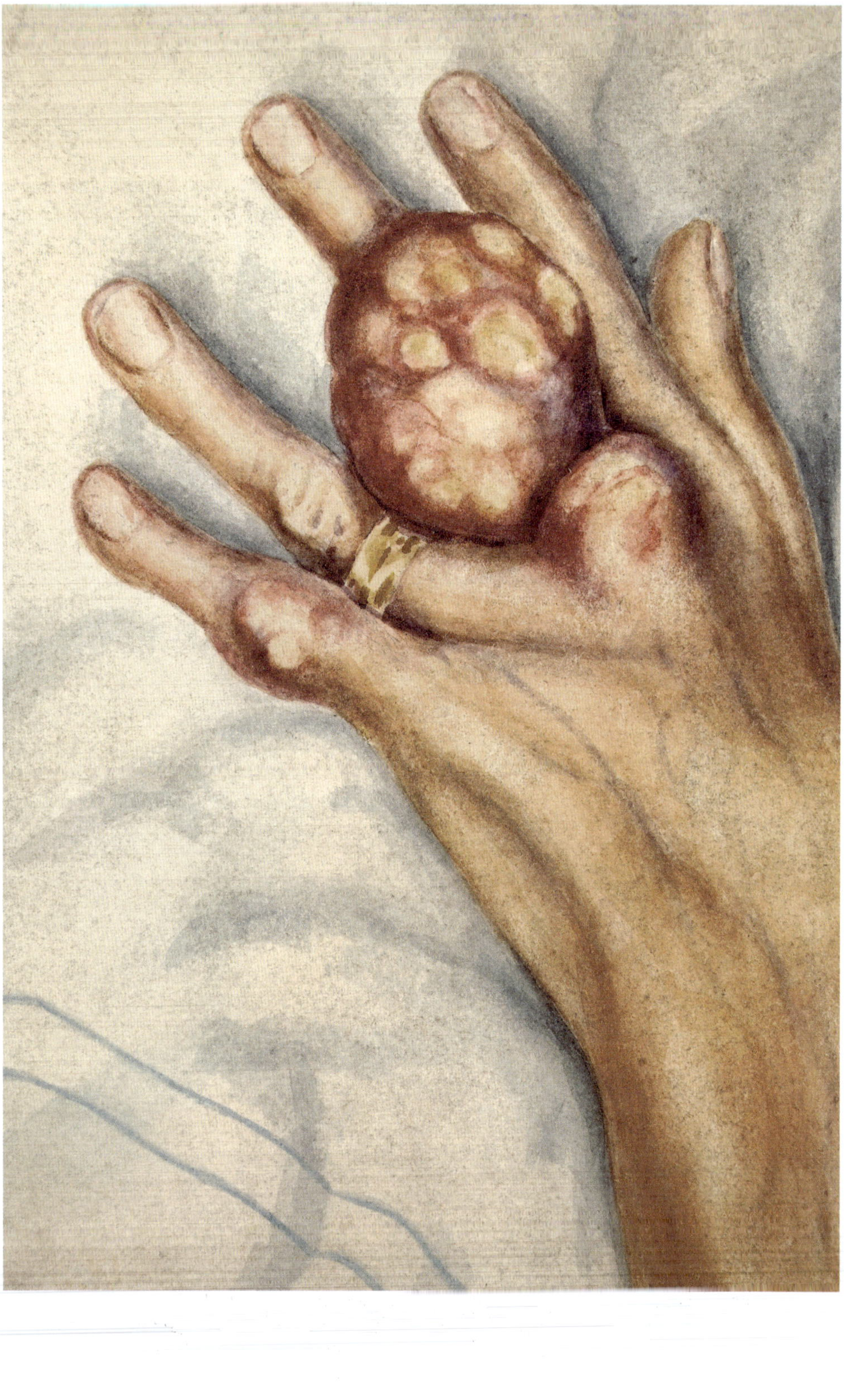

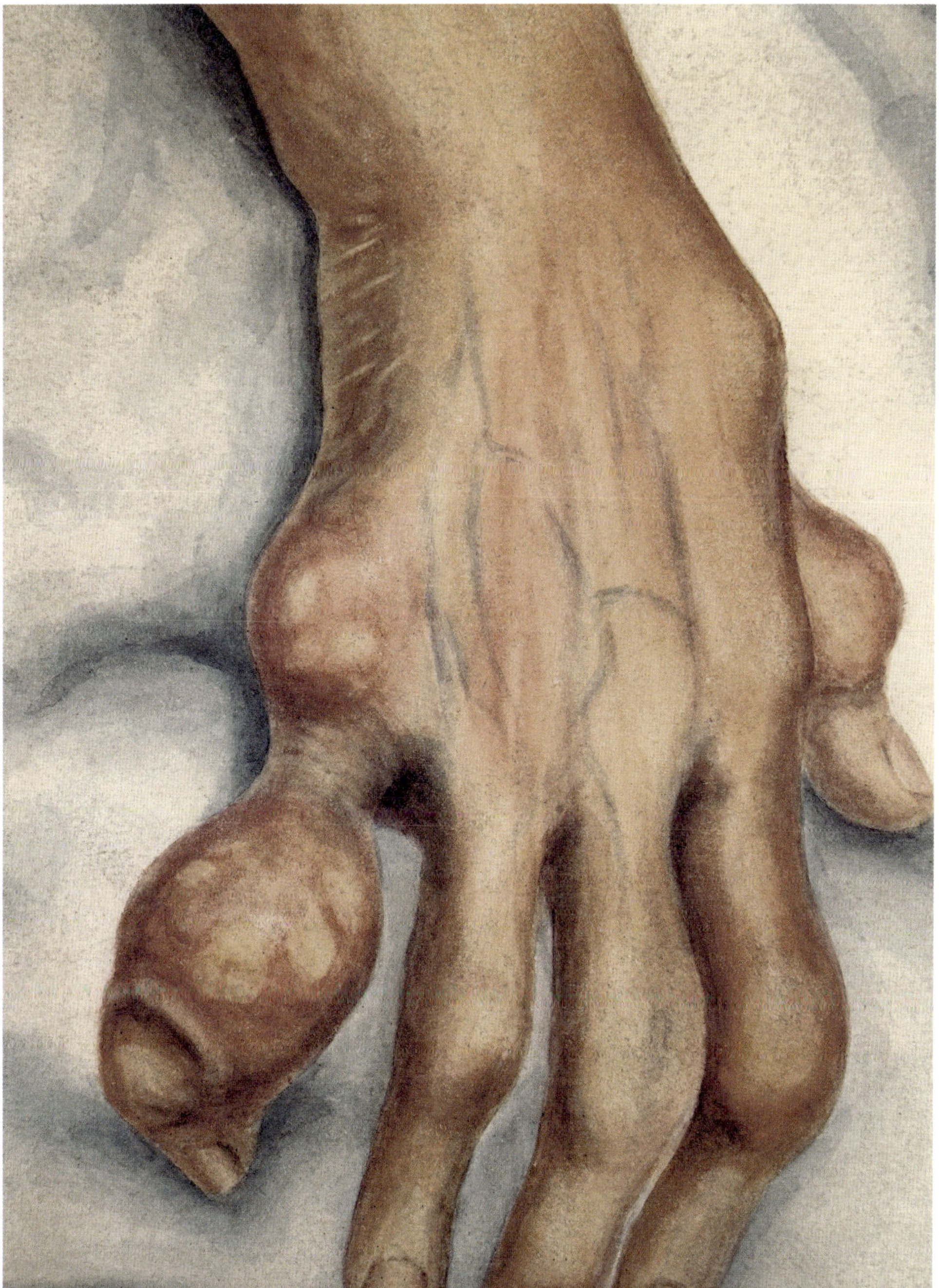

前页 | 左图：长期患有痛风的 60 岁女性左手水彩画。
前页 | 右图：一幅右手的水彩画，病人的痛风石令人触目惊心，而痛风石上皮肤已呈现部分溃烂。
本页：痛风病人的嘴部水彩绘画，病患的下门牙有颗突出的“龅牙”。

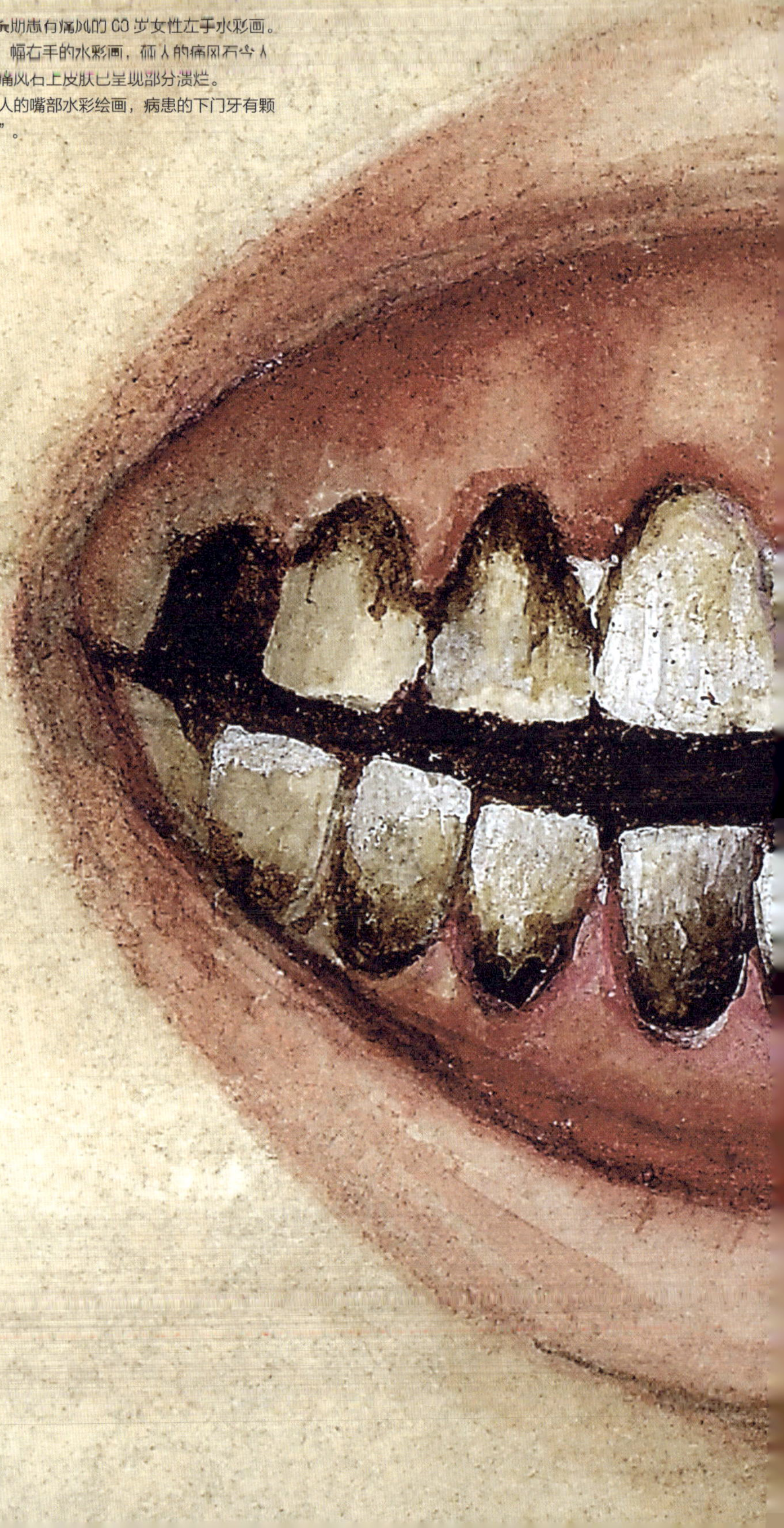

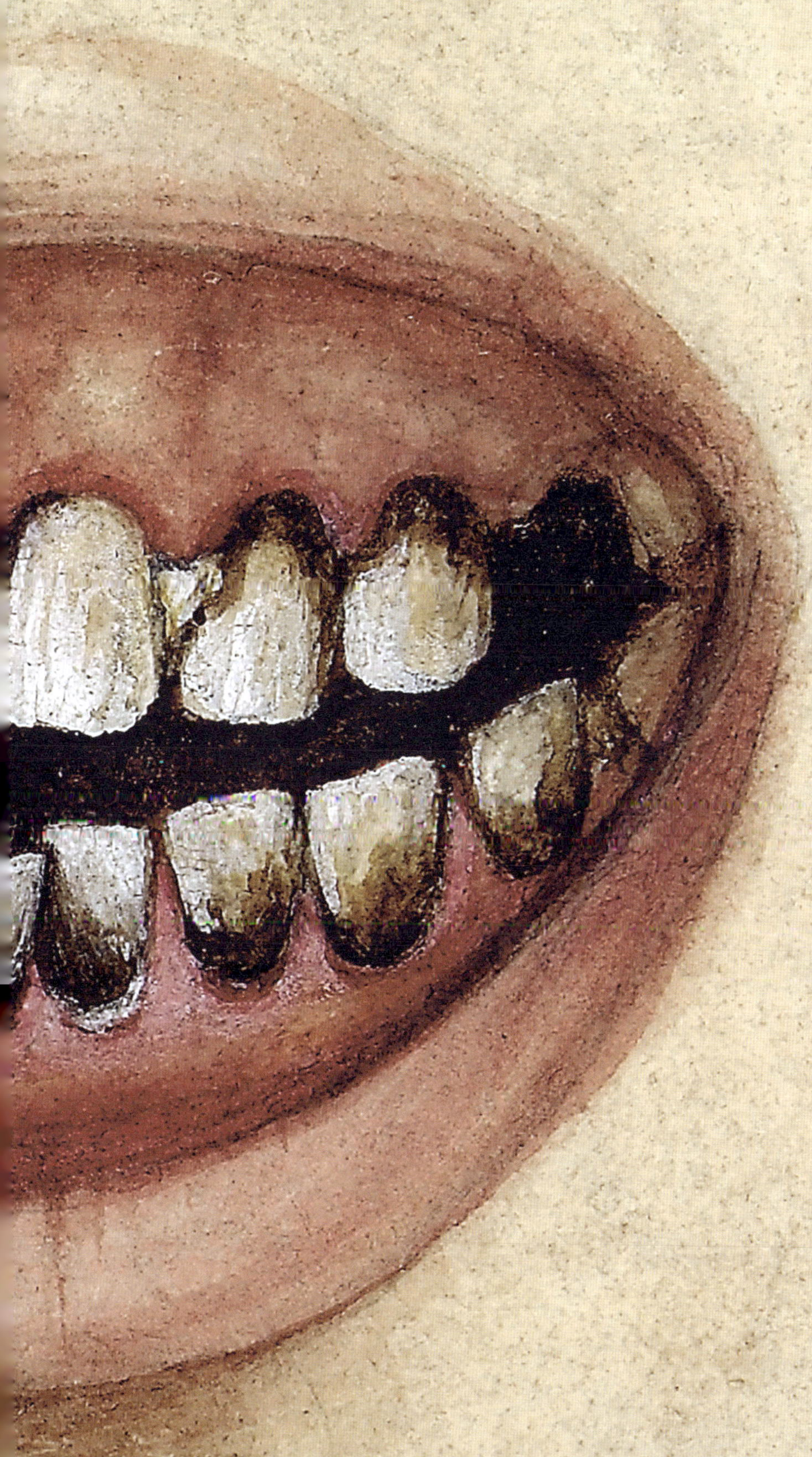

延伸阅读

专著与论文

† Benedict Anderson, ***Imagined Communities*** (revised ed.), Verso, 1991
† Julie Anderson, Emm Barnes & Emma Shackleton, ***The Art of Medicine: Over 2000 Years of Medicine in Our Lives***, Ilex for Wellcome Collection, 2011
† David Arnold, ***Colonizing the Body: State Medicine and Epidemic Disease in Nineteenth-Century India***, University of California Press, 1993
† Richard Barnett, 'John Snow and Cholera', sickcityproject.wordpress.com/2013/03/11/john-snow-and-cholera/, 2013
† Richard Barnett & Mike Jay, ***Medical London: City of Diseases, City of Cures***, Strange Attractor Press for Wellcome Collection, 2008
† Sanjoy Bhattacharya, Mark Harrison & Michael Worboys, ***Fractured States: Smallpox, Public Health and Vaccination Policy in British India 1800-1947***, Orient Longman & Sangam Books, 2005
† Joan Jacobs Brumberg, ***Fasting Girls: The History of Anorexia Nervosa*** (new ed.), Vintage, 2001
† Helen Bynum, ***Spitting Blood: The History of Tuberculosis***, Oxford University Press, 2012
† W. F. Bynum, ***Science and the Practice of Medicine in the Nineteenth Century***, Cambridge University Press, 1994
† William & Helen Bynum (eds), ***Great Discoveries in Medicine***, Thames & Hudson, 2011
† W. F. Bynum & Roy Porter (eds), ***Companion Encyclopedia of the History of Medicine***, 2 vols, Routledge, 1993
† W. F. Bynum et al, ***The Western Medical Tradition: 1800 to 2000***, Cambridge University Press, 2006
† Havi Carel, ***Illness***, Acumen, 2008
† Lawrence I. Conrad et al, ***The Western Medical Tradition: 800 BC to AD 1800***, Cambridge University Press, 1995
† Roger Cooter & John Pickstone (eds), ***Routledge Companion to Medicine in the Twentieth Century***, Routledge, 2003
† Alfred W. Crosby, ***Ecological Imperialism: The Biological Expansion of Europe 900–1900***, Cambridge University Press, 1986
† Andrew Cunningham & Perry Williams (eds), ***The Laboratory Revolution in Medicine***, Cambridge University Press, 1992
† Lorraine Daston & Peter Galison, ***Objectivity***, Zone Books, 2007
† Nadja Durbach, ***Spectacle of Deformity: Freak Shows and Modern British Culture***, University of California Press, 2010
† Michel Foucault, ***The Birth of the Clinic: An Archaeology of Medical Perception*** (trans. A. M. Sheridan Smith), Vintage, 1963
† Richard Gordon, ***Eating Disorders: Anatomy of a Social Epidemic***, Blackwell, 2000
† Christopher Hamlin, ***Cholera: The Biography***, Oxford University Press, 2009
† Mark Harrison, ***Disease and the Modern World: 1500 to the Present Day***, Polity Press, 2004
† Daniel R. Headrick, ***The Tools of Empire: Technology and European Imperialism in the Nineteenth Century***, Oxford University Press, 1981
† Kelly Hurley, ***The Gothic Body: Sexuality, Materialism, and Degeneration at the Fin de Siecle***, Cambridge University Press, 2004
† Mike Jay, ***Emperors of Dreams: Drugs in the Nineteenth Century***, (revised ed.), Dedalus Books, 2011
† Ludmilla Jordanova, ***The Look of the Past: Visual and Material Evidence in Historical Practice***, Cambridge University Press, 2012
† Ludmilla Jordanova, ***Nature Displayed: Gender, Science and Medicine 1760–1820***, Longman, 1999
† Allan Kellehear, ***A Social History of Dying***, Cambridge University Press, 2007
† Martin Kemp & Marina Wallace, ***Spectacular Bodies: The Art and Science of the Human Body from Leonardo to Now***, Hayward Gallery, 2000
† Kenneth Kiple (ed.), ***Cambridge World History of Human Disease***, Cambridge University Press, 1993
† Julia Kristeva, ***Powers of Horror: An Essay on Abjection***, Columbia University Press, 1982
† Bruno Latour, ***The Pasteurisation of France***,

Harvard University Press, 1988
- † Christopher Lawrence, ***Medicine in the Making of Modern Britain***, Routledge, 1994
- † Milton J. Lewis, ***Medicine and Care of the Dying: A Modern History***, Oxford University Press, 2007
- † James T. Patterson, ***The Dread Disease: Cancer and Modern American Culture***, Harvard University Press, 1987
- † Deanna Petherbridge & Ludmilla Jordanova, ***The Quick and the Dead: Artists and Anatomy***, South Bank Centre, 1997
- † Daniel Pick, ***Faces of Degeneration: A European Disorder, c. 1848 – c. 1918***, Cambridge University Press, 1989
- † Roy Porter, ***The Greatest Benefit to Mankind: A Medical History of Humanity from Antiquity to the Present***, HarperCollins, 1997
- † Roy Porter & G. S. Rousseau, ***Gout: The Patrician Malady***, Yale University Press, 2000
- † David Punter, ***The Gothic Tradition***, Longman, 1996
- † Ruth Richardson, ***Death, Dissection and the Destitute: The Politics of the Corpse in Pre-Victorian Britain***, Routledge & Kegan Paul, 1987
- † Ruth Richardson, ***The Making of Mr Gray's Anatomy: Bodies, Books, Fortune and Fame***, Oxford University Press, 2008
- † Benjamin Rifkin, Michael J. Ackerman & Judy Folkenberg, ***Human Anatomy: Depicting the Body from the Renaissance to Today***, Thames & Hudson, 2006
- † Charlotte A. Roberts & Keith Manchester, ***The Archaeology of Disease***, Cornell University Press, 2005
- † Sheila M. Rothman, ***Living in the Shadow of Death: Tuberculosis and the Social Experience of Illness in American History***, Basic Books, 1994
- † Charles E. Rosenberg & Janet Golden (eds), ***Framing Disease: Studies in Cultural History***, Rutgers University Press, 1992
- † Steven Shapin, 'The Invisible Technician', ***American Scientist*** 77, 1989, pp. 554–563
- † Elaine Showalter, ***The Female Malady: Women, Madness and English Culture, 1830–1980***, Penguin, 1987
- † Susan Sontag, ***Illness as Metaphor***, Allen Lane, 1979
- † Laurence Talairach-Vielmas, ***Wilkie Collins, Medicine and the Gothic***, University of Wales Press, 2009
- † Laurence Talairach-Vielmas, 'Collecting the Materials: Anatomical Practice and the Material Body in ***Frankenstein***', in Claire Bazin (ed.) ***Frankenstein Galvanised***, Red Rattle Books, 2013
- † John L. Thornton & Carole Reeves, ***Medical Book Illustration: A Short History***, Oleander Press, 1983
- † James Vernon, ***Hunger: A Modern History***, Belknap Press, 2007
- † John Harley Warner, ***Against the Spirit of System: The French Impulse in Nineteenth-Century American Medicine***, Princeton University Press, 1998
- † John Harley Warner & James M. Edmonson, ***Dissection: Photographs of a Rite of Passage in American Medicine: 1880–1930***, Blast Books, 2010
- † Marina Warner, ***Phantasmagoria: Spirit Visions, Metaphors and Media***, Oxford University Press, 2006
- † Carl Watkins, ***The Undiscovered Country: Journeys Amongst the Dead***, The Bodley Head, 2013
- † Jeffrey Weeks, ***Sex, Politics and Society: The Regulation of Sexuality Since 1800***, Longman, 1989
- † Mick Worboys, ***Spreading Germs: Disease Theories and Medical Practice in Britain, 1865–1900***, Cambridge University Press, 2000

网站

- † Brought to Life: Exploring the History of Medicine www.sciencemuseum.org.uk/broughttolife.aspx
- † Dream Anatomy www.nlm.nih.gov/dreamanatomy
- † The Last Tuesday Society www.thelasttuesdaysociety.org
- † London's Museums of Health and Medicine www.medicalmuseums.org
- † Making Visible Embryos www.hps.cam.ac.uk/visibleembryos
- † ***Medical History: An International Journal for the History of Medicine and Related Sciences*** journals.cambridge.org/action/displayJournal?jid=MDH
- † Morbid Anatomy: Surveying the Interstices of Art and Medicine, Death and Culture morbidanatomy.blogspot.co.uk
- † National Library of Medicine www.nlm.nih.gov
- † Wellcome Images wellcomeimages.org
- † Wellcome Trust www.wellcome.ac.uk
- † The Wildgoose Memorial Library www.janewildgoose.co.uk

馆藏地推荐

- † Anatomy Museum at the University of Glasgow, University Avenue, Glasgow G12 8QQ, UK www.gla.ac.uk/schools/lifesciences/aboutus/themuseumofanatomy
- † Barts Pathology Museum, Third floor, Robin Brook Centre, St Bartholomew's Hospital, West Smithfield, London EC1A 7BE, UK www.smd.qmul.ac.uk/about/pathologymuseum
- † Berliner Medizinhistorisches Museum der Charité, Charitéplatz 1, D 10117 Berlin, Germany www.bmm-charite.de
- † Deutsches Hygiene-Museum, Lingnerplatz 1, 01069 Dresden, Germany. www.dhmd.de
- † Dittrick Medical History Center, Allen Memorial Medical Library, 11000 Euclid Ave, Cleveland, OH 44106-1714, USA. www.case.edu/artsci/dittrick/museum
- † Florence Nightingale Museum, St Thomas's Hospital, 2 Lambeth Palace Road, London SE1 7EW, UK www.florence-nightingale.co.uk
- † Hunterian Museum at the Royal College of Surgeons, 35-43 Lincoln's Inn Fields, London WC2A 3PE, UK www.rcseng.ac.uk/museums/hunterian
- † Museum Boerhaave, Lange Sint Angietenstraat 10, 2312 WC Leiden, Netherlands www.museumboerhaave.nl
- † Museo di Storia Naturale la Specola, Via Romana 17, 50125 Florence, Italy. www.msn.unifi.it
- † Museum Vrolik, Academic Medical Center, Meibergdreef 15, J0–130, 1105 AZ Amsterdam, Netherlands. www.amc.nl/web/AMC-website/Museum-Vrolik-EN/Museum-Vrolik.htm
- † Mütter Museum of the College of Physicians of Philadelphia, 19 South 22nd Street, Philadelphia, PA 19103, USA www.collegeofphysicians.org/mutter-museum
- † National Museum of Health and Medicine, 2500 Linden Lane, Silver Spring, MD 20910, USA www.medicalmuseum.mil
- † Old Operating Theatre and Herb Garret, 9A St Thomas's Street, London SE1 9RY, UK www.thegarret.org.uk
- † Science Museum, Exhibition Road, London SW7 2DD, UK. www.sciencemuseum.org.uk
- † Surgeon's Hall Museums, Nicolson Street, Edinburgh, EH8 9DW, UK www.museum.rcsed.ac.uk
- † Thackray Medical Museum, Beckett Street, Leeds LS9 7LN, UK www.thackraymedicalmuseum.co.uk
- † University of Edinburgh Anatomical Museum, Doorway 3, Medical School, Teviot Place, Edinburgh EH8 9AG, UK www.anatomy.mvm.ed.ac.uk/museum/index.php
- † Wellcome Collection, 183 Euston Road, London NW1 2BE, UK. www.wellcomecollection.org
- † Wellcome Library, 183 Euston Road, London NW1 2BE, UK. wellcomelibrary.org
- † Hagströmerbiblioteket Karolinska Institutet SE 171 77 Stockholm, Sweden http://www.hagstromerlibrary.ki.se

对页：脚部的牛皮癣。

各章篇章页插图 | 42 | 牛皮癣蔓延至躯干、手臂和手部。| 72 | 患有麻风病的老人头部。| 94 | 母牛乳头上的牛痘囊泡。| 110 | 患有溃疡型结核病的肺，下肺叶还有一颗肺动脉瘤。| 128 | 患有“亚洲霍乱”的肠、浆膜和肠系膜外观。| 144 | 会播散转移的颅内黑色素瘤。| 164 | 验尸时取出的心脏，经解剖以了解疾病的征象。| 180 | 第二期梅毒产生的皮疹。| 214 | 疟原虫（即“恶性疟原虫”，*Plasmodium falciparum*）生命周期不同阶段的显微画面。| 232 | 罹患痛风的关节病例。

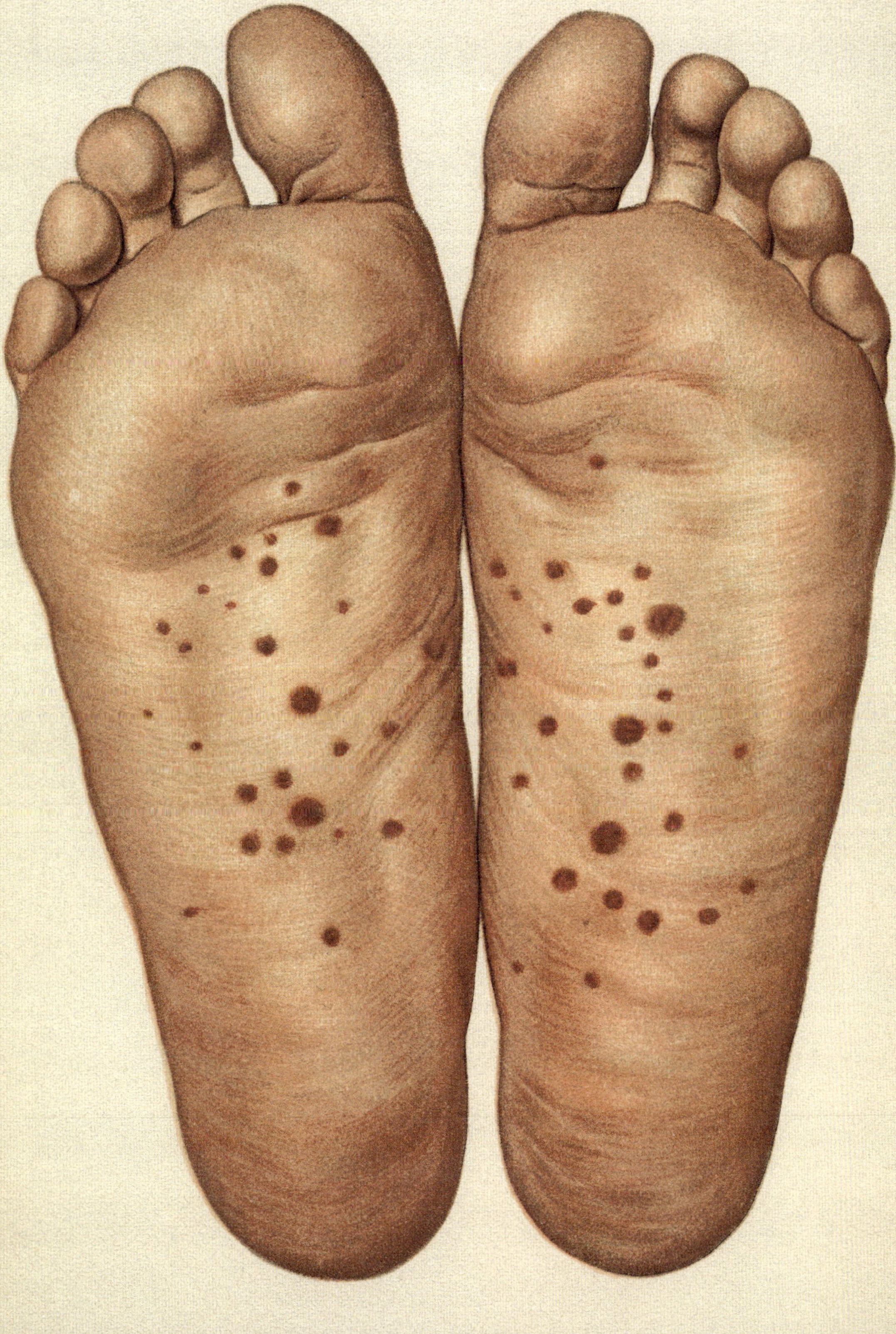

图像来源

书中所有图像，除另有注明，承蒙伦敦威康图书馆提供。

BOOKPLATES | A | **Jean Louis-Marie Alibert, *Clinique de l'Hôpital Saint-Louis, ou traité complet des maladies de la peau,* Paris, 1833.** p. 49 | **Jean Louis-Marie Alibert, *Description des maladies de la peau observées à l'Hôpital Saint-Louis*, Paris, 1806.** p. 4, p. 5 | **Jean Louis-Marie Alibert, *Monographie des dermatoses, ou, précis théorique et pratique des maladies de la peau,* Paris, 1832.** p. 5 | B | **Thomas Bateman, *A Practical Synopsis of Cutaneous Diseases,* London, 1813.** p. 47 | **Karl Heinrich Baumgärtner, *Kranken-Physiognomik,* Radeburg (Bez. Dresden), 1929.** pp. 254–55 **Charles Bell, *The Anatomy of the Brain, explained in a Series of Engravings,* London, 1802.** p. 33 b | **William Blake, 'The Sick Rose', plate 48 from *Songs of Innocence and of Experience* [Bentley 39] *c.* 1789–94. Relief etching in dark brown with pen and ink and watercolour, 8.1 × 12.7 cm (3⅛ × 5 in.). Yale Center for British Art, Paul Mellon Collection, USA. Photo courtesy The Bridgeman Art Library.** p. 1 | C | **Robert Carswell, *Pathological Anatomy: Illustrations of the elementary forms of disease,* London, 1838.** p. 18, p. 54, p. 119 bl, pp. 155–57, p. 171 | **Pierre-Louis Alphée Cazenave, *Leçons sur les maladies de la peau, professées à l'École de médecine de Paris,* Paris, 1856 (5th edn.).** pp. 8–9, pp. 62–63, pp. 226–27 | **William Cheselden, *Osteographia,* London, 1733.** p. 31 | **William Chevalier after Theodor von Holst, 'Frankenstein observing the first stirrings of his creature', 1831, frontispiece from *Frankenstein* by Mary Shelley. Hand-coloured engraving.** p. 27 | **H. Radcliffe Crocker, *Atlas of the diseases of the skin,* London, 1896.** p. 42, p. 53, p. 55, p. 58, pp. 64–65, pp. 66–67 | **Dr J. Cropper, 'Phenomenal Abundance of Parasites in a Fatal Case of Pernicious Malaria'. *The Lancet*, 1908, vol. 2 (4 July 1908).** p. 219 | **Jean Cruveilhier, *Atlante generale della anatomia patologica del corpoumano*, Florence, 1843.** pp. 178–79 | D | **Daniel Cornelius Danielssen and Wilhelm Boeck, *Om Spedalskhed*, Bergen, 1847.** pp. 82–93 | G | **Claudius (Pseudo) Galen, *Anathomia*, *c.* 1450.** p. 24 | **Jacques Fabien Gautier d'Agoty, *Myologie complète en couleur et grandeur naturelle, composée de l'Essai et de la Suite de l'Essai d'anatomie,* Paris, 1746–48.** p. 35, p. 40 | **Kanda Gensen (神田玄泉 or 玄仙) and Enokimoto Genshō (榎本玄昌), *The Essentials of Smallpox*, (*Tōshin seiyō* 痘疹精要), *c.* 1700.** pp. 104–9 | **Giovanni Battista Grassi, *Studi di uno zoologo sulla malaria,* Rome, 1901.** p. 214, pp. 228-29 | H | **Albrecht von Haller, *Icones Anatomicae*, 1752.** p. 32 **G. Armauer Hansen, *Leprosy in its clinical & pathological aspects*, Bristol, 1895.** p. 79 | **W. Harvey, *Exercitatio anatiomica de motu cordis*, Frankfort, 1628.** p. 168 | **Arthur Hill Hassall, *The microscopic anatomy of the human body, in health and disease* (vol. II), London, 1855.** p. 36 | **J. Hope, *Principles and illustrations of morbid anatomy; adapted to the elements of M. Andral, and to the Cyclopaedia of practical medicine...being a complete series of coloured lithographic drawings from originals by the author; with descriptions and summary allusions to cases, symptoms, treatment*, London, 1834.** pp. 12–13, p. 119 tl, tr, br, pp. 120–1, p. 138, p. 164, pp. 172-75, p. 198 | **William Hunter, *Anatomy of the Human Gravid Uterus Exhibited in Figures*, Birmingham, 1774.** p. 33 | **Jonathan Hutchinson, *A clinical memoir on certain diseases of the eye and ear, consequent on inherited syphilis*, London, 1863.** p. 210 | K | **Alfredo Antunes Kanthack, *Leprosy in India: report of the Leprosy Commission in India, 1890-91*, Calcutta, 1892.** p. 77 b **Alfred Kast, *Illustrations of pathological anatomy*, London, 1892–95.** p. 110, pp. 122–23, p. 128, pp. 139–44, p. 223 **George Kirtland, *30 Plates of the Small Pox and Cow Pox*, London, 1802.** pp. 102–3 | M | **Prince A. Morrow, *Atlas of Skin and Venereal Diseases*, New York, 1889.** pp. 6–7, pp. 50–51, pp. 60–67, pp. 70–72, pp. 194–95, pp. 200–1 **Samuel George Morton, *Illustrations of pulmonary consumption, its anatomical characters, causes, symptoms and treatment. With twelve plates, drawn and coloured from nature*, Philadelphia, 1834.** p. 118, pp. 124–25 | **Franz Mracek, *Atlas of Syphilis and the Venereal Diseases including a brief treatise on the pathology and treatment*, London, 1898.** pp. 10–11, p. 52, p. 59, p. 180, pp. 188–91, pp. 196–97, pp. 202-7, pp. 211–13, p. 247 | N | **Florence Nightingale, *Notes on matters affecting the health, efficiency, and hospital administration of the British Army*, London, 1858.** p. 133 b | P | **Etienne Pariset, *observations sur la fièvre jaune, faites à Cadix, en 1819*, Paris, 1820.** pp. 224–25 **National Philanthropic Association, *Sanatory progress:- being the fifth report of***

the National Philanthropic Association...for the promotion of social and salutiferous improvements, street cleanliness; and the employment of the poor, London, 1850. p. 135 t | R | John Ring, *A treatise on the cow-pox; containing the history of vaccine inoculation*, London, 1801–3, p. 101 | John Snow, *On the mode of communication of cholera*, London, 1855. p. 135 b | S | Dr John Sutherland, *Report of the General Board of Health on the epidemic cholera of 1848 and 1849*, London, 1850. p. 133 t | T | Friedrich Tiedemann, *Tabulae arteriarum corporis humani*, Karlsruhe, 1822. p. 39 | George Thin, *Leprosy*, London, 1891. p. 77 t | V | Andreas Vesalius, *De humani corporis fabrica libri septem*, 1555. p. 25 t | W Robert Willis, *Illustrations of cutaneous disease*, London, 1839–41. pp. 60–61, pp. 192–93 | E. Wilson, *The Journal of Hygiene*, Cambridge, 1901. p. 221

PAINTINGS AND PRINTS | B | Batelli after Ferdinando Ferrari, *Several examples of diseased joints (gout), numbered for key*, *c.* 1843. Coloured lithograph. 36 × 23.7 cm ($14\frac{1}{8} \times 9\frac{3}{8}$ in.). p. 232 | Edwin Buckman, 'The District Vaccinator – A Sketch at the East-End'. *The Graphic*, London, 8 April 1871. Wood engraving [dimensions unknown]. p. 99 | W. Bagg, [The head of a boy with a skin disease of the scalp], 1847. Coloured lithograph, 29.7 × 21.9 cm ($11\frac{3}{4} \times 8\frac{5}{8}$ in.). p. 231 t | W. Bagg, [The head of a boy with a skin disease of the scalp], 1847. Coloured lithograph, 29.7 × 19.2 cm ($11\frac{3}{4} \times 7\frac{1}{2}$ in.). p. 231 b | Isaac Basire, [The course of the veins and the arteries through the body], 1743. Etching, 30.3 × 39.8 cm ($11\frac{7}{8} \times 15\frac{5}{8}$ in.). p. 169 t Ernest Board, [Patrick Manson experimenting with filaria sanguinis-hominis on a human subject in China], *c.* 1912. 60.3 × 91 cm ($23\frac{3}{4} \times 35\frac{7}{8}$ in.) p. 218 r | E. Burgess, [Diseased kidneys: five examples], 1877-99. Chromolithograph, 36.1 × 25.5 cm ($14\frac{1}{4} \times 10$ in.) p. 154 tl, l, c | E. Burgess, [Rupia psoriatic lesions on the body of an individual suffering from hereditary syphilis], 1850/1880. Chromolithograph. pp. 16–17 E. Burgess, [Diseased organs: five examples], 1877–99. Chromolithograph, 35.9 × 26.3 cm ($14\frac{1}{8} \times 10\frac{3}{8}$ in.) p. 154 tc E. Burgess, [Diseased organs: eight examples], 1877–99. Chromolithograph, 35.9 × 26 cm ($14\frac{1}{8} \times 10\frac{1}{4}$ in.). p. 154 tr, r, bl, bc, br | R. Casas, [An advert for Dr Abreu's sanatorium for syphilitics in Barcelona], 1900. Colour lithograph, 66.3 × 28.2 cm ($26\frac{1}{8} \times 11\frac{1}{8}$ in.). p. 187 | C | Gabriele Castagnola, *The Palermo Cholera Epidemic of 1835*, 1835. Lithograph, 14.3 × 22.7 cm ($5\frac{5}{8} \times 9$ in.). p. 132 bl | Richard Tennant Cooper, [A female invalid on a balcony; accompanied by Death, representing tuberculosis]. Watercolour, 41.7 × 45.5 cm ($16\frac{3}{8} \times 17\frac{7}{8}$ in.). p. 114 | Richard Tennant Cooper, *Syphilis*, 1912. Gouache, 52 × 70.5cm ($20\frac{1}{2} \times 27\frac{3}{4}$ in.). p. 184 t | Richard Tennant Cooper, [A nude woman lying on a bed, with Death at her side]. Watercolour drawing [dimensions unknown]. p. 185 | George Cruikshank, *Introduction of the Gout*, 1818. Coloured lithograph, 20.9 × 32.8 cm ($8\frac{1}{4} \times 12\frac{7}{8}$ in.). p. 236 t | D | Christopher D'Alton, [Back and buttocks of a woman suffering from a skin disease], 1850. Watercolour, 45.6 × 36.3 cm ($18 \times 14\frac{1}{4}$ in). p. 46 bl | Christopher D'Alton, [Severe pustule crustaceous lesions on the head of a man suffering from syphilis], 1855. Pencil, chalk and watercolour drawing, 35.2 × 26.5 cm ($13\frac{7}{8} \times 10\frac{1}{2}$ in.). p. 199 | Christopher D'Alton, [Head of a woman with a severe disease affecting her face], 1850. Watercolour, 32.9 × 23.9 cm ($13 \times 9\frac{3}{8}$ in.). p. 46 br | *Behari Lal Das, [*Patient treated in the 1st Physician Ward, Medical College, Calcutta, India, illustrating ichthyosis hystrix of unusual extent], 1906. Watercolour and ink, 38.7 × 28.8 cm ($15\frac{1}{4} \times 11\frac{3}{8}$ in.). pp. 56–57 | William Alfred Delamotte, [Diffused and spotted pulmonary apoplexy in a tubercular lung], 1841–51. Watercolour and ink drawing, 26.3 × 31.4 cm ($10\frac{3}{8} \times 12\frac{3}{8}$ in.). p. 126 b | William Alfred Delamotte, [Tubercular deposits on the spleen of a eight-year-old boy], 1841–51. Watercolour drawing, 19.4 × 19.7 cm ($7\frac{5}{8} \times 7\frac{3}{4}$ in.). p. 127 bl | Alice Dick Dumas, [Childhood mortality: interior of a nursery with eight babies, watched by Death], *c.* 1918. Colour lithograph, 86 × 122.3 cm ($33\frac{7}{8} \times 48\frac{1}{8}$ in.). p. 115 t | G | James Gillray, *Un Petit Souper a la Parisienne - or - A Family of Sans-Culottes Refreshing after the Fatigues of the Day*, 1792. Hand-coloured etching, 28.7 cm × 36.2 cm ($11\frac{1}{4}$ in × $14\frac{1}{4}$ in.). © Courtesy of the Warden and Scholars of New College, Oxford. Photo courtesy The Bridgeman Art Library. p. 26 | James Gillray, *The Cow-Pock - or - the Wonderful Effects of the New Inoculation!*, 1802. Coloured etching, 24.8 × 34.9 cm ($9\frac{3}{4} \times 13\frac{3}{4}$ in.). p. 99 | James Gillray, *The Gout*, 1799. Coloured soft-ground etching, 25.6 × 35 cm ($10\frac{1}{8} \times 13\frac{3}{4}$ in.). p. 237 t | Thomas Godart, [Part of a lung, showing pulmonary tissue condensed and indurated around tubercular deposits and resulting cavities], 1858. Watercolour drawing, 20.1 × 12.7 cm ($7\frac{7}{8} \times 5$ in.). St Bartholomew's Hospital Archives and Museum. p. 126 t | Thomas Godart, [A tubercular cavity of a lung, from a vessel in the wall of which a fatal haemorrhage occurred], 1861–62. Watercolour drawing, 14 × 18 cm ($5\frac{1}{2} \times 7\frac{1}{8}$ in.). St Bartholomew's Hospital Archives and Museum. p. 127 br | Thomas Godart, [Miliary tuberculosis of the lung of a child], 1855. Watercolour drawing, 18.3 × 10.7 cm ($7\frac{1}{4} \times 4\frac{1}{4}$ in.) St Bartholomew's Hospital

Archives and Museum. p. 127 t | Thomas Godart, [The left eye of a woman, showing the growth of a melanotic sarcoma], 1884. Watercolour drawing, 23.8 × 16.5 cm ($9\frac{3}{8} \times 6\frac{1}{2}$ in.). St Bartholomew's Hospital Archives and Museum. p. 148 t | Thomas Godart, [A hand showing a melanotic sarcoma of the middle finger], 1882. Watercolour drawing, 33.6 × 23.8 cm ($13\frac{1}{4} \times 9\frac{3}{8}$ in.). St Bartholomew's Hospital Archives and Museum. p. 148 b Thomas Godart, [The face of a man showing a recurrent epitheliomatous tumour of the upper lip], 1881. Watercolour drawing, 24.1 × 33.4 cm ($9\frac{1}{2} \times 13\frac{1}{8}$ in.). St Bartholomew's Hospital Archives and Museum. p. 149 | Thomas Godart, [Hypertrophy of the left half of the tongue of a man suffering from cancer], 1885. Watercolour drawing, 14.1 × 16.8 cm ($5\frac{1}{2} \times 6\frac{5}{8}$ in.). St Bartholomew's Hospital Archives and Museum. p. 162 tl | Thomas Godart, [The tongue of a child, with a small recurrent papillary growth], 1886. Watercolour drawing, 15.6 × 22.5 cm ($6\frac{1}{8} \times 8\frac{7}{8}$ in.). St Bartholomew's Hospital Archives and Museum. p. 162 tr | Thomas Godart, [A soft, round-celled sarcomatous tumour springing from the angle of the mouth and inside the cheek], 1875–82. Watercolour drawing, 15.1 × 21.8 cm ($6 \times 8\frac{5}{8}$ in.). St Bartholomew's Hospital Archives and Museum. p. 162 bl | Thomas Godart, [A case of cancer of the tongue], 1884. Watercolour drawing, 19 × 27.9 cm ($7\frac{1}{2} \times 11$ in.). St Bartholomew's Hospital Archives and Museum. p. 163 tl | Thomas Godart, [A small recurrent papillary growth on the tongue of a child], 1886. Watercolour drawing, 15.8 × 22.3 cm ($6\frac{1}{4} \times 8\frac{3}{4}$ in.). St Bartholomew's Hospital Archives and Museum. p. 163 tr | Thomas Godart, [A congential pedunculated tumour on the tongue], 1887. Watercolour drawing, 16.7 × 23.8 cm ($6\frac{5}{8} \times 9\frac{3}{8}$ in.). St Bartholomew's Hospital Archives and Museum. p. 163 bl | Thomas Godart, [A ball of fibrin found in the left auricle of the heart], 1871. Watercolour drawing, 33.5 × 25.6 cm ($13\frac{1}{4} \times 10\frac{1}{8}$ in.). St Bartholomew's Hospital Archives and Museum. p. 176 t | Thomas Godart, [A heart], 1862–75. Watercolour drawing, 33 × 22.7 cm ($13 \times 8\frac{7}{8}$ in.). St Bartholomew's Hospital Archives and Museum. p. 176 b | Thomas Godart, [Watercolour drawing of the left ventricle and aorta], 1868. Watercolour drawing, 21.2 × 26.3 cm ($8\frac{3}{8} \times 10\frac{3}{8}$ in.). St Bartholomew's Hospital Archives and Museum. p. 177 tl | Thomas Godart, [A heart with the right auricle and ventricle covered with ecchymoses], 1868. Watercolour drawing, 24.5 × 30.2 cm ($9\frac{5}{8} \times 11\frac{7}{8}$ in.). St Bartholomew's Hospital Archives and Museum. p. 177 tr | Thomas Godart, [Purpuric ecchymoses on the surface of the heart], 1841–51. Watercolour drawing, 23.2 × 27.1 cm ($9\frac{1}{8} \times 10\frac{5}{8}$ in.). St Bartholomew's Hospital Archives and Museum. p. 177 bl Thomas Godart, [The ulceration of, with vegetations on, the posterior cusp of the heart's mitral valve], 1866. Watercolour drawing, 20.2 × 25.2 cm ($8 \times 9\frac{7}{8}$ in.). St Bartholomew's Hospital Archives and Museum. p. 177 br | Thomas Godart, [Deep fissures and disfigurement produced by tertiary syphilis in a woman], 1884. Watercolour drawing, 13.2 × 18.6 cm ($5\frac{1}{2} \times 7\frac{3}{8}$ in.). St Bartholomew's Hospital Archives and Museum. p. 208 br Thomas Godart, [A tongue, from a case of congenital syphilis occurring in a boy, aged seven years], 1887. Watercolour drawing, 15.6 × 19.8 cm ($6\frac{1}{8} \times 7\frac{3}{4}$ in.). St Bartholomew's Hospital Archives and Museum. p. 208 tl | Thomas Godart, [A tongue, the left half of which is occupied by a warty papillated growth], 1883. Watercolour drawing, 13.5 × 22.3 cm ($5\frac{1}{4} \times 8\frac{3}{4}$ in.). St Bartholomew's Hospital Archives and Museum. p. 209 tl | Thomas Godart, [The fissured tongue of a man with tertiary syphilis], 1885. Watercolour drawing, 13.4 × 18.2 cm ($5\frac{1}{4} \times 7\frac{1}{8}$ in.). St Bartholomew's Hospital Archives and Museum. p. 209 tr | Thomas Godart, [The indented tongue of a woman, aged sixty], 1883. Watercolour drawing, 13.8 × 18.7 cm ($5\frac{3}{8} \times 7\frac{3}{8}$ in.). St Bartholomew's Hospital Archives and Museum. p. 209 br | Thomas Godart, [A raw and excoriated tongue], 1884. Watercolour drawing, 13.5 × 16.8 cm ($5\frac{1}{4} \times 6\frac{5}{8}$ in.). St Bartholomew's Hospital Archives and Museum. p. 210 br | Thomas Godart, [The mouth of a gouty patient], 1883. Watercolour drawing, 22.2 × 29.5 cm ($8\frac{3}{4} \times 11\frac{5}{8}$ in.). St Bartholomew's Hospital Archives and Museum. pp. 242–43 | Mabel Green, [Diseased foot], from the series *Patients and diseases. Paintings commissioned by Sir Jonathan Hutchinson, ca. 1891-1906*, 1906. Watercolour, 26.6 × 36.7 cm ($10\frac{1}{2} \times 14\frac{1}{2}$ in.). pp. 14–15 | W. Gummelt, [Trichinosis infection in biceps], 1897. Chromolithograph, [dimensions unknown]. p. 218 tl | H | Hendrik F. Heerschop. [A physician examining a urine flask brought by a young woman], *c.* 1800s. Oil on canvas, 45.5 × 55.2 cm ($17\frac{7}{8} \times 21\frac{3}{4}$ in.). p. 22 | L | Charles Landseer, *Lateral view of the trunk of a flayed corpse*, 1815. Chalk on paper, 48.5 × 71.2 cm ($19\frac{1}{8} \times 28$ in.). p. 28 | Mondino dei Luzzi, [A man seated in a chair, holding an open book and directing a dissection] *c.* 1493. Line block after a woodcut. 14.4 × 8.9 cm ($5\frac{5}{8} \times 3\frac{1}{2}$ in.). p. 23 | M | Joseph Maclise, [Dissection of muscles and blood-vessels of the shoulder and arm], 1851. Coloured lithograph, 54.5 × 37.7 cm ($21\frac{1}{2} \times 14\frac{7}{8}$ in.). p. 29 b | Joseph Maclise, [Dissection of the trunk of a seated man, showing major blood-vessels], 1851. Coloured lithograph, 54.5 × 37.7 cm ($21\frac{1}{2} \times 14\frac{7}{8}$ in.). p. 38 | Leonard Portal Mark, [Large tophi on the left hand of a woman suffering from chronic gout]. Watercolour drawing, 16.6 × 20.5 cm ($6\frac{1}{2} \times 8\frac{1}{8}$ in.). St Bartholomew's Hospital Archives and Museum. p. 240 | Leonard Portal Mark, [Large tophi on the right hand of a woman suffering from chronic gout]. Watercolour drawing, 24.3×16.2cm ($9\frac{5}{8}$×$8\frac{3}{8}$ in.). St Bartholomew's Hospital Archives and Museum. p. 241 | Leonard Portal Mark, [A tumour growing from the palate of a young woman], 1894. Watercolour drawing, 12.3×13.4cm ($4\frac{7}{8}$×$8\frac{1}{8}$ in.). St Bartholomew's Hospital Archives and Museum. p. 162 br Leonard Portal Mark, [The tongue of a boy suffering from congenital syphilis], 1890. Watercolour drawing, 14.8×16.9cm ($5\frac{7}{8}$×$6\frac{5}{8}$ in.). St Bartholomew's Hospital Archives and Museum. p. 208 tr | Leonard Portal Mark, [A tongue with fissured edges], 1892. Watercolour drawing, 11.3×15.7cm ($4\frac{1}{2}$×$6\frac{1}{8}$ in.). St Bartholomew's Hospital Archives and Museum. p. 208 bl | Leonard Portal Mark, [Hemiatrophy and hemiplegia of the left side of the tongue], 1889–90. Watercolour drawing, 16.3×14cm ($6\frac{3}{8}$×$5\frac{1}{2}$ in.). St Bartholomew's Hospital Archives and Museum. p. 163 br | Franz Mracek, [Ringworm, caused by a fungal infection], 1905. Chromolithograph, [dimensions unknown]. p. 230 | N | Matthijs Naiveu, [A female patient, seated, whilst one physician takes her pulse and another bleeds her foot] *c.* 1700. Oil on wood, 33.2×40.7cm ($13\frac{1}{8}$×16 in.). p. 21 | P | J. Pass, [A cow's udder with vaccinia pustules and human arms exhibiting both smallpox and cowpox pustules], 1811. Coloured engraving, 26.4×20.2cm ($10\frac{3}{8}$×8 in.). p. 94 R. Perrette, [Anatomical dissection of the abdomen of a cadaver], 1904. Aquatint, 31.3×37.6cm ($10\frac{1}{4}$×$14\frac{3}{4}$ in.). p. 29 t | Q | Lam Qua, [A man with a large pendent tumour hanging from his hip], 1837. 50.7×26.3cm (20×$10\frac{3}{8}$ in.). p. 158 | Lam Qua, [A Chinese man with a pendent tumour developed and hanging below his left ear], 19th century. Gouache, 52×30cm ($20\frac{1}{2}$×$11\frac{3}{4}$ in.). p. 159 | Lam Qua, [A man with a massive spherical tumour on his neck], *c.* 1838. Gouache, 52×35.7cm ($20\frac{1}{2}$×14 in.). p. 160 tl | Lam Qua, [A woman with tumours on her forehead and under her left ear], 1838. Gouache, 52×36cm ($20\frac{1}{2}$×$14\frac{1}{8}$ in.). p. 160 tr | Lam Qua, [A woman with a large tumour covering her left eye], *c.* 1838. Gouache, 52×36.2cm ($20\frac{1}{2}$×$14\frac{1}{4}$ in.). p. 160 bl | Lam Qua, [A man with a tumour on the left side of his trunk], *c.* 1837. Gouache, 52×30cm ($20\frac{1}{2}$×$11\frac{3}{4}$ in.). p. 160 br | Lam Qua, [A man with a tumour below and behind his right ear], 1830s. Gouache, 52×35.7cm ($20\frac{1}{2}$×14 in.). p. 161 tl | Lam Qua, [A woman with a large pendent tumour], 1830-1850. Gouache, 51.8×33.3cm ($20\frac{3}{8}$×$13\frac{1}{8}$ in.). p. 161 tr | Lam Qua, [A seated man from Canton (Guangzhou) with a large tumour on his left arm], *c.* 1836. Gouache, 52×30cm ($20\frac{1}{2}$×$11\frac{3}{4}$ in.). p. 161 bl | Lam Qua, [A man with large pendent tumours on the left side of his face], 1838. Gouache, 52×35.6cm ($20\frac{1}{2}$×14 in.). p. 161 br | S | Enrique Simonet Lombardo, *Anatomy of the heart; And she had a heart!; Autopsy*, 1890. Oil on canvas, 176.5×292cm ($69\frac{1}{2}$×115 in.). p. 20 | Robert Blemmel Schnebbelie, *A lecture at the Hunterian Anatomy School, Great Windmill Street, London*, 1830. Watercolour, 22.8×29.3cm (9×$11\frac{1}{2}$ in.). p. 30 | Algernon Francis Stevens, [A uratic deposit in the conjunctival membrane as a result of chronic gout], n. d. Watercolour drawing, 8.1×12.8cm ($3\frac{1}{8}$×5 in.). St Bartholomew's Hospital Archives and Museum. p. 239 | Robert Strüdel, [An advert for an exhibition against tuberculosis in Basel], 1913. Lithograph, 109×80.2cm ($42\frac{7}{8}$×$31\frac{5}{8}$ in.). p. 115 b | T | Amedeo John Engel Terzi, *Bacilllus pestls*, *c.* 1900. Coloured drawing, 57.5×44.8cm ($22\frac{5}{8}$×$17\frac{5}{8}$ in.). p. 222 tl | Amedeo John Engel Terzi, *A. luteola c.* 1900. Coloured drawing, 52×41.8cm ($20\frac{1}{2}$×$16\frac{1}{2}$ in.). p. 222 tr | Amedeo John Engel Terzi, *Chrysomyia macellaria*, *c.* 1900. Coloured drawing, 52×42cm ($20\frac{1}{2}$×$16\frac{1}{2}$ in.). p. 222 l | Amedeo John Engel Terzi, *Dermatobia noxialis c.* 1900. Coloured drawing, 52×42cm ($20\frac{1}{2}$×$16\frac{1}{2}$ in.). p. 222 r | Amedeo John Engel Terzi, *Hypoderma bovis*, *c.* 1900. Coloured drawing, 52×42cm ($20\frac{1}{2}$×$16\frac{1}{2}$ in.). p. 222 bl | Amedeo John Engel Terzi, *Lucillia caesar*, *c.* 1900. Coloured drawing, 52×42cm ($20\frac{1}{2}$×$16\frac{1}{2}$ in.). p. 222 br | S. Tresca after G. Moreau-Valvile, [The head of a woman with a skin disease on her face and neck]. *c.* 1806 Coloured stipple engraving. 27.3×22.1cm ($10\frac{3}{4}$×$8\frac{3}{4}$ in.). p. 80 | S. Tresca after G. Moreau-Valvile, [A head of a man with a skin disease on his face], *c.* 1806. Coloured stipple engraving. 27.9×22.6cm (11×$8\frac{7}{8}$ in.). p. 81 | U | Hans Caspar Ulrich, [A girl with tuberculosis appealing for funds for a sanatorium], 1905. Lithograph, 89.8×59.7cm ($35\frac{3}{8}$×$23\frac{1}{2}$ in.). p. 117 | Unknown, [Head of a Child], 1892. Watercolour, 31.7×22cm ($12\frac{1}{2}$×$8\frac{5}{8}$ in.). p. 2 | Unknown, *Origin of the Vaccine*, *c.* 1800. Coloured etching, 16.1×24cm ($6\frac{3}{8}$×$9\frac{1}{2}$ in.). p. 98 | Unknown, *John Bull Catching the Cholera*, *c.* 1832. Coloured lithograph, 25×19cm ($9\frac{7}{8}$×$7\frac{1}{2}$ in.). p. 132 br Unknown, *Picturesque Group.* 1816. Etching, 9×15.2cm ($3\frac{1}{2}$×6 in.). p. 218 tr | Unknown, [A Viennese woman, aged 23, depicted before and after contracting cholera]. Coloured stipple engraving, [dimensions unknown]. pp. 136–37 Unknown, [A man suffering from 'rodent disease'], 1829. Watercolour drawing, 56.5×43.5cm ($22\frac{1}{4}$×$17\frac{1}{8}$ in.). p. 151. W | Antoine Joseph Wiertz, *L'Inhumation précipitée*, 1854. Photograph after painting, 20.5×29cm ($8\frac{1}{8}$×$11\frac{3}{8}$ in.). p. 132 | John Guise Westmacott, [A woman suffering from cancer of the left breast], 1852. Watercolour drawing, 22.4×34.2cm ($8\frac{7}{8}$×$13\frac{1}{2}$ in.). St Bartholomew's Hospital Archives and Museum. p. 152 | John Guise Westmacott, [A woman suffering from cancer whose left breast has necrosed and ulcerated, leaving her rib cage exposed], 1852. Watercolour drawing, 22.3×34.3cm ($8\frac{3}{4}$×$13\frac{1}{2}$ in.). St Bartholomew's Hospital Archives and Museum. p. 153

索引

粗体数字代表图片所在页面

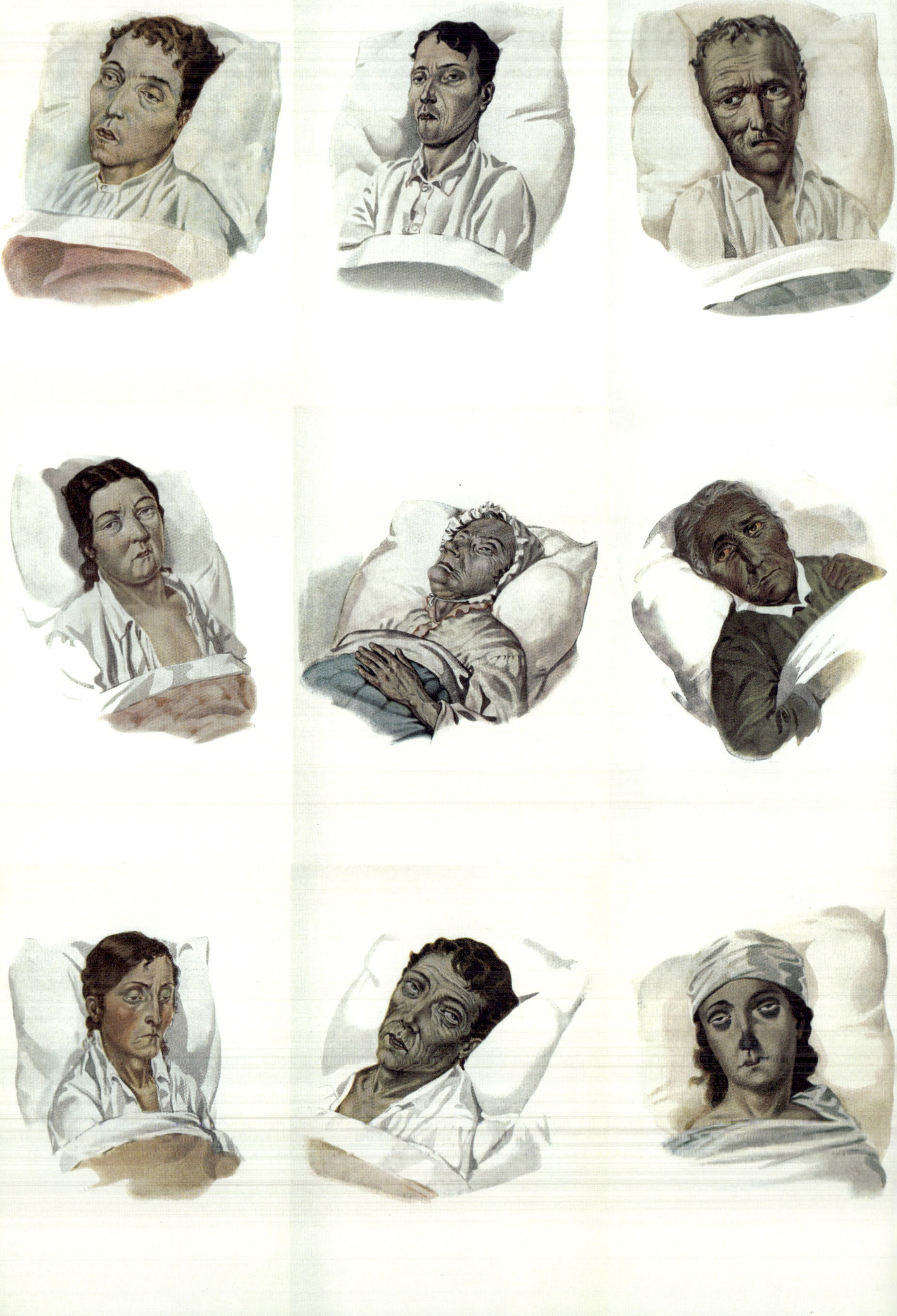

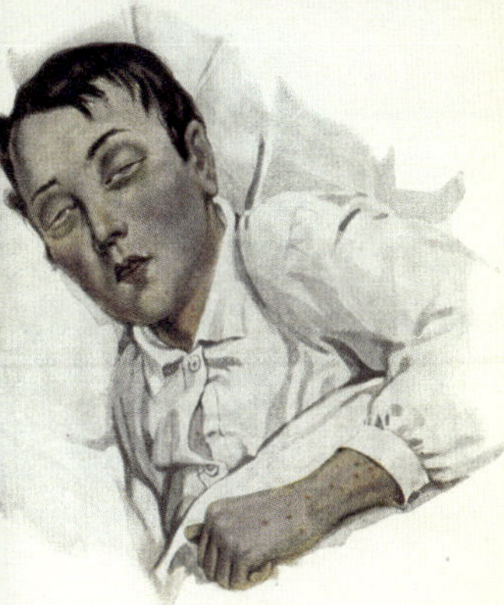
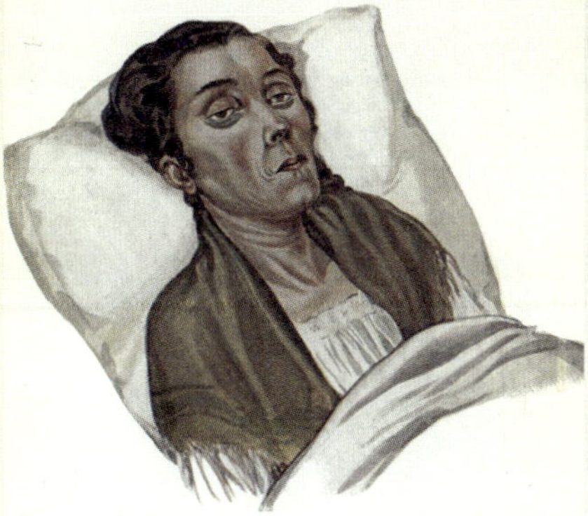
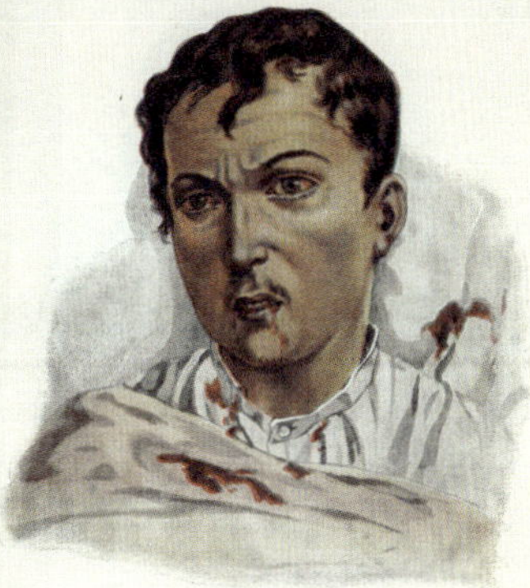
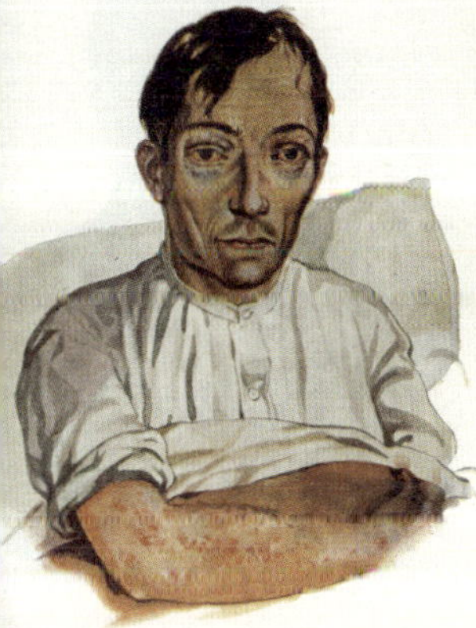
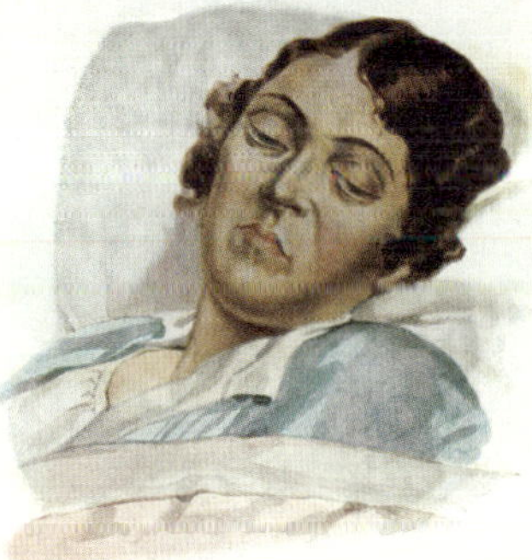
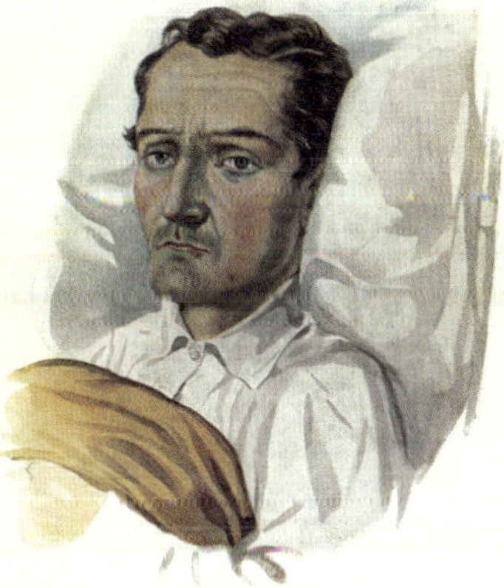
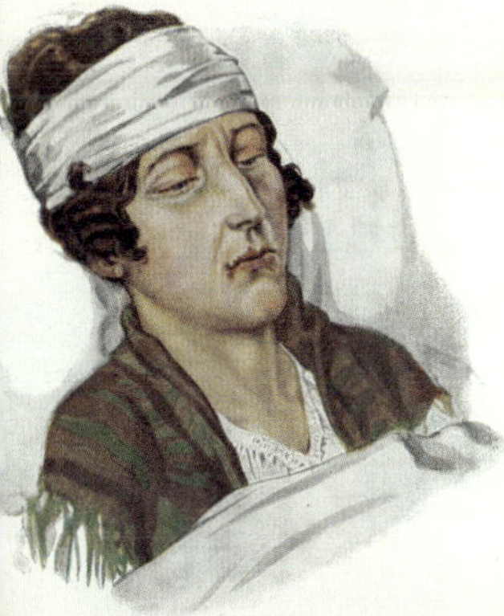
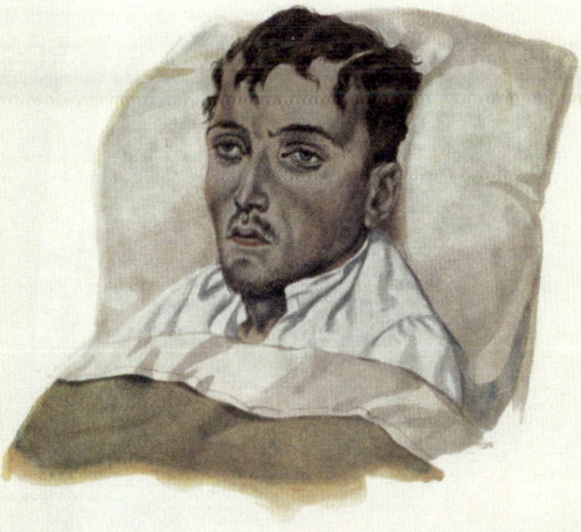
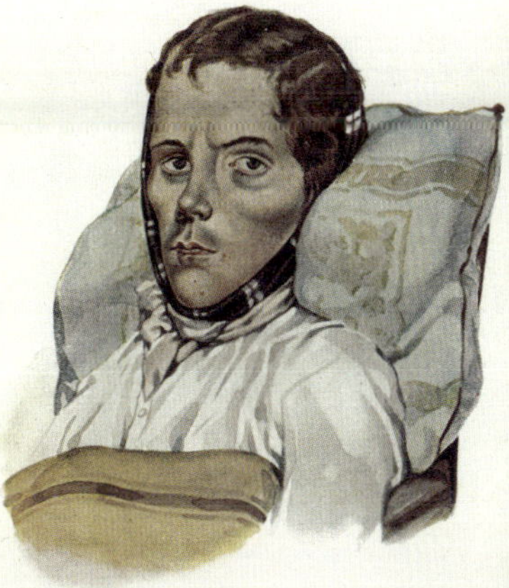

致 谢

特别感谢下列人士在各方面所给予的慷慨支持和专业贡献：Thames & Hudson 的 Tristan de Lancey 和 Jon Crabb；Rogers, Coleridge & White 的版权经纪人 Alex Goodwin 和 Peter Robinson；威康图书馆的 Simon Chaplin、Phoebe Harkins 和 Ross MacFarlane；威康影像数据库的 Catherine Draycott、Venita Bryant 和 Crestina Forcina；威康博物馆的 Ken Arnold 和 Kirty Topiwala，以及威康基金会的 Nils Fietje、Lisa Lazareck、Clare Matterson 和 Tom Ziessen。同时，再次感谢威康基金会，以研究基金的形式持续给予支持。

我也在此衷心感谢下列人士的友情相助与耐心包容：Rachael Black、Paul Craddock、Joanna Ebenstein、David Feller、Alice Ford-Smith、Patricia Hammond、Theresia Hofer、Dan Kaszeta、Roger Kneebone、Allison Ksiazkiewicz、Anna Maerker、Michael Neve、Mark Pilkington、Lauren Sapikowski、Kelley Swain、Thea Vidnes、Rebecca Wright 和 Caitlin Wylie。还要特别感谢 Kelley、Michael 和 Ross 三人对我初期草稿的宝贵意见，以及我在 2013 年剑桥 Pembroke-King's 短期课程上认识的同事及学生，与他们相处让我产生写作本书的构想。

前页 | 各种疾病。
来自鲍姆加特纳（Karl Heinrich Baumgartner）的
《疾病面相学》（*Kranken-Physiognomik*），
1859 年首版。

图书在版编目（CIP）数据

病玫瑰：疾病与医学插画的艺术 /（英）理查德 · 巴奈特著；郭腾杰译 .-- 上海：上海三联书店，2024.5
ISBN 978-7-5426-8417-2

Ⅰ . ①病 ... Ⅱ . ①理 ... ②郭 .. Ⅲ . ①流行病 – 图集 Ⅳ. ① R18-64

中国国家版本馆 CIP 数据核字 (2024) 第 054789 号

病玫瑰

疾病与医学插画的艺术

［英］理查德 · 巴奈特 著　郭腾杰 译

审　　订 / 孙家栋　刘雁鸣　黄维佳
责任编辑 / 宋寅悦
特约编辑 / 马步匀　贾宁宁
装帧设计 / 张　卉
内文制作 / 陈基胜
责任印制 / 姚　军

出版发行 / 上海三联书店
（200041）中国上海市静安区威海路755号30楼
邮　　箱 / sdxsanlian@sina.com
联系电话 / 编辑部：021-22895517
发行部：021-22895559
印　　刷 / 北京利丰雅高长城印刷有限公司

版　　次 / 2024 年 5 月第 1 版
印　　次 / 2024 年 5 月第 1 次印刷
开　　本 / 710mm × 1 000mm　1/16
字　　数 / 140千字
印　　张 / 16
书　　号 / ISBN 978-7-5426-8417-2/J · 432
定　　价 / 198.00元

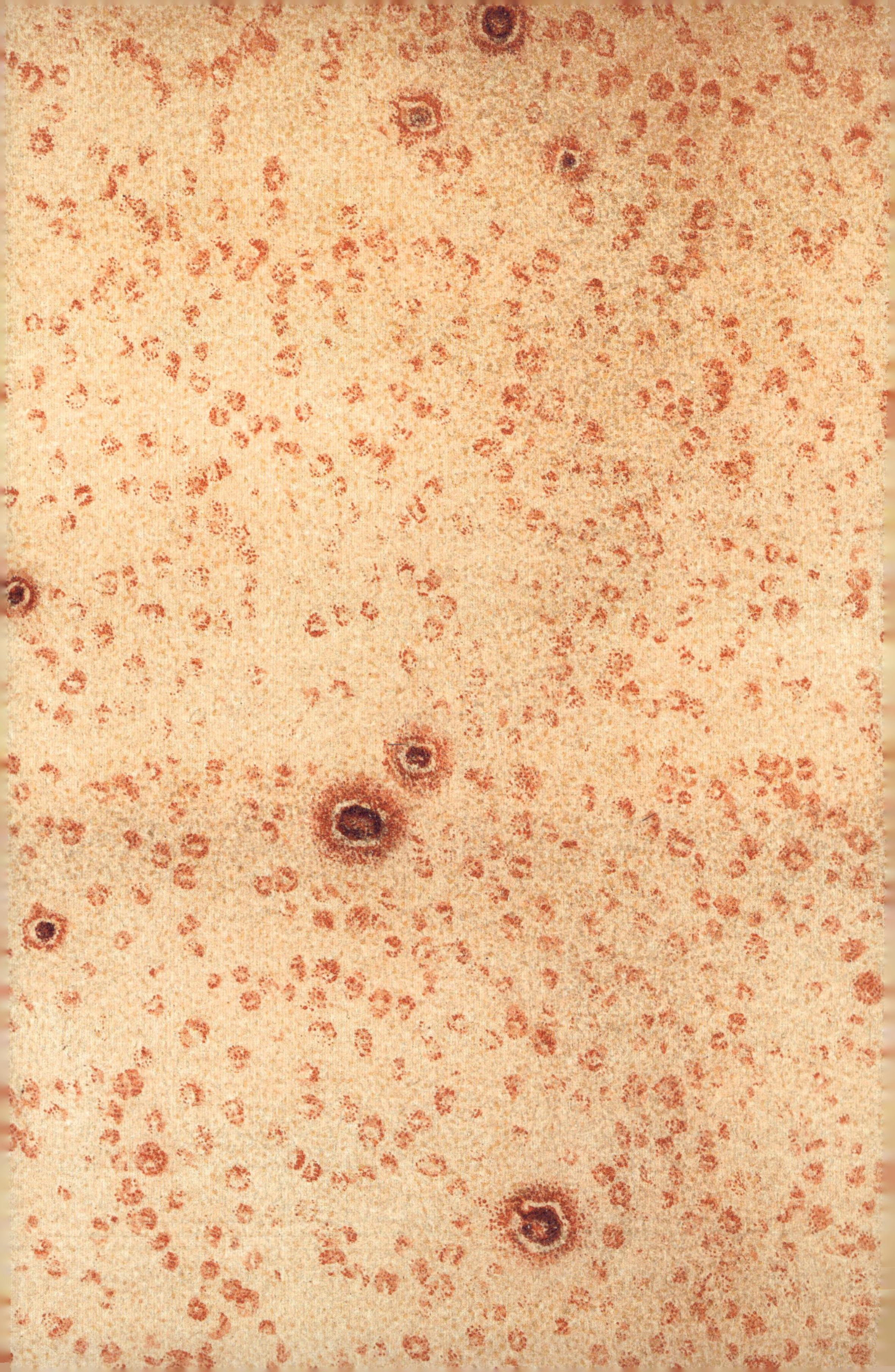